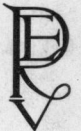

rororo gesundes leben
Lektorat Katrin Helmstedt

Dietmar Juli/Angelika Schulz

Streßverhalten ändern lernen

Vorbeugung und Hilfe
bei psychosomatischen Störungen
und Krankheiten

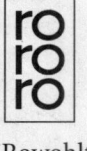

Rowohlt

Vollständig überarbeitete und erweiterte Neuausgabe
81. – 89. Tausend Februar 1998
Redaktion Heike Wilhelmi, Michaela Breit

Originalausgabe
Veröffentlicht im Rowohlt Taschenbuch
Verlag GmbH, Reinbek bei Hamburg,
Dezember 1978
Copyright © 1978/1998 by Rowohlt Taschenbuch
Verlag GmbH, Reinbek bei Hamburg
Umschlaggestaltung Barbara Thoben
(Foto: Tony Stone Worldwide)
Satz Minion PostScript, QuarkXpress 3.32
Gesamtherstellung Clausen & Bosse, Leck
Printed in Germany
1690 ISBN 3 499 60214 8

INHALT

Vorwort

Seit der Erstausgabe von «Streßverhalten ändern lernen» haben sich wesentliche Entwicklungen vollzogen, so daß eine völlige Überarbeitung des Streßbuches sinnvoll war.

Die Bedeutung des Begriffes Streß ist schillernd. In der Umgangssprache findet er sich in vielfältigen Zusammenhängen: als Beschreibung von jeder Art Belastung oder Lästigkeit («Das war wieder ein Streß!»), als Aufforderung an andere («Mach nicht so einen Streß!»), als Stoßgebet («Streß laß nach!»), als Warnung («Vorsicht, der ist im Streß!») – um nur einige wenige Möglichkeiten aufzuzeigen.

Auch in der Wissenschaft vom Menschen gibt es mehrere Streßmodelle. In der Beschäftigung und Auseinandersetzung mit diesen Modellen wurde uns deutlich, daß wir die Streßreaktionen des Menschen besser verstehen und beeinflussen können, wenn wir ein biologisches von einem kulturellen Streßsystem unterscheiden. Obwohl beide Systeme sehr eng miteinander verflochten sind – so wie Seele (Psyche) und Körper (Soma) –, scheint bei psychosomatischen Krankheiten mehr das biologische, bei nervösen (psychovegetativen) Störungen mehr das kulturelle Streßsystem aktiviert zu sein.

Wir haben dem biologischen und dem kulturellen Streßsystem jeweils zwei Streßtypen zugeordnet. Natürlich gibt es alle möglichen Übergänge, Überschneidungen (Mischtypen) und teilweise auch Kombinationen von Streßtypen des biologischen und des kulturellen Streßsystems. Manche Kombinationen scheinen mehr bei Frauen, andere mehr bei Männern aufzutreten.

Eine endgültige Anzahl von Streßtypen läßt sich nicht festlegen. Die in unserem Buch dargestellten typischen Streßmuster ließen sich ohne Probleme weiter untergliedern. Eine Feingliederung scheint uns allerdings weniger wichtig als aufzuzeigen, welche grundlegenden Richtungen wir erkennen können. Mit Hilfe der themenbezogenen Fragenkataloge ergeben sich dennoch sehr individuelle Ausgestaltungen der Streßtypen. Dies verdeutlichen auch die Falldarstellungen, die ja als individuelle Beispiele für viele andere ähnliche Entwicklungen stehen.

Als Psychotherapeuten interessiert uns bei der Darstellung der Streßtypen insbesondere die psychologische Seite. Das soll nun nicht bedeuten, daß wir nervöse Störungen und psychosomatische Krankheiten einseitig nur psychologisch erklären wollen. Wir wollen lediglich die psychologische Sicht in diesem Buch betonen, wohl wissend, daß sie in den meisten Fällen nur eine Teilursache darstellt.

Immerhin ist allgemein anerkannt, daß unser Erleben, unser Verhalten und unser Denken Einfluß auf seelisches und körperliches Befinden (auf das Immunsystem und die biochemischen Abläufe im Organismus) haben. Mag dieser Einfluß im Einzelfall geringer oder größer sein, es gilt, den gegebenen Spielraum zu nutzen und Streß nicht als unbeeinflußbares Schicksal hinzunehmen.

Wir haben das Buch in drei Kapitel untergliedert:

In Teil 1 des Buches haben wir eine Vielzahl von Streßreaktionen aufgelistet und machen Sie mit dem «Streßtagebuch» vertraut.

In Teil 2 werden Ihnen vier «Streßtypen» ausführlich dargestellt. Jeder der Streßtypen wird durch eine typische Falldarstellung verdeutlicht. Im Anschluß an jede Falldarstellung wird überlegt, welche Veränderungen denn sinnvollerweise vorgenommen werden sollten.

In Teil 3 haben wir «Therapiebausteine», die sich für die Selbsthilfe von psychischen und psychosomatischen Störungen bewährt haben, zusammengestellt. Sie können, ausgehend vom Streßtagebuch in Teil 1, die für Sie wichtigen «Bausteine» heraussuchen oder die in Teil 2 bei dem für Sie zutreffenden Streßtyp aufgeführten Hinweise für die Zusammenstellung von «Bausteinen» verwenden.

Wenn Sie aus dem Buch mehr Nutzen ziehen wollen, als durch bloßes Durchlesen möglich ist, vor allem wenn Sie eine erfolgreiche Selbstveränderung anstreben, sollten Sie es als Arbeitsbuch nutzen:

- Unterstreichen Sie die für Sie wichtigen Sätze.
- Kreuzen Sie die Listen so an, wie es für Sie zutrifft.
- Beantworten Sie die im Text gestellten Fragen.
- Folgen Sie an den jeweiligen Punkten der Anregung, etwas Bestimmtes aufzuschreiben, auch wenn es Ihnen zunächst lästig scheint oder ungewohnt ist. Unserer Erfahrung nach ist das Aufschreiben für die Selbsthilfe unverzichtbar! Wenn Sie alle Ihre Notizen in einem Schreibheft sammeln, werden Sie schließlich Ihr ganz persönliches «Anti-Streß-Tagebuch» geschrieben haben.

In einer Zeit, in der das soziale Netz des Staates weitmaschiger geworden ist, werden alle psychischen Energien benötigt, um sich mit schwierigen Situationen auseinanderzusetzen und neue Situationen zu meistern. Je besser man sich kennt und je leichter einem Umstellungen oder Neuanpassungen gelingen, desto weniger wird man in Streß geraten.

Es ist nicht immer leicht, im Leben zurechtzukommen – es hatte uns auch niemand versprochen, daß es leicht sein würde! Statt sich zu beklagen, ist es wohl sinnvoller, schwierige Situationen als Aufgaben, die uns das Leben stellt, zu sehen und sich daranzumachen, sie – so gut es geht – zu lösen. Manchmal werden wir die Hilfe anderer benötigen, in vielen Fällen gilt es jedoch, sich der eigenen Selbsthilfemöglichkeiten bewußt zu werden und sie geschickt einzusetzen. Dabei soll Ihnen unser Buch helfen.

Teil 1: *Den eigenen Streß durchschauen*

Einleitende Informationen

Erst wenn man Zusammenhänge durchschauen kann, wird es einem gelingen, in sinnvoller Weise Einfluß zu nehmen.

So geht es im ersten Teil dieses Buches darum, alles das, was man als Streß erkennt, zusammenzutragen und sich mit dem «Streßtagebuch» vertraut zu machen.

Indem Sie die Streßsituationen und die Streßreaktionen genauer in den Blick nehmen, lernen Sie, Ihr Streßverhalten zu beschreiben.

Der Begriff «Streßverhalten» bezeichnet den ungünstigen Umgang mit Streßsituationen. Wir können auch von streßverursachendem, streßverstärkendem oder streßaufrechterhaltendem Verhalten sprechen. Man zeigt also immer dann Streßverhalten, wenn es bessere Möglichkeiten im Umgang mit schwierigen Situationen gäbe. Streßverhalten ist häufig Folge bestimmter Denkgewohnheiten oder folgt aus unseren Stimmungen und Gefühlen. Wir werden also, wenn wir uns mit Streßverhalten beschäftigen, immer auch das Erleben und das Denken mitbetrachten.

Streßverhalten kann zu allen möglichen Befindensstörungen und körperlichen Krankheiten beitragen, als Ursache, Teilursache oder als Folge, ist also beim einzelnen von ganz unterschiedlicher Bedeutung. Wir halten es deshalb für sinnvoll, daß Sie sich zunächst einmal darüber klar werden, aus welcher gesundheitlichen Ausgangssituation heraus Sie Ihre Streßanalyse vornehmen, mit anderen Worten, warum Sie das Buch lesen wollen.

Meine Ausgangssituation

Streß als normale Erscheinung des Lebens

Es wird gelegentlich Streß erlebt, ohne daß größere seelische Probleme oder körperliche Beeinträchtigungen vorliegen. Vielleicht fühlt man sich gelegentlich gereizt, unruhig, leicht erschöpft und fragt sich, ob man einfach so weitermachen will wie bisher, oder man hatte vorübergehende körperliche Beschwerden, z.B. Kopfschmerzen, und weiß nicht, ob sie eventuell als Streßsignale gedeutet werden sollten.

[ ] Ich lese das Buch, um mich weiterhin vor Streß schützen zu können. ✗ S ＊ *in bestimmten Zeiten mehr als gelegentl.*

Streß als Folge einer Krankheit

Es liegt eine Krankheit (oder eine funktionelle Störung) vor, bei deren Entstehung oder bei deren Verlauf – nach Aussagen meines Arztes – psychischen Faktoren im allgemeinen keine Bedeutung zukommt, in deren Folge aber im Einzelfall seelische Belastungen und Streß auftreten (z.B. nach einer Amputation oder in der Folge einer medikamentös bedingten Impotenz).

[ ] Ich lese das Buch, um besser mit den oft vernachlässigten psychischen Folgen einer Krankheit zurechtzukommen.

Streß als Ursache für nervöse Störungen

Es liegen chronische funktionelle körperliche Beschwerden vor, für die der Arzt keine körperliche Ursache findet und die er als seelisch verursacht ansieht. Man spricht auch nicht von «Krankheit», sondern von psychovegetativen oder nervösen «Störungen», z.B. nervöse Magen- oder Herzbeschwerden. Sie führen meist zu einer ängstlichen Selbstbeobachtung. Oft liegen ihnen (emotionale) Probleme zugrunde. Eine körperliche

Behandlung ist nicht notwendig, auch wenn häufig Beruhigungsmittel verschrieben werden, so als gäbe es einen krankhaften Mangel an Beruhigungsmitteln im Körper.

[ ] Ich lese das Buch, um meine nervösen Störungen und meine Gefühlsprobleme besser zu verstehen und in den Griff zu bekommen: dies geht besser auf psychologische als auf medizinische Weise. ✗H

Streß bei psychosomatischen Krankheiten
Es liegt eine Krankheit vor, die medizinisch behandelt werden muß. Mein Arzt geht davon aus, daß seelische Faktoren bei der Entstehung der Erkrankung eine Rolle gespielt haben und/oder für den weiteren Krankheitsverlauf von Belang sind. Man spricht auch von psychosomatischen Erkrankungen, z.B. Neurodermitis, Colitis ulcerosa, Asthma bronchiale, Herzinfarkt usw.

[ ] Ich lese das Buch, um die körperliche Behandlung meiner Krankheit durch eine psychologische zu ergänzen, da – wie bekannt – so ein besseres Behandlungsergebnis zu erwarten ist.

H: Angst vor beginnender Herzerkr.

Die begriffliche Trennung von «Krankheit» und «Störung», wie sie von uns vorgenommen wurde, ist uns deshalb wichtig, weil die beiden Bezeichnungen Unterschiedliches bedeuten. Krankheit geht immer mit Störungen einher, aber nicht jede Störung ist eine Krankheit! Es ist etwas anderes, ob ich eine Magenerkrankung in Form eines Geschwürs habe, das die Magenwand zu durchbrechen droht, also zerstörende Wirkung im Körper besitzt, oder ob es sich um einen unangenehmen Magendruck handelt, bei dem der Arzt von nervöser Störung redet. Nervöse

H: Dauerstreß Störung könnte in Krankheit übergehen

Funktionsstörungen des Magens können zwar oft chronisch werden, müssen jedoch nicht zu einer Magenerkrankung führen. Auch andere nervöse Störungen z.B. am Herzen (Herzjagen und Herzangst) sind von Herzkrankheiten (coronare Herzkrankheit) ebenso zu unterscheiden, wie nervöse Darmstörungen (Reizdarm und Verstopfung) von entzündlichen Darmerkrankungen (Colitis ulcerosa, Morbus Crohn).

Es kommt häufiger vor, daß körperliche Krankheiten und nervöse funktionelle Störungen bzw. emotionale Probleme gleichzeitig auftreten, was jedoch nicht bedeutet, daß aus nervösen Störungen Krankheiten werden. Krankheit kann jedoch funktionelle Störungen hervorrufen.

Wie zeigt sich Streß?

Signale, die auf Streß hindeuten, können vielgestaltig sein. Es können Gedanken, auch Kognitionen genannt, Gefühle, Verhaltensweisen sowie Reaktionen des Körpers sein. Beispiele für oft vorkommende Signale sind in der folgenden Übersicht zusammengestellt. Sie kann als Orientierungshilfe bei der Selbstbeobachtung genutzt werden. Bei jedem einzelnen von uns können sich auch andere Signale für Streßbelastungen finden. Wichtig bleibt die medizinische Abklärung, bevor Körpersignale als Streßreaktion gelten können.

Häufige Streßreaktionen

Körperliche bzw. physiologische Streßsignale

- Reduzierter oder gesteigerter Appetit.
- Gewichtszunahme oder Gewichtsabnahme.
- Heißhunger.
- Aufstoßen.
- Sodbrennen.
- Übelkeit.
- Erbrechen.
- Völlegefühl.
- Blähungen.
- Magendruck.
- Magenschmerzen.
- Empfindlicher Magen.
- Unverträglichkeitsreaktionen bei gewohnten Nahrungsmitteln.
- Verstopfung.
- Durchfall.
- Häufiger Stuhldrang.
- Veränderungen der Konsistenz des Stuhls.
- Brennen oder Schmerzen beim Stuhlgang.
- Häufiger Urindrang.
- Harnverhaltung.
- Brennen oder Schmerzen beim Wasserlassen.

- Luftschlucken.
- Schluckauf.
- Schnelles Atmen.
- Luftnot.
- Kurzatmigkeit.
- Kloß im Hals.
- Schluckbeschwerden.
- Zittern.
- Muskelkrämpfe.
- Gehstörungen.
- Lähmungserscheinungen.
- Schwere Arme und Beine.
- Muskelschwäche.
- Muskelverspannungen.
- Kopfschmerzen.
- Nackenschmerzen.
- Rückenschmerzen.
- Schmerzen in Armen oder Beinen.
- Gelenkschmerzen.
- Schwindel.
- Benommenheit.
- Herzrasen.
- Herzstolpern.
- Herzrhythmusstörungen.
- Brustschmerzen.

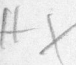

- Veränderungen des Blutdrucks (höhere oder niedrigere Werte als gewöhnlich).
- Veränderungen des Blutzuckerspiegels (höhere oder niedrigere Werte als gewöhnlich).
- Starkes Schwitzen.
- Schwitzige Hände oder Füße.
- Kalte Hände oder Füße.
- Hitze- oder Kältewallungen.
- Sehstörungen (verschwommenes Sehen, Doppelbilder und anderes).
- Verstärkter Nystagmus (unwillkürliches Zittern des Augapfels).
- Ohrgeräusche.
- Taubheit.
- Verlust der Stimme.
- Juckreiz.
- Häufige Müdigkeit.
- Erschöpfung bereits bei geringfügiger Anstrengung.

- Schwächeperioden.
- Verkürzte oder verlängerte Schlafdauer.
- Einschlafschwierigkeiten.
- Häufiges nächtliches Aufwachen.
- Brennen der Geschlechtsorgane.
- Unterleibsschmerzen.
- Unregelmäßigkeiten des Menstruationszyklus.
- Schmerzhafte Menstruation.
- Schmerzen beim Geschlechtsverkehr.
- Reduzierte sexuelle Erregbarkeit.
- Gehäuftes Auftreten von Infektionskrankheiten.
- Verschlechterung bestehender Erkrankungen (z.B. bei allergischen Reaktionen, Ekzemen der Haut, rheumatischen Beschwerden, M. Crohn).

Streßsignale im Gefühlsleben

- Hilflosigkeit.
- Mutlosigkeit.
- Hoffnungslosigkeit.
- Resignation.
- Sich hin- und hergerissen fühlen.
- Unterlegenheitsgefühle.
- Versagensgefühle.
- Angst bis hin zu Panikgefühlen.
- Unsicherheit.
- Ärger, Wut, Haß.
- Schuldgefühle.
- Einsamkeit.
- Sich verlassen fühlen.
- Innerer Druck.
- Überforderungserleben.
- Langeweile.
- Unterforderungserleben.
- Nutzlosigkeitsgefühle.
- Wertlosigkeitsgefühle.
- Ausgelaugtsein.
- Ausgeliefertsein.
- Lustlosigkeit.
- Deprimiertsein.
- Freudlosigkeit.
- Minderwertigkeitsgefühle.
- Niedergeschlagensein.
- Unzufriedenheit.
- Neid.
- Ungeduld.
- Eifersucht.
- Traurigkeit.
- Gereiztsein.
- Blockiertsein.
- Wie unter Strom stehen.
- Wie gelähmt sein.
- Interessenlosigkeit.
- Lustmangel beim Sex.
- Erhöhte Empfindlichkeit gegenüber üblichen Sinneswahrnehmungen (Lärm, Temperaturschwankungen, Licht und andere).

Streßanzeichen im Verhalten

- Mehr oder weniger Nahrung als üblich zu sich nehmen.
- Mehr Süßigkeiten essen.
- Frustessen.
- Häufig nebenbei essen.
- Reduzierte Sorgfalt beim Zusammenstellen gesunder Nahrungsmittel.
- Vernachlässigen notwendiger Diäten.
- Mahlzeiten stehend zu sich nehmen.
- Während der Erledigung von Arbeiten essen.
- Mahlzeiten übergehen.
- Häufiger zur Toilette gehen.
- Länger im Bett bleiben als üblich.
- Ruhen oder Schlafen zu ungewohnten Zeiten.
- Gesteigerter Nikotin-, Kaffee- oder Alkoholkonsum.
- Vermehrte Anwendung von Schmerz-, Beruhigungs- oder Schlafmitteln.
- Unregelmäßige Einnahme notwendiger Medikamente.

- Ausgeweitete oder verminderte Rücksichtnahme gegenüber anderen.
- Verstärkte oder verminderte Hilfsbereitschaft.
- Verringertes Interesse am Tagesgeschehen/öffentlichen Leben.
- Reduziertes Interesse an Belangen von nahestehenden Personen.
- Verstärkter oder reduzierter Bewegungsdrang.
- Ruhelosigkeit.
- Unzufrieden, tatenlos herumsitzen.
- Arbeitspausen übergehen.
- Auffallend häufiges Zuspätkommen oder Überpünktlichsein.
- Häufiges Blaumachen.
- Trotz Krankheit zur Arbeit gehen.
- Notwendige Arzttermine aufschieben.
- Häufige Arztbesuche bei geringfügigen Anlässen.
- Reduzierter oder gesteigerter Arbeitseinsatz.

- Nägelkauen.
- Kratzen an der Haut.
- Nesteln an der Kleidung.
- Vernachlässigen gewohnter Körperpflege.
- Gesteigerter oder reduzierter Ordnungssinn.
- Verstärktes oder vermindertes Reinigungsverhalten.
- Häufigere Kontrollen elektrischer Geräte, erstellter Schriftstücke u.a.
- Andauerndes Aufschieben notwendiger Erledigungen.
- Gesteigertes oder reduziertes Sporttreiben.
- Abbruch von sozialen Kontakten.
- Gewohnten Freizeitaktivitäten seltener nachgehen.
- Sich schwer zu etwas aufraffen können.
- Häufigeres Weinen.
- Bereits bei geringfügigen Anlässen weinen.
- Vermehrte Wutausbrüche.
- Wutausbrüche bereits bei Kleinigkeiten.
- Seltenes Lachen.
- Ärgernisse widerspruchslos hinnehmen.

- Konflikte meiden oder heraufbeschwören.
- Schweigsamkeit.
- Verstärkter Redefluß.
- Schnelles Sprechen.
- Sich beim Sprechen überschlagen.
- Kaufrausch.
- Häufiger über Kleinigkeiten nörgeln.
- Sich aufopfern.
- Eigene Wünsche und Ziele zurückstellen.
- Sich ständig nach anderen richten.
- Eigene Meinungen und Gefühle unterdrücken.
- Sich nur um die eigene Person kümmern.
- Sich nicht entspannen können.
- Nicht genießen können.
- Selbstverletzungen.
- Übereiltes oder verzögertes Handeln.
- Den Terminkalender voller als gewöhnlich packen.

Kognitive (gedankliche) Streßsignale

- Sich schwer konzentrieren können.
- Vergeßlichkeit.
- Wortfindungsstörungen.
- Grübelgedanken.
- Gedankliches Hängenbleiben an Kleinigkeiten.
- Verlängerte Reaktionszeiten.
- Entscheidungen schwer treffen können.
- Übereiltes Treffen von Entscheidungen.
- Übertriebenes oder mangelndes gedankliches Vorausplanen.
- Vermehrte Konzentration auf Körpersensationen.
- Katastrophisierendes Denken («Wenn ich einen Fehler mache, wirft mein Chef mich raus und ich finde keine Arbeit mehr.» «Wenn mein Herz rast, kriege ich einen Herzinfarkt.» ...).
- Einseitig negatives Denken («Wenn ich wieder Durchfall bekomme, können mich die anderen nur auslachen.» «Wenn die anderen meine Aknepickel sehen, denken sie mit Sicherheit, daß ich mich nicht wasche.» ...).
- Irrationale Einstellungen («Eine gute Mutter denkt nicht an sich selbst.» «Wenn man sich liebt, darf es kein böses Wort geben.» «Wenn ich anerkannt sein will, muß ich immer perfekt sein.» ...).
- Schuldgedanken («Alles ist meine Schuld.» «Ich bin selbst Schuld.» ...).
- Selbstvorwürfe («Das hätte mir nicht passieren dürfen.» «Warum war ich so dumm.» «Ich hätte besser aufpassen müssen.» ...).
- Versagensdenken («Ich bin eine Null.» «Mal wieder versagt.» «Ich war zu feige.» «Sogar für eine solche Kleinigkeit war ich zu blöd.» ...).
- Wert- und Nutzlosigkeits-

gedanken («Ich werde nicht mehr gebraucht.» «Ich habe meine Schuldigkeit getan und kann gehen.» «Wer will mit mir schon etwas zu tun haben.» «Als alter Mensch stehe ich in der Gesellschaft auf dem Abstellgleis.» ...).

- Hilflosigkeitsgedanken («Ich kann nichts tun.» «Ich kann tun und lassen was ich will, es ändert doch nichts.» «Was ich anfasse, geht daneben.» ...).

- Unterforderungsgedanken («Das füllt mich nicht aus.» «Hier verblöde ich noch.» «Wozu habe ich einen Beruf gelernt, wenn ich jetzt zu Hause hocke.» «Diese Tätigkeit kann jeder Depp erledigen.» ...).

- Neidische Gedanken («Reiche werden immer reicher.» «Anderen geht es viel besser.» «Gesunde haben was vom Leben.» ...).

- Eifersüchtige Gedanken («Die Neue macht mir meinen Posten streitig.» «Wenn ich nicht aufpasse, fängt meine Frau mit dem Surflehrer etwas an.» ...).

- Verherrlichung der Vergangenheit («Früher war alles besser.» «Als ich noch jünger war, fiel mir alles leichter.» ...).

- Angstgedanken («Was, wenn ich wirklich eine schwere Krankheit habe?» «Was, wenn ich meinen Arbeitsplatz verliere?» «Was, wenn meine Frau vor mir stirbt?» ...).

- Überforderungsgedanken («Wie soll ich das nur schaffen?» «Ich habe mir zu viel zugemutet.» «Alles wird bei mir abgeladen.» «Ich kann nicht mehr.» «Lange halte ich das nicht mehr durch.» «Wenn man jetzt mal so richtig ausspannen könnte.» ...).

- Rückzugsgedanken («Ich will nichts mehr hören und sehen.» «Am liebsten möchte ich im Bett bleiben.» «Die sollen mich doch alle in Frieden lassen.» ...).

- Ärger- und Wutgedanken («Ich bin hier der Hampelmann.» «Denen wünsche ich die Pest an den Hals.» «Wenn der mir unter die Finger kommt.» «Den Faulenzern sollte man Feuer unter dem Hintern machen.» «Ich habe die Schnauze gestrichen voll.» ...).
- Kämpferische Gedanken («Das Leben ist ein Kampf.» «Man muß sich jeder Auseinandersetzung stellen.» «Man muß sich überall durchboxen.» «Man muß auf alles vorbereitet sein.» «Man muß immer auf der Hut sein.» ...).
- Getroffene Entscheidungen in Frage stellen («Hätte ich bloß niemals damit angefangen.» «Warum habe ich mich bloß für diesen Mann entschieden.» ...).
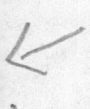
- Kontrollverlustgedanken («Ich werde noch verrückt.» «Gleich flippe ich aus.» «Alles gleitet mir aus den Händen.» «Ich habe keinen Einfluß auf den Gang der Dinge.» ...).
- Kontrollgedanken («Man muß jederzeit alles im Griff haben.» «Am besten macht man alles selbst.» «Lieber nichts aus der Hand geben.» «Wer weiß, was dabei herauskommt.» ...).
- Verlassenheitsgedanken («Mit allem stehe ich allein da.» «Mit niemandem kann ich reden.» «Um mich kümmert sich keiner.» ...).
- Gleichgültige Gedanken («Ist doch sowieso alles egal.» «Was soll mich das noch aufregen.» «In ein Ohr rein, ins andere wieder raus.» ...).
- Rachegedanken («Die werden sich noch alle umgucken.» «Noch ein bißchen, dann drehe ich den Spieß um.» ...).
- Gedanken um mangelnde Belohnung («Undank ist der Welten Lohn.» «Alles, was ich tue, ist selbstverständlich.» «Nichts kommt zurück.» «Wofür strenge ich mich dann so an.» ...).

- Erwartungen an andere («Er muß doch sehen, daß ich mich nach Zärtlichkeit sehne.» «Die wissen doch, daß ich Hektik nicht vertrage.» ...).

- Perfektionistische Gedanken («Ich darf keinen Fehler machen.» «Ich darf nicht negativ auffallen.» «Ich muß das schaffen.» «Ich darf keine Schwäche zeigen.» «Man muß jederzeit umfassend informiert sein.» ...).

- Druckerzeugende Gedanken («Ich muß das hinkriegen.» «Ich darf nicht versagen.» ...).

- Gedanken um Gefühlsunterdrückung («Männer weinen nicht.» «Weinen ist ein Zeichen von Schwäche.» «Wenn ich meinen Ärger zeige, steigere ich mich noch mehr hinein.» «Wenn andere merken, wie ich mich fühle, habe ich verloren.» «Wenn die im Krankenhaus merken, daß ich Angst vor der Operation habe, halten sie mich für einen Feigling.» «Wenn ich laut lache, ist das kindisch.» ...).

- Wünsche, bestimmte Fertigkeiten zu haben («Wenn ich stärker wäre.» «Wenn ich mit Gefühlen besser umgehen könnte.» «Wenn ich handwerklich geschickter wäre.» «Wenn ich intelligenter wäre.» «Wenn ich meine Meinung sagen könnte.» «Wenn ich das hätte vorhersehen können.» ...).

- Wünsche, in einer anderen Lebenssituation zu sein («Wenn ich reich wäre.» «Wenn ich meine Krankheit nicht hätte.» «Wenn ich eine Frau hätte wie ...» «Wenn ich kein Haus abbezahlen müßte.» «Wenn ich mit meiner Schwester tauschen könnte.» ...).

- Wünsche, anders zu sein («Wenn ich schlanker wäre.» «Wenn ich noch gesund wäre.» «Wenn ich nicht so ängstlich wäre.» ...).

Das Streßtagebuch

Der nächste Schritt besteht darin, die heutigen Anlässe zu finden, die Streßsignale auslösen. Dabei hilft das Streßtagebuch. Auch für diesen Schritt des Erkennens ist gezielte Selbstbeobachtung notwendig. Gleiche Situationen können unterschiedlich erlebt werden, so daß bei dem einen Streßsignale ausgelöst werden, bei dem anderen jedoch nicht. Da gibt es die Frau und den Mann, für die ein Gammelwochenende ohne außerhäusliche Unternehmungen, ohne Gäste oder irgendwelche Verpflichtungen äußerst wohltuend und entspannend ist.

Es gibt aber auch die Frau und den Mann, bei denen gerade ein solches Wochenende zum Auslöser von mehr oder weniger stark ausgeprägten Streßreaktionen wird. Ein Gammelwochenende kann für eine Person zu einem Zeitpunkt erholsam sein, zu einem anderen Zeitpunkt hingegen Streßreaktionen auslösen, z.B. weil mehr Bedürfnis nach Abwechslung besteht. Streßauslösende Situationen sind vielfältiger Art:

- Eigene Gedanken (Schuldgedanken, Angstgedanken)
- Einstellungen (z.B. immer perfekt sein müssen, immer zuerst an andere denken müssen)
- Gefühle (Hilflosigkeit, Traurigkeit)
- Verhaltensweisen (Konflikten aus dem Weg gehen)
- «lebensverändernde» Ereignisse (z.B. Beförderung im Betrieb, Tod eines Angehörigen)
- Situationen im gewohnten Alltag (Konflikte mit den im Haus lebenden Schwiegereltern, Mobbing am Arbeitsplatz, Vorbereitung einer großen Familienfeier).

Unsere persönlichen Streßsituationen und Streßreaktionen können wir aufspüren, indem wir über einen längeren Zeitraum, wenigstens über vier Wochen, ein Streßtagebuch führen, in dem wir die Ergebnisse unserer Selbstbeobachtung schriftlich festhalten.

Ein solches Tagebuch ermöglicht es uns, den Überblick zu behalten, wichtige Erfahrungen mit unseren Streßsignalen nicht zu vergessen und gleichzeitig den Kopf für andere Dinge frei zu haben. Beim Führen des Streßtagebuchs kann so vorgegangen werden, daß Eintragungen immer dann gemacht werden, wenn Streßsignale aufgetreten sind.

Jede Seite des Tagebuches ist in drei Spalten unterteilt. In der ersten Spalte werden die beobachteten Streßsignale festgehalten. Bedingungen, unter denen die Streßsignale aufgetreten sind, gehören in die zweite Spalte. Da Streßreaktionen in einer Belastung nicht immer sofort auftreten, müssen wir uns zusätzlich Gedanken darüber machen, ob vor dem Auftreten des Streßsignals etwas Wichtiges passiert ist. Gibt es da etwas, ist dies in der dritten Spalte zu vermerken. Nicht immer ist es erforderlich, alle Spalten auszufüllen, denn nicht in jedem Fall lassen sich sowohl die den Streßsignalen vorausgehenden als auch die sie begleitenden Bedingungen erkennen. Je mehr Beispiele gesammelt werden, desto deutlicher werden aber die Zusammenhänge.

Beispiel 1

Streßsignale	Was ist gerade los?	Was ist vorher passiert?
Herzrasen Brustschmerz	liege im Bett und beobachte meine Herzfunktion	habe heute in der Zeitung gelesen, daß ein junger Mann aus der Nachbarschaft tot umgefallen ist.

Beispiel 2

Streßsignale	Was ist gerade los?	Was ist vorher passiert?
Angst Schuldgefühle	sitze im Auto und muß dauernd daran denken, wie wütend mein Chef sein wird, wenn er merkt, daß ich nicht alles erledigen konnte, was er mir hingelegt hat	im Büro war die Hölle los, ständig wurde ich bei der Arbeit gestört

Wenn Sie die Aufzeichnungen einiger Wochen durchschauen, werden Sie bemerken, daß es oft ähnliche Situationen sind, die vergleichbare Körperreaktionen, Gedanken, Gefühle oder Verhaltensweisen wie bei einem Teufelskreis auslösen.

Wer sich z.B. in besonderer Weise um Anerkennung bemüht, kann dies durch ein gesteigertes Leistungsverhalten tun. Dabei bleibt er sehr von der Beurteilung durch andere abhängig, und sein Selbstwertgefühl sinkt, wenn er nicht gelobt wird. Das verminderte Selbstwertgefühl kann sich auf die Leistung negativ auswirken, er erhält Kritik, der Selbstwert sinkt noch mehr ... Schließlich können körperliche Streßreaktionen und depressive Verstimmungen auftreten.

Grundsätzlich gibt es zwei Möglichkeiten, um aus Teufelskreisen herauszufinden:

- Man versucht, sich selbst zu verändern, um mit der Situation besser zurechtzukommen (z.B. bei ausbleibendem Lob fragen, ob der Chef mit der Arbeit zufrieden ist).
- Man verändert die Situation (sucht sich einen anderen Arbeitsplatz, in der Hoffnung, dort mehr Anerkennung zu erhalten).

Sicherlich ist es manchmal sinnvoll, aus einer belastenden Situation «auszusteigen», sich von seinem Partner zu trennen, eine neue Arbeit, neue Freunde, neue Hobbys usw. zu suchen. Allerdings sollte man es sich nicht zu leicht machen und zunächst anstreben, flexibel auf eine schwierige Situation zu reagieren, das heißt viele verschiedene Verhaltensmöglichkeiten zur Verfügung zu haben und ausprobieren zu können. Sie können sich in Teil 3 selbst ein Bild davon machen, ob Sie die dort aufgeführten Streßbewältigungsmöglichkeiten beherrschen oder ob es für Sie noch einiges zu lernen gibt. Einfache Lösungsvorschläge: «Laß deinen Impulsen freien Lauf», «Sei spontan», «Lebe im Hier und Jetzt» oder «Seid doch endlich friedlich» widersprechen geradezu dem Ziel, flexibel handeln zu lernen.

Teil 2: *Das biologische und das kulturelle Streßsystem*

Wozu Streß?

Das *biologische Streßsystem* teilen wir mit den Tieren insofern, als in lebensbedrohlichen Situationen bei uns Menschen ähnliche Reaktionsmuster wirksam werden:

Das erste Reaktionsmuster, wir wollen es «Überlebensmuster A» nennen, zeigt an, daß das Lebewesen davon ausgeht, mit der Gefahr nicht allein zurechtzukommen:

- Der Organismus erstarrt im Schreck
- oder reagiert mit einem ungeordneten Bewegungssturm
- oder es werden Hilfesignale ausgesendet
- oder es wird zu einer helfenden Person zu flüchten versucht («Flucht hin»).

Das zweite Reaktionsmuster («Überlebensmuster B») wird aktiviert, wenn eine Chance besteht, sich selbst zu verteidigen oder erfolgreich zu fliehen:

- Es werden alle Kräfte mobilisiert, um einen Angriff abzuwehren,
- oder es wird der Gefahr zu entkommen versucht («Flucht weg»).

Das *kulturelle Streßsystem* regelt dagegen die alltäglichen Beziehungen der Menschen untereinander. Es geht nicht um Überleben, sondern um die Beachtung der gesellschaftlichen Normen und die Erwartungen, die unsere Mitmenschen an uns richten. Wir sind alle – mehr oder weniger – von der Beurteilung unserer Mitmenschen abhängig. Selbst harmloses Verhalten kann im «Spiegel» der anderen problematisch sein (z.B. mit einer grün angemalten Nase oder einer Bibel oder einem Buch zur sexuellen Aufklärung in der Öffentlichkeit erscheinen ...)

Da biologisches und kulturelles Streßsystem oft nicht auseinandergehalten werden, noch ein Beispiel zur Verdeutlichung (der erste Teil der Geschichte betrifft das biologische, der zweite das kulturelle Streßsystem):

Jemand macht eine Bergtour, strauchelt plötzlich auf einem engen Pfad und droht einige Meter abzustürzen. Gerade als er sich noch rechtzeitig abfangen kann, schießt ihm durch den Kopf, daß er von den anderen noch am Abend zuvor gewarnt worden war, alleine loszuziehen, und er nimmt sich vor, den Vorfall zu verschweigen.

Streß – genauer: der Streßreaktionsprozeß – motiviert uns, zukünftig für eine bessere aktive oder passive Anpassung an die Situation, in der wir uns befinden oder in die wir uns begeben, zu sorgen.

So wird unser Bergwanderer zukünftig in einer ähnlichen Situation wachsamer sein, um mögliche Gefahren besser unter Kontrolle zu haben. Und er wird die Ratschläge anderer nicht einfach überhören, sondern sich hoffentlich aktiv bei den anderen kundig machen.

Er hätte gelernt, sich besser als bisher an die Situation in den Bergen anzupassen.

Anpassung bedeutet, sein Verhalten und Denken flexibel zu halten. Wenn wir in Dauerstreß geraten, zeigt dies an, daß wir zu starr an ungünstigen Denk- und Verhaltensmustern festhalten und es Zeit ist, sich andere Bewältigungsmöglichkeiten nicht nur einfallen zu lassen, sondern sie auch auszuprobieren.

Von unserer anlagemäßigen Ausstattung her sind wir dafür gut vorbereitet: Das Gehirn ist lebenslang lernfähig, kann also seine innere Struktur ändern. Unsere Gene legen nicht fest, sondern geben einen oberen und unteren Bereich an, innerhalb dessen wir Einfluß nehmen können. Wegen der großen Anzahl von Genen und Genkombinationen bieten sich so viele Entwicklungsspielräume, daß wir sie gar nicht alle ausprobieren könnten. Der Mensch ist somit ein äußerst anpassungsfähiges Wesen.

Die Streßtypen
des biologischen Streßsystems

Dieses Kapitel ist für Sie besonders dann von Bedeutung, wenn Sie auf S. 14 in Teil 1 «Streß bei psychosomatischen Krankheiten» angekreuzt haben. Das biologische Streßsystem hilft uns beim Überleben in lebensgefährlichen Situationen. Dabei wird der Körper mitunter aufs äußerste gefordert, ja es werden sogar Schäden in Kauf genommen. Die Schädigungen treten insbesondere dann auf, wenn ein Dauerstreß besteht. Wie kommt es nun zu Dauerstreß?

Die Überlebensmuster aktivieren nicht nur Körperreaktionen, sondern versetzen auch in die zur Gefahrensituation passende Stimmung. Diese Stimmungen werden auch «Affekte» genannt.

Beim «Überlebensmuster A» wird das parasympathische System aktiviert (was bei zu langem Andauern zu Schäden im Verdauungstrakt und – da das Immunsystem beeinträchtigt wird – auch in anderen Organsystemen führen kann) und es werden gleichzeitig die Affekte «Schreck» und «Hilflosigkeit» hervorgerufen. Diese Affekte haben es nun an sich, daß sie von Menschen, die sich besonders rasch bedroht fühlen, viel zu oft erlebt werden und zu einem Teil ihres Bildes von der Welt (Streßtyp 1) werden.

Beim «Überlebensmuster B» ist dies ähnlich, nur daß hier die Affekte «Angst» und «Wut» im Vordergrund stehen (Streßtyp 2). Diese Affekte sind mit sympathischen Körperreaktionen gekoppelt, die auf Dauer bevorzugt das Herz-Kreislauf-System, aber auch viele andere Organsysteme schädigen.

Diese beiden Reaktionsmuster sind unentbehrlich, um lebensbedrohliche Situationen meistern zu können; werden sie jedoch zu oft, also chronisch aktiviert, treten körperliche Schädigungen auf.

Bei Tieren regelt das biologische Streßsystem nicht nur das Überleben, sondern – anders als beim Menschen – auch das Leben in der Gruppe. Tiere haben also kein kulturelles Streßsystem. Sie besitzen – sofern sie in Gruppen leben – eine sogenannte Hackordnung mit einer Rangfolge. Diese Ordnung ermöglicht es, nicht ständig im Streß zu sein; solange man seine Position, seinen Rangplatz, nicht verläßt, droht keine Gefahr. Je unkultivierter Menschen zusammenleben, um so ähnlicher werden ihre gesellschaftlichen Strukturen denen der Hackordnung. Dazu wird später mehr zu sagen sein.

Das Hilflosigkeits-Weltbild: Streßtyp 1

Wenn der Organismus bei lebensbedrohlichen Situationen überschießend reagiert, indem er erstarrt oder zu erreichen versucht, daß ihm geholfen wird, wählt er eine passive Strategie. Der Begriff «passiv» meint hier also entweder das Gegenteil jeder Aktivität oder das Gegenteil von eigenständiger Bewältigung.

Normalerweise wird das «Überlebensmuster A» dann aktiviert, wenn tatsächlich eine existentielle Bedrohung gegeben ist. Bei Menschen, die eine besondere anlagemäßige oder erworbene Streßansprechbarkeit zeigen, kann nun eine solche Streßbereitschaft mehr oder weniger ständig gegeben sein bzw. sehr viel häufiger aktiviert werden, als dies nach den Umständen zu erwarten wäre. Diese Menschen erleben die Welt immer irgendwie als bedrohlich. Sie fühlen sich in ihrer Existenz verunsichert, wobei sie nicht genau sagen können, warum dies eigentlich so ist. «Vom Verstand her», sagen sie, «weiß ich ja, daß ich nicht bedroht bin». Sie haben ein besonders starkes Bedürfnis nach Orientierung, Sicherheit und Schutz. Diese Bedürfnisse kennen wir alle: ihnen kommt besonders zu Beginn unseres Lebens eine existentielle Bedeutung zu, weil wir in diesem Lebensabschnitt schon von Natur aus nicht in der Lage wären, allein zurechtzukommen. Die genannten Bedürfnisse existieren also schon lange bevor wir das Denken lernen.

Typische Streßsituationen und Reaktionsmuster
Neuartige Situationen

Während von vielen Menschen neuartige Situationen interessant und abenteuerlich erlebt werden, vor allem von solchen, die ständig auf Reizsuche sind, ist bei anderen eine eher unangenehme Erwartungsspannung gegeben, inwieweit sie mit der neuen Situation (z.B. dem Auszug aus dem Elternhaus, der Übernahme von Verantwortung in Beruf und Familie ...) zurechtkommen werden. Alle möglichen Phantasien können sich einstellen, wobei wir insbesondere solche Vorstellungen, die mit Schreck und Hilflosigkeit einhergehen, als psychosomatisch wirksam ansehen. Ein weiterer Aspekt des Neuartigen betrifft die Störung des gewohnten Lebensrhythmus. Viele Menschen können durch eine regelmäßige Lebensweise ihre Widerstandskraft gegenüber Belastungen steigern. Nach modernen Auffassungen lassen sich Störungen und Krankheiten immer auch als Störungen der Körperrhythmen beschreiben.

Unklare Situationen

Unklare Situationen können neuartige sein, müssen es aber nicht: sie sind in erster Linie dadurch gekennzeichnet, daß eigentlich offenbleibt, inwieweit sie wirklich bedrohlich sind. Es kann sogar vom Verstand her eindeutig sein, daß die vorhandenen Sicherheiten (z.B. abgeschlossene Tür, nicht geöffnete, sondern nur gekippte Fenster, Anwesenheit der Nachbarn, ...) eigentlich ausreichen sollten, um z.B. nachts das Gefühl der existentiellen Bedrohung zu beruhigen. Trotzdem ist aber die Stimmung der Desorientierung und der diffusen Gefahr gegeben, feindliche Mächte oder das Schicksal könnten das Regiment übernehmen, zuschlagen und vernichten. Eine ehemals klare Lebenssituation kann schon dann zu einer unklaren werden, wenn viele Dinge auf einen einstürmen und der Überblick verlorengeht.

Verlust- und Trennungssituationen
In Verlust- und Trennungssituationen ist neben der Trauer, die schon genug belastet, bei psychosomatischen Patienten des Streßtyps 1 das symbiotische Bedürfnis verletzt. Symbiotisch meint das enge Zusammenleben mit einer Sicherheit gebenden Person, ohne die ein Überleben nicht möglich scheint. «Nicht möglich», weil trotz aller Vernunftargumente, aller Tröstungen und Hilfestellungen von außerhalb eine hoffnungslose Gestimmtheit gegeben ist, die durch Nachdenken nicht ohne weiteres veränderbar scheint. Die psychosomatische Gesamtlage wird so labil, daß es nach Partnerverlusten oder Trennungen bei diesen Menschen zum Auftreten körperlicher Erkrankungen kommen kann, ggf. auch lebensbedrohlichen Ausmaßes.

Symbiotische Menschen bemühen sich, die Person, zu der eine anklammernde und abhängige Beziehung besteht, nicht zu verlieren, z.B. indem sie auf andere Kontakte verzichten und dem anderen auch keinen Raum dafür lassen. Mehr gefürchtet als durch eindeutige Fakten belegt, werden Beziehungsbedrohungen erlebt, die noch gar nicht akut sind. Vom Partner wird gefordert, daß er ahnt, wie einem zumute ist, in welcher Stimmung man sich befindet und welcher Sicherheitssignale man von seiner Seite bedarf, um sich nicht existentiell bedroht zu fühlen. Das kann eine Partnerbeziehung erheblich gefährden, so daß gerade die Situation geschaffen wird, die man eigentlich vermeiden wollte. Enge Beziehungen sollten jedoch nicht grundsätzlich als bedenklich angesehen werden, insbesondere dann nicht, wenn sich beide Partner dabei wohlfühlen.

Im folgenden wollen wir anhand der Darstellung einer Patientin mit einer Streßerkrankung, die wir mit dem «Überlebensmuster A» in Zusammenhang sehen, unsere bisherigen Überlegungen verdeutlichen.

Zum Beispiel Frau X.
a) «Ich sah mich nicht in der Lage, das zu ändern. und habe mich so etwas in den Beruf geflüchtet, und es hat mir eigentlich nicht sehr viel ausgemacht, wenn ich abends ganz erschöpft nach Hause kam von der Berufsarbeit. Und wenn es dann zu Hause Schwierigkeiten gab, dann habe ich mich auch oft damit getröstet: ‹Na gut, morgen früh gehst du wieder fort und dann ist das vergessen.› Auch umgekehrt, wenn es im Büro mal Schwierigkeiten gab: ‹Um 17.00 Uhr mache ich die Tür zu, und dann bist du dem erst mal entflohen und morgen sieht die Welt ja wieder ganz anders aus›. Nur eines Tages ging mir plötzlich mal so der Gedanke durch den Kopf: ‹Mein Gott, jetzt hast du eigentlich total resigniert, jetzt hast du alles aufgegeben, du kämpfst um gar nichts mehr und findest dich einfach mit allem ab.› Da habe ich so empfunden: ‹Jetzt bist du alt geworden.› Vielleicht war es das, war das der Zusammenhang. Ich bin mir

nicht sicher, aber vielleicht ist es das doch gewesen. Ich bin auch einfach müde geworden, ich konnte nicht mehr weiterkämpfen, und ich wollte nicht mehr. Ich habe mich immer mit dem Rücken an der Wand gesehen und alleine, und es gab keine Phasen der Erholung oder Entspannung mehr. Ich habe dann oft gedacht: ‹Mein Gott, jetzt mal fünf Minuten die Augen zu machen, den Kopf an eine Schulter legen und mal ausruhen, und dann könnte ich wohl wieder weitermachen, dann könnte ich wieder mich den Dingen entgegenstellen, die mir nicht gefallen und die ich ändern möchte ...!›»

«Tja, die Ehe war von Anfang an doch belastet durch Dinge, die von außen kamen, durch rein äußere Einflüsse, die nicht genügend ausgesprochen oder ausgetragen wurden und die Verkrampfungen produziert haben bei dem einen und auch bei dem anderen, und irgendwo haben wir wohl beide nicht den Draht gefunden zueinander, miteinander darüber zu reden, wie es nötig gewesen wäre. Und dann kamen immer wieder von beiden Seiten solche Reaktionen, die eigentlich von dem einen schon Signale von Hilferufen waren, und der andere hat sie – weil er selbst durch äußere Umstände verschreckt und vorbelastet war – eben nicht erkannt als Hilferuf, sondern im Gegenteil als Angriff aufgefaßt und entsprechend abgeblockt, und das hat sich wohl dann gesteigert bis zum Gehtnichtmehr, bis zum Auseinanderlaufen, weil es eben nie ausgesprochen wurde ...»

«Jeder hat dann versucht, das für sich zu verdrängen oder auch halt mit sich abzumachen. Ja, so ging das auseinander, und jeder war für sich und um so weniger war dann halt auch die Möglichkeit gegeben, bei Problemen sich gegenseitig zu helfen und aufeinander zuzugehen ...»

«Ich kann mich erinnern, daß ich als kleines Kind – so sagte

man mir jetzt – sehr jähzornig gewesen sei und auch mal mit
den Füßen aufgestampft habe, wenn mir was nicht gepaßt hat.
Und das hat dann halt einen Abzug von der Mutter gesetzt.
Wenn sie mich losgelassen hat, und ich hab immer noch gestampft, oder vielleicht erst recht, dann hat sie halt noch mal zugepackt. Ich kann mich erinnern, daß sie auch dreimal am Tage
zugepackt hat. Irgendwann habe ich – glaube ich – mal spitzge-
kriegt, wenn ich bei solchen Gelegenheiten rauslaufe in den Hof
und nur laut genug schreie, dann kommt aus der Nachbarschaft
schon mal jemand angelaufen und schaut ...»

b) «Den genauen Krankheitsbeginn als solchen kann ich eigentlich gar nicht definieren: Es schien mir zunächst eigentlich
harmlos zu sein. Die ersten Symptome und solche Dinge habe
ich üblicherweise nicht sehr ernst genommen, besonders wenn's
um mich ging. Und im nachhinein kann ich nicht eindeutig den
Zeitpunkt bestimmen mit Einflüssen, die ich jetzt möglicherweise für maßgebend halte. Auf meinem jetzigen Arbeitsplatz,
da gab es natürlich eine Streßsituation, eine äußere allerdings,
möchte ich das mal nennen: viel Arbeit, Hektik im Betrieb. Und
abends bin ich zum Teil erschöpft zu Hause angekommen, und
zu Hause gab's ja auch noch Hausarbeit und häusliche Probleme
usw. und so fort. Und auf der anderen Seite war die Arbeit und
der Aufenthalt am Arbeitsplatz und der Umgang mit den Kollegen dort aber auch so eine Art Entfliehen aus dem Zuhause. Es
war mir zu der Zeit ja bewußt, es war nicht die Situation zu
Hause, in der Familie und in der Ehe, die ich eigentlich angestrebt hatte. Das war mir zu der Zeit schon bewußt, daß alles
ziemlich schiefgegangen war ...»

«Aber es gab keine Möglichkeit auszuruhen und mal wieder
Kraft zu schöpfen, und irgendwie war ich dann plötzlich total

erschöpft. Und so etwa parallel dazu war auch der Krankheitsverlauf, als dann die Krankheit doch mehr zum Ausbruch kam.
Und als ich dann in ärztliche Behandlung ging und auch medikamentöse Behandlung keinen Erfolg zeigte, und ich eines Tages
dann die Ärzte fragte: ‹Ja, was sind denn nun eigentlich die Ursachen dieser Krankheit, wo kommt die denn her?› und die mir
sagten: ‹Ja, das ist nicht ganz gewiß, aber es kann streßbedingt
sein›, habe ich irgendwie den äußeren Streß, wenn man es mal
so nennen will, noch weiter zurückgeschraubt. Ich habe dann
gedacht: ‹Nein, wenn ich jetzt, wo ich Schwierigkeiten sehe,
auch wo ich etwas erreichen will, wo ich was durchsetzen will,
wenn ich dafür Kräfte einsetze und Nerven aufwende, da bringe
ich mich wieder in Streß, und da lasse ich es lieber sein, sonst
kriege ich Bauchweh.› Und das hat scheinbar funktioniert, eine
Weile ...»

c) «Tja, meine Mutter war halt ein sehr bestimmender Mensch,
schon eh und je. Sie hat zu Hause das Regiment geführt, um das
mal so zu sagen, sie hat meinen Vater beherrscht und mich sowieso, und ich war mir in dem Alter bewußt, daß mir das einfach nicht mehr gepaßt hat. Von daher war das Verhältnis nicht
gut und, tja, mein Vater, der hatte sich ihr halt untergeordnet,
und er ging zu seiner Arbeit, und wenn er nach Hause kam, am
Abend, da hat er wohl am liebsten seine Ruhe gehabt. Es war allerdings auch sehr selten, daß ich von meinem Vater bestraft
wurde für irgendwelche Dinge, die ich den Tag über angestellt
hatte. Das war halt meistens die Mutter, und wenn es dann kam,
daß der Vater mal zugehauen hatte, das war auch entsprechend
schlimm dann. Aber im großen und ganzen verbinde ich mit
ihm eigentlich die angenehmeren Erinnerungen ...»

«Ja, und im Verhältnis zu anderen Kindern meines Alters, da

war es eigentlich auch von klein auf so, daß ich wenig Kontakt hatte, und wenn, dann hat meine Mutter immer sehr darauf geachtet, mit wem ich denn nun da spielen wollte oder wer da zu mir kam. Es kam dann auch vor – ich kann mich erinnern –, daß es hieß: ‹Tja, also aber das ist kein Umgang, mit denen möchte ich nicht, daß du spielst› oder: ‹Geh da nicht hin›, und auf jeden Fall wenn, dann waren immer feste Zeiten gesetzt, also um so und so viel Uhr bist du wieder zu Hause, und das waren dann auch feste Maßstäbe, an die ich mich zu halten hatte.»

«Die ersten Jahre, bevor ich geheiratet habe, war das Verhältnis zu meiner Mutter schon nicht sehr gut. Ich habe das damals so empfunden, da sie mich halt zu den Dingen zwingen wollte, die ich nicht mehr für angemessen hielt, und sie war nicht bereit, mich vom Schürzenzipfel zu lassen, um eine Ausbildung zu machen, die mir gefallen hätte. Das ging so ein bißchen nach dem Muster: ‹Du bist ja ein Mädchen, du heiratest ja doch.› Ich meine, ich weiß, daß dahinter auch die begrenzten finanziellen Möglichkeiten meiner Eltern standen. Ihre Haltung war: ‹Du kannst entweder weiter zur Schule gehen und was lernen, oder wir können dir eine Ausstattung kaufen, wenn du heiratest.› Da war irgendwie auch so die Erwartung, wenn ich dennoch zur Schule ginge mit meinen sechzehn, siebzehn Jahren, dann darf ich aber bitte keinen jungen Mann ansehen, denn das verträgt sich nicht. Da sollte ich dann quasi so wie halbwegs im Kloster leben und es war auch so typisch, alleine durfte ich praktisch nie weg, die Eltern waren immer dabei. Ich habe zwar einen Tanzkurs mitgemacht, sie haben mich dort aber abends abgeholt, und wenn dann Tanzmusik am Wochenende war, dann haben meine Eltern mich dahin begleitet, damit da auch ja nichts passiert ...»

Kommentar zur Falldarstellung

Die 36jährige Frau X. befindet sich wegen einer entzündlichen Darmerkrankung, die schon zwei Operationen erforderlich gemacht hatte, in psychotherapeutischer Behandlung, weil sie spürt, daß bei ihrer Erkrankung psychosomatische Ursachen eine Rolle spielen könnten.

zu a) Frau X. berichtet, daß ihre Bemühungen, die Schwierigkeiten am Arbeitsplatz und zu Hause zu bewältigen, nicht erfolgreich sind. Schien es eine Zeitlang, sie könne Probleme dadurch lösen, daß sie sich im Büro mit dem baldigen Dienstschluß und zu Hause mit der Möglichkeit, bald wieder zur Arbeit gehen zu können, tröstet, führte diese Bewältigungsstrategie doch nicht aus dem Dauerstreß heraus. Insbesondere in der Partnerbeziehung, die eng und beschützend gewünscht wird, finden ihre Hilfesignale keine positive Antwort, sondern lösen gegenseitiges Erschrecken aus. Es wird diffus gespürt und geahnt, daß der Partner nicht auf die eigenen Bedürfnisse eingehen kann, ohne daß klar wird, warum dies so ist. Kennzeichnend für viele psychosomatische Patienten ist, daß sie, wie hier beschrieben, Hilfesignale aussenden und nicht verstehen, warum der Partner nicht hilfreich reagiert. Es wäre zu einfach, den Partner dafür alleine verantwortlich zu machen, und Frau X. hütet sich auch, dies zu tun. Zum Ende des Abschnitts a) berichtet sie davon, daß sie als Kind eigentlich jähzornig war. Wir könnten vermuten, daß sie damals auf dem Wege war, Selbstbehauptung zu erlernen, aber durch die Erziehungsmaßnahmen auf das «Überlebensmuster A» angewiesen blieb. So handelt es sich bei ihr eigentlich nicht um eine «Flucht weg», wenn sie auf den Hof läuft und schreit, denn sie kann ja gar nicht selbständig leben. Es handelt sich um eine «Flucht hin» zu möglichen Beschützern in der Nachbarschaft, um ein Aussenden lärmender Hilfesignale, da die eigentliche Beschützerin, zu der hinzufliehen sie anlagemäßig programmiert ist, also die Mutter, zur (vorübergehenden) Gefahrenquelle geworden ist.

Wenn wir auch nicht davon ausgehen, daß Frau X. mißhandelt wurde, ergibt sich doch eine Situation, die auch bei Mißhandlungen gegeben ist: Es besteht Hilflosigkeit, da die Person, die eigentlich beschützen soll, der Angreifer ist und das Opfer glaubt, ohne diese Person nicht überleben zu können. Eine solche Ausgangssituation verhindert sehr häufig, daß selbst dann, wenn man als Jugendlicher oder Erwachsener zu überleben in der Lage wäre, der Mut fehlt, sich zu behaupten: Schon kleinste Signale der Bedrohung durch den anderen werden aufgrund der sensiblen Wahrnehmung für diese Signale so verstärkt wahrgenommen, daß Schreck und Lähmung eine Gegenwehr oder eine Flucht sinnlos erscheinen lassen. Es wird eher versucht, den Betreffenden gnädig zu stimmen, an seinen Beschützerimpuls zu appellieren, Mitleid zu bewirken und dankbar zu sein, wenn der Angreifer seine Attacken einstellt. Perverserweise stellt sich oft sogar das Gefühl ein, daß der Angreifer Gnade walten ließ, so daß man zu allem Übel noch dankbar sein muß, daß es nicht schlimmer kam. Verstärkt werden kann dieser Mechanismus dadurch, daß der Täter zu anderen Zeiten mit seinem Opfer liebevoll umgeht.

zu b) Der Krankheitsverlauf wird in Zusammenhang gesehen mit 'der Zunahme an Hilflosigkeitserleben. Frau X. wählt den Begriff «Erschöpfung», man könnte auch sagen «chronische Hilflosigkeit ohne allzu große Hoffnung auf Änderung».

zu c) Hier wird deutlich, warum der Vater als Beschützer für die Patientin ausgefallen war. Wir wissen nun nicht, ob Frau X. von

seiten des Vaters eine gewisse Anlage zu einem «Überlebensmuster A» mitbekommen hat, jedenfalls bot er nicht gerade ein
kämpferisches Modellverhalten für Frau X. So nimmt es nicht
wunder, daß sie sich zu einem starken Ehepartner hingezogen
fühlt, der in der Lage ist, sie zu «befreien» und Schutz zu bieten
gegen die Übermacht der Mutter. Allerdings kommt Frau X. gegen diesen Partner ebensowenig an, wie sie gegen die Mutter an-
kommt. Die genannten Zusammenhänge kann Frau X. nur ahnen. Insofern ist und bleibt für sie die Streßsituation letztlich
unklar und sie befürchtet eine Trennung durch den Partner. Weder eine «Flucht weg» noch eine «Flucht hin» scheinen möglich.
Der Verstand sagt ihr, daß alles ziemlich schiefgegangen ist, und
liefert mit der Begründung: «Jetzt bist du alt geworden» schon
im Alter von 36 Jahren eine Art Schlußpunkt. So wird deutlich,
daß der Verstand, unser Denkvermögen, nicht immer vernünf-
tige Aussagen macht, sondern zur Unklarheit einer Streßsituation noch beitragen kann.

Schematische Darstellung des Fallbeispiels
Dauerstreßsituation
Zu Hause: unklar, warum es schief läuft, sie sich nicht behaupten darf, warum niemand auf ihre Hilfesignale reagiert.
Am Arbeitsplatz: fehlende Harmonie, «äußerer Streß», Überforderung
«Überlebensmuster A»
Hilfesignale senden, «Flucht hin»-Impulse, Hilflosigkeitserleben, vor den eigenen Aggressionen erschrecken
gewählte Bewältigungsstrategien
sich jeweils mit der anderen Situation trösten, sich zu schonen
versuchen durch Zurückschrauben von «äußerem Streß», keinen Bruch riskieren, durchhalten, sich zusammenreißen ...

Das Streßverhalten verändern

Die Therapie von Patienten mit psychosomatischen Krankheiten hat gezeigt, daß bei ihnen von einer besonderen Streßempfindlichkeit ausgegangen werden muß. Allgemein heißt das, daß sie auf bestimmte Streßsituationen verstärkt mit dem Körper reagieren. Auf dem Hintergrund des biologischen Streßmodells können wir sagen: Diese Menschen erleben bestimmte Alltagssituationen als «Überlebenssituationen» – zumindest reagiert ihr Körper so. Diese automatische Reaktion hat ihren besonderen Überlebenswert und sollte nicht abwertend betrachtet werden. Menschen des Streßtyps 1 müssen lernen, mit dieser Eigenart zu leben. Sie haben dabei eine Reihe von Einflußmöglichkeiten:

Krankheitsbezogene Maßnahmen

Jede Krankheit hat ihre besonderen Probleme, die berücksichtigt werden müssen. Deshalb sollte sich jeder, der an einer chronischen Erkrankung leidet, genauestens über sein Krankheitsbild informieren. Er soll zum Fachmann bzw. zur Fachfrau seiner Krankheit werden. Wir verweisen hier auf Broschüren, die von Selbsthilfegruppen, Gesundheitsorganisationen oder pharmazeutischen Firmen herausgegeben werden. Bezogen auf Darmerkrankungen werden z.B. von der Deutschen Colitis und Crohn Vereinigung (DCCV) vorzügliche Informationen angeboten. Auch in der Schriftenreihe der Bundesarbeitsgemeinschaft Hilfe für Behinderte ist ein Band zu chronisch entzündlichen Darmerkrankungen erschienen.

Veränderung des Weltbildes

Zunächst wollen wir uns vergegenwärtigen, daß es für Frau X. wichtig ist und wichtig bleibt, unklare und neuartige Situationen sowie Trennungen eher zu vermeiden. Dies gilt insbesondere dann, wenn wir davon ausgehen, daß sie eine angeborene Sensibilität und Verletzlichkeit für diese Art von Streß hat. Sie sollte sich eingestehen, daß sie einerseits in besonderer Weise von «Vertrautheit», «Durchschaubarkeit der Situation» und «enger Beziehung» abhängig ist – kein Mensch für Abenteuer, Affären und Ungewißheit –, andererseits aber auch nicht mehr so hilflos ist wie in der Kindheit. Diese Selbsterkenntnis wäre ein erster Schritt zur Veränderung ihres Weltbildes.

Weitere Erkenntnisse könnten sein:

- Der Partner konnte ihr bisher nicht helfen, und sie muß diese Grenze der Beziehung akzeptieren. Das hat nichts mit Trennung oder Resignation zu tun. Zu überlegen wäre, ob die Partnerbeziehung nicht in anderer Weise Entwicklungsmöglichkeiten bietet. Vielleicht läßt sich in der Wohnung ein eigenes Wohnschlafzimmer einrichten, vielleicht hätte der Partner nichts dagegen, wenn man sich Hobbys zulegte usw. Frau X. sollte ausprobieren, ob solche Veränderungen guttun. Die Beziehung zum Partner könnte sich günstiger gestalten, wenn sie nicht über Gespräche und Nähewünsche, sondern über regelmäßige gemeinsame Unternehmungen an den Wochenenden einen Zugang suchte. Es gibt viele gesprächsunwillige Ehemänner, und manche Ehefrau klagt darüber, daß ihre Ehe ein «Stummfilm» sei. Das heißt aber nicht, daß es nicht andere Gemeinsamkeiten geben kann. Für Frau X. wäre es darüber hinaus wichtig, eine Anzahl von Freundinnen zu haben. Nicht nur eine oder zwei. Falls der Partner nicht unternehmungslustig wäre, könnte sie sich mit den Freundinnen verabreden. Wie deutlich wird, geht es darum, nicht alles vom Partner zu erwarten und ihn damit zu überfordern, sondern trotz des Bedürfnisses nach symbiotischer Nähe eigene

Aktivitäten zu entfalten. Dazu gehört auch, Probleme, für die man beim Partner keine Gesprächsbereitschaft findet, evtl. mit einem Therapeuten zu besprechen.

■ Absolute Harmonie ist nicht durchgängig erhältlich. Da wir nicht mehr im Paradies leben, müssen wir uns bescheiden. So wie Glück ist auch Harmonie etwas Momentanes. Statt dauerhaftes Glück sollten wir Zufriedenheit, statt dauerhafter Harmonie gegenseitigen Respekt anstreben. Hinsichtlich der Beziehungen zu Mitmenschen sollte Frau X die Drittel-Regel akzeptieren: sich mit einem Drittel gut bis freundschaftlich verstehen, mit einem Drittel freundlich-neutral umgehen und mit dem letzten Drittel nichts zu tun haben wollen bzw. keine näheren Beziehungen aufbauen. Diese Regel müßte sie auch auf den Arbeitsplatz anwenden lernen.

Verbesserung des Bewältigungsverhaltens
Für Frau X. wäre es wichtig, sich mit folgenden «Bausteinen» aus Teil 3 zu befassen:

■ Sie müßte sich mit dem Abschnitt «Mit chronischer Krankheit und Behinderung leben» auseinandersetzen.
■ Der Abschnitt «Hilflosigkeit überwinden» könnte ihr dabei helfen, mehr Unterstützung zu erhalten.
■ Sie sollte sich hinsichtlich ihres Weltbildes mit dem Abschnitt «Lebensziele verfolgen» und den Abschnitt «Störende Denkmuster verändern» befassen.
■ Sinnvoll ist auch das Erlernen eines Entspannungsverfahrens bzw. einer entspannteren Haltung dem Leben gegenüber.
■ Sicherlich wäre es auch einen Versuch wert, sich mit den Hinweisen zum konstruktiven Streitverhalten vertraut zu machen.

Es ließen sich noch weitere «Bausteine» für Frau X. heraussuchen. Allerdings besteht dann die Gefahr, zu perfektionistisch an die Veränderungen heranzugehen und dadurch zusätzlich in Streß zu geraten. So wird jeder, der mit den Bausteinen arbeiten will, gut daran tun, sich aus den Vorschlägen zunächst nur einen herauszugreifen, und zwar den, der für ihn am einfachsten zu verwirklichen ist. Veränderung sollte Spaß machen, sollte bedeuten, mit seinen Möglichkeiten zu experimentieren. Dabei kann man sich ruhig Zeit nehmen und muß nicht alles auf einmal ausprobieren.

Das Flucht-/Kampf-Weltbild: Streßtyp 2

Die «Überlebensmuster A» und «B» sind eigentlich nur tatsächlichen Bedrohungssituationen, die von existentieller Bedeutung sind, vorbehalten. Bei Menschen, die eine besondere Streßansprechbarkeit zeigen, kann nun die Kampf-/Flucht-Bereitschaft mehr oder weniger ständig gegeben sein, da sie sich sehr viel schneller angegriffen fühlen als andere Menschen. Sie erleben die Welt, und darin sind sie den Menschen vom Streßtyp 1 vergleichbar, vornehmlich als Bedrohung. Anders als beim Streßtyp 1 mit den Bedürfnissen nach Sicherheit, Schutz und Hilfestellung wollen Menschen vom Streßtyp 2 die Situation selbst unter Kontrolle halten. Dieses Bedürfnis entfaltet sich schon sehr früh im Leben. Insbesondere im Zusammenhang mit dem Zuwachs an Kontrolle über den Körper. «Flucht weg» bedeutet ja, sich körperlich zu entfernen; Verteidigungsbereitschaft bedeutet «eingreifen» zu können, Körperkraft und Koordination kontrolliert und gezielt einzusetzen.

Typische Streßsituationen und Reaktionsmuster
Kontrollverlustsituationen

Schon beim kleinen Kind kann man beobachten, daß es in eine Wutstimmung gerät, wenn ihm die Selbstbestimmung genommen wird, z.B. indem man es hochhebt oder festhält, wenn es irgendwohin möchte. Es fühlt sich in seiner Bewegungsfreiheit eingeschränkt und verteidigt sie gegen den Angreifer, indem es sich heftig wehrt und zu flüchten versucht. Kontrollverlustsituationen können in allen Lebensbereichen auftreten. Der Begriff «Kontrollverlustsituation» beschreibt, daß ein Angriff auf die Selbstbestimmung weder durch Selbstverteidigung noch durch «Flucht weg» abgewehrt werden kann.

Sonderformen von Kontrollverlustsituationen

- Reizüberflutung: Man weiß, daß z.B. unbeeinflußbarer Lärm das Nervensystem auf Dauer überfordert. Der Organismus kann weder entkommen noch die Lärmquelle zerstören. Lärm ist ein Angriff auf die Sinnesorgane, insbesondere den Hörsinn. Reizüberflutung kann auch dadurch entstehen, daß bei Kontrollaufgaben zu viele Signale gleichzeitig beobachtet und kontrolliert werden müssen, z.B. bei der Flugüberwachung. Die dabei geforderte «Mehrphasigkeit» der Aufmerksamkeit stellt einen Angriff durch Informationsüberflutung dar, die man weder durch einen «Sieg» beenden noch der man durch eine Flucht entkommen kann. Es ist unablässige Wachsamkeit gefordert, was für viele Menschen eine Dauerstreßsituation darstellt. Auch Schmerz kann als Reizüberflutung angesehen werden. Schmerz macht zunächst einmal wütend, mobilisiert also zum Kampf, möglicherweise aber auch zur Flucht. Wenn er zum Dauerschmerz wird, können die vergeblichen Bemühungen, ihn zu besiegen oder ihm zu entkommen, zu einer gesteigerten Dauerreizbarkeit führen, schließlich zu einem Resignieren und damit zu einem Umschlagen in die Erschöpfung. Der Körper ist dann total ausgepowert, das Immunsystem wird geschwächt. Damit steigt die Anfälligkeit sowohl gegenüber Streßtyp-2- als auch Streßtyp-1-Krankheiten. Im weiteren Sinne kann es sich bei Reizüberflutung auch um eine zu große Nähe, ein zu dichtes Aufeinanderhocken, z.B. im Rahmen einer Partnerbeziehung handeln.

- «Schützengrabensituation»: Sie ist dadurch gekennzeichnet, daß auf den Angriff gewartet wird und eine Flucht verhindert ist. Alle Aufmerksamkeit ist darauf gerichtet, wann losgeschlagen werden kann bzw. werden muß, um eine Überlebenschance zu wahren. Im Krieg ist diese Situation einschließlich der Lebensbedrohung sehr real. Im Alltag der Typ-2-Streßmenschen scheint oft ebenfalls Krieg zu sein. «Das Leben ist Kampf», «Der Stärkere überlebt», «Angriff ist die beste Verteidigung», «Immer wachsam bleiben» usw. sind Formulierungen, die ein kämpferisches Weltbild widerspiegeln.
- Sisyphussituation: Sisyphus war der griechischen Mythologie zufolge verdammt, einen schweren Felsen unter Aufbietung aller Kräfte einen Berg hinaufzurollen, mit dem Ergebnis, daß er durch den Einfluß der Götter wieder herunterrollte und die Anstrengung von vorne begann. Der Kosten-Nutzen-Vergleich ist somit extrem ungünstig, das heißt, es bestehen hohe Energiekosten ohne Nutzeffekt. Ähnlich werden – auf das Berufsleben bezogen – «Gratifikationskrisen» beschrieben, die bei entsprechender Veranlagung zu Herz-Kreislauf-Erkrankungen führen können. Gratifikationskrisen beschreiben das Ungleichgewicht zwischen Arbeitseinsatz und Belohnung: dabei

kann die Belohnung recht unterschiedlicher Art sein, z.B. Sicherheit des Arbeitsplatzes, angemessene Entlohnung, Aufstiegschancen, Selbstverantwortlichkeit usw. In der Sisyphus-Situation ist man im Gegensatz zu den anderen Situationen gezwungen, bis zur Erschöpfung zu kämpfen.

Zum Beispiel Herr Y.

a) «Der Tagesablauf beginnt nach meiner Auffassung schon am Abend vorher, wenn man zu Bett geht. Vorm Einschlafen, da macht man sich Gedanken: ‹Wie wirst du das Pensum des nächsten Tages schaffen; werden alle Mitarbeiter da sein; wird jemand fehlen, dann mußt du die Arbeit aufteilen; wirst du das Beste mit deinen Leuten schaffen können?›, denn man hat ja das Bestreben, die Fälle, die Probleme, die Verhandlungen auch optimal und nicht irgendwie zu lösen. Und dann ist da immer die Frage: ‹Wird der Chef mit den Lösungen, der Erledigung, einverstanden sein?› Und dann hielt ich es immer für richtig, eine gewisse gedankliche Vorausplanung anzustellen: ‹Wann läßt du die Mitarbeiter zur Rücksprache kommen, wann mußt du damit rechnen, vom Chef zur Berichterstattung gerufen zu werden, welche Strecke mußt du mit dem Wagen fahren?› Und in diesem Zusammenhang kam auch manchmal ein Schuldgefühl auf oder Unzufriedenheit: ‹Wie hast du die Fälle des Tages und des Vortages gelöst, hast du die Fälle gut gelöst, war der Chef mit dir zufrieden? Er hat zwar nichts gesagt, aber ein Gesicht hat er manchmal gezogen.› Ja, und über diese Gedanken und Grübeleien schlief man dann ein und zwar sehr spät, weil die Uhr manchmal 24 Uhr oder 1.00 Uhr schlug.»

«Wenn ich dann in mein Büro kam, war meine Aufgabe, daß ich durch das ganze Büro ging, wer ist schon da, wie groß ist der

Anfall der Akten, die man schon von der Poststelle bei mir auf den Tisch gelegt hatte, und dabei bekam man schon ein beklemmendes Gefühl, wenn der eine oder andere meldete, Herr A. oder Herr B., Fräulein F. hätten angerufen und gesagt, er oder sie wäre krank und werde nicht kommen. So begann man sich schon langsam in ein Angstgefühl hineinzusteigern, mein Gott, gerade die war für diese oder jene Aufgabe vorgesehen, wie im Kriegsgeschehen.»

«Selbst das Schachspiel mit meinem Sohn ist für mich nie eine Ablenkung gewesen, sondern entweder ihn etwas zu lehren bzw. – nachdem er Schach spielen konnte – immer aufzupassen, daß er mich nicht schlug. Das hat mich maßlos geärgert und manchmal gekränkt, innerlich gekränkt, ich habe es mir ihm gegenüber nicht anmerken lassen, daß es mich ärgerte, wenn er gewann. Ich habe gemerkt, daß er zuletzt besser spielte, und seit der Zeit habe ich das Spiel mit ihm eingestellt.»

b) «Ich fing an zu suchen, und wenn ich sie nicht sofort fand, dann kam ein eiskalter Schweiß auf, ich wurde besonders in den Achselhöhlen feucht. Das war für mich immer ein Zeichen der inneren Erregung. Wie oft habe ich berufsbedingte Verhandlungen, Prozesse, Besprechungen außerhalb des Hauses am Gericht, bei Anwälten. Und wenn man dann durch irgendeine Besprechung oder durch ein Gespräch mit dem Chef oder durch Rücksprache eines Sachbearbeiters über Gebühr zeitlich in Anspruch genommen wurde, man sieht, die Uhr läuft weiter, du mußt eigentlich um 11.00 Uhr beim Gericht sein und jetzt ist es schon 10.40 Uhr und du brauchst mindestens 10 Minuten, um mit dem Wagen dahinzukommen. Dann kam auch wiederum diese aufwallende Hitze. Ich hatte das Gefühl, das Herz begann schneller zu schlagen, ich war aber auch nicht in der Lage, abrupt zu sagen, wir machen später am Nachmittag oder am Morgen weiter. Ich hatte immer das Bestreben, meinen Verhandlungspartner, meinen Chef oder Mitarbeiter zufriedenzustellen oder den Fall zu Ende zu führen. Das Ergebnis war, daß die Abfahrt zur Verhandlung außer Haus immer in letzter oder allerletzter Minute passierte, und stand man schon an der Tür, dann hieß es: ‹Ach, Herr Sowieso, ein Gespräch für Sie›, man eilte dann pflichtbewußt ans Telefon, und das Ergebnis war, man fuhr verspätet weg, man versuchte, um schneller zum Gericht oder zum Verhandlungspartner zu kommen, etwas waghalsiger durch die Straßen zu fahren oder Umleitungen zu wählen, falls die Straßen verstopft waren. Dann ging es und man kam am Verhandlungsort mit einem etwas schnelleren Herzschlag an, durchschwitzt und manchmal mit dem Gefühl einer gewissen Schuld beladen. Dabei hatte man eigentlich schon vorher ein beklemmendes Gefühl: ‹Wie wirst du die Verhandlung durchstehen, welche Figur wirst du bei der Gerichtsverhandlung abgeben, wirst du ein gutes Ergebnis erzielen, wird man mit dem Ergebnis, das du erzielen wirst, auch von der Abteilungsleitung aus akzeptiert werden?›»

«Durch diese Hektik, die ja schon seit über 25 Jahren vorhanden war, war ich schon die letzten sechs Jahre vor dem Herzinfarkt ein Hypertoniker. Ich hatte immer erhöhten Blutdruck. Deswegen war ich auch ständig in Behandlung. Ich bekam blutdrucksenkende Arzneien und wurde dadurch auf 140/90 mmHg oder 150/100 mmHg reduziert. Das waren vertretbare Werte, aber nur durch diese Tabletteneinnahme.»

«Unsere Abteilung hat bedeutend mehr Prozesse geführt, und wenn ich mir das so betrachte, einen recht erheblichen

Teil verloren, und in den Ausführungen des Chefs war manchmal so – so habe ich das empfunden - eine gewisse Kritik enthalten, und das führte immer zu einer unbestimmten inneren Erregung, zu einer Unzufriedenheit, die sich dann in einer gewissen Form nach unten abreagierte. Man sprach mit den Mitarbeitern und versuchte sie zu schnellerer und besserer Arbeitsleistung anzuhalten, in gewissem Sinne hatte man ein Schuldgefühl der Abteilungsleitung gegenüber, und diese Sache trug auch nicht dazu bei, daß das Verhältnis zu den anderen Abteilungen besser wurde, es entstand ein Konkurrenzkampf. Durch diese vielen Unvorhergesehenheiten, die täglich eintraten, war erforderlich, daß man über die normale Arbeitszeit länger dableiben mußte. Meine Haltung war immer die: Ich verlasse den Tisch erst dann, wenn die letzte Akte erledigt ist, auch wenn dann gerade vier Akten auf dem Tisch liegen. Denn wenn ich am nächsten Morgen komme, dann liegen schon wieder zehn neue da, so daß ich früher die Erfahrung gemacht habe, der Berg nimmt nicht ab, sondern er wird immer größer.»

c) «Meine Eltern hatten praktisch mit nichts angefangen, und ich habe aus dem Berufsleben meiner Eltern gesehen, daß man alles im Leben durch Disziplin und übermäßigen Arbeitseinsatz, also Arbeit über die normale Arbeitszeit hinaus, schaffen kann. Ich habe oft erlebt, daß meine Eltern bis spät in die Nacht hinein gearbeitet haben, und dementsprechend war auch der Lebensstandard unserer Familie sehr gut.»

«Vielleicht hat sich unbewußt in mich hineingeprägt, daß man sich so verhalten muß, um glatt und mit gewissen Erfolgen durchs Leben gehen zu können. Daß man immer der erste Mann ist oder zumindest immer unter den Ersten ist, oder man muß, um unter den Ersten zu sein, auch etwas von sich selbst verlangen können, persönliche Dinge zurückstellen.»

«Ich wußte, in der nächsten Klasse kommt ein anderer Stoff dran, und da habe ich mich schon in dem bereits vorhergehenden Schuljahr darauf etwas vorbereitet, wenn dann der Lehrer fragte: ‹Wer weiß etwas von der analytischen Geometrie?› oder ‹Wer weiß etwas über Differentialrechnung?› konnte ich mich melden. Ich erweckte dadurch das Interesse des Lehrers. Wenn Arbeitsgruppen gebildet wurden oder der Lehrer brauchte jemand zu seiner eigenen Unterstützung, dann war ich immer mit unter den Wenigen dabei, die er für sich auswählte. Man bekam dadurch mehr mit, man hatte besseren Kontakt zum Lehrer, und das spiegelte sich dann auch irgendwie bei der Notenvergabe wider. Ich bemerkte dann, daß ein freiwilliges Weiterlernen, sich auf etwas vorzubereiten, was demnächst kommt, sich immer vorteilhaft auswirkte.»

«Oft wenn man zum Chef gerufen wurde, dann hieß es: ‹Ich kenne Sie immer als gründlichen und fleißigen sowie zuverlässigen Mitarbeiter, und ich habe hier eine Sonderaufgabe für Sie. Ich habe mir gedacht, Sie sind als einziger befähigt dazu.› So man wußte, daß eine zusätzliche Aufgabe auf einen zukam, fühlte man sich doch irgendwie geehrt und bestätigt: ‹Nur ich kann die Aufgabe erfüllen›, so daß man sich keine großen Gedanken machte und bereitwillig die Arbeit entgegennahm. Denn ich kenne mich als einen, der gerne arbeitet, auch zusätzliche Arbeiten übernimmt, gerne tüftelt und knobelt, um Lösungen zu finden, um gute Lösungen zu finden, obwohl man dann dachte, das schaffst du in der normalen Arbeitszeit nicht, diese Arbeit mußt du mit nach Hause nehmen, über das Wochenende planen, umorganisieren und durchführen.»

«Selbst der Spaziergang mit meinem Sohn, der spielte sich wie folgt ab: Ich zeigte ihm die Gräser, die Sträucher, die Bäume, habe ihm erklärt, was es für Bäume sind, ob sie auch den Menschen Nutzen bringen, daß Pappeln schnell wachsen usw. Ich hatte deshalb auch beim Spaziergang nie den Eindruck, ich faulenze. Es war immer eine gewisse Arbeit, und selbst im Urlaub, entweder man hat Fachliteratur gelesen, oder man hat Romane gelesen, die man sonst während der normalen Arbeitswoche nicht hätte lesen können, aus Zeitmangel, damit man mitreden konnte, weil es ja immer Leute gibt, die den Menschen nach seiner geistigen Bildung einschätzen. Und da muß man eben halt wissen, wer der eine und andere Schriftsteller war und wer welches Buch geschrieben hat und was er zum Ausdruck bringen wollte.»

Kommentar zur Falldarstellung

Herr Y., 46 Jahre alt, hat vor gut einem Jahr einen Herzinfarkt überstanden und zwischenzeitlich, nachdem Behandlungs- und Rehabilitationsphase abgeschlossen waren, wieder in seinem Beruf gearbeitet. Da er über ein Managertraining Zugang zum Thema «Streß und Streßbewältigung» gefunden hatte, wollte er nun für seinen speziellen Fall Tips und Hinweise bei einem Psychologen einholen und sie für seinen Kampf gegen ein Fortschreiten der Krankheit nutzen.

Im Abschnitt a) berichtet Herr Y. von den Hindernissen, mit denen er täglich zu kämpfen hat. Ständig erfolgen durch andere Angriffe auf seine Vorausplanungen, oder es wird Kritik erwartet. Insofern kann man von einer Sisyphus-Situation sprechen.

Das Beispiel des Schachspielens mit dem Sohn zeigt, daß Herr Y. nicht nur ein Kämpfer gegen Hindernisse ist, sondern

auch ein verhinderter Flüchter: Sind ein Sieg oder eine Patt-
situation mit großer Wahrscheinlichkeit nicht erreichbar,
möchte er der Situation entfliehen und meidet sie zukünftig,
sofern dies möglich ist.

So sind Herrn Y. Angst- und Kampfgestimmtheiten gleichermaßen vertraut. Es ist wie «im Kriegsgeschehen», wenn
man sich gegen Angriffe des Gegners verteidigen muß, weil
man nicht weglaufen kann. Diese Situation wird von vielen
Herzinfarktpatienten gespürt, ohne daß die zugrundeliegen-
den Sachverhalte erkannt werden können. Der Verstand
macht daraus: «Die Anforderungen in der heutigen Zeit verursachen den Streß, dem man nicht entfliehen kann.» Ganz
falsch ist diese Aussage natürlich nicht, insofern als im Einzelfall das Kampf-/Flucht-Weltbild als Ergebnis der Erziehung
oder der Industrialisierung gesehen werden muß. Andererseits
besteht unsere Freiheit, wie wir schon sagten, in der Möglichkeit, aus einer Vielzahl unterschiedlicher Bewältigungsstrategien auszuwählen und diese auszuprobieren. Jeder hat eine
Wahlmöglichkeit und jeder kann mit Bewältigungsstrategien
experimentieren.

Im Abschnitt b) beschreibt Herr Y. die körperlichen Dauer-
streßreaktionen, die er in der Zeit vor und zum Teil nach seinem
Herzinfarkt beobachtet hat. Deutlich wird auch, daß das biologische Streßsystem überlagert ist durch das kulturelle, auf das
wir im nächsten Kapitel eingehen werden. Die Bewältigungsstrategien, derer sich Herr Y. bedient, verstärken den Abwehr-
kampf gegen die Flut der Anforderungen. Um den «Berg» der
Akten nicht ins scheinbar Unendliche wachsen zu lassen, wird
der Kampf über die übliche Arbeitszeit hinaus ausgedehnt.
Rechnet man die Zeit, die er zu Hause mit berufsbezogenen
Grübeleien verbringt, hinzu, wird verständlich, daß nicht jeder

eine solche Dauerbelastung aushält. Damit keine Mißverständnisse auftreten: nicht der zeitliche Umfang, den die Arbeit beansprucht, stellt das Risiko dar, sondern die ständige Verteidigungshaltung.

Abschnitt c) verdeutlicht, wo das überkontrollierte Handeln wurzelt: Die Eltern haben vorgelebt, was man von sich verlangen muß, wenn man etwas erreichen will. Sein Sich-Vorbereiten auf den Unterricht ließe sich ebenfalls im Sinne eines Bedürfnisses nach Kontrolle bzw. der Abwehr von Kontrollverlust sehen. Derartiges «Vorbeugungsverhalten» ist selbstverständlich nicht generell von Übel. Entscheidend ist der Kosten-Nutzen-Aspekt: Muß zuviel Energie eingesetzt werden, um ein bestimmtes Ergebnis oder Ziel zu erreichen, kommt es zu einer Überforderung. Diese «Kosten» sind mit dem erreichten Nutzen zu vergleichen, um eine Bilanz zu erhalten.

Aufgrund der gegebenen Streßsensibilität erleben Streßtyp-2-Menschen Kontrollverlustsituationen intensiver und wesentlich häufiger als der Durchschnittsmensch. Dies hängt einerseits mit einer angeborenen Ausstattung zusammen, zum anderen können Lernerfahrungen eine Streßsensibilisierung bewirken, und drittens kann man sich freiwillig «an die Front» begeben.

Wer ein übersteigertes Kontrollbedürfnis hat, kann sich in den Beziehungen innerhalb der Familie am ehesten vor Unkontrollierbarkeit schützen, wenn alle nach seinen Vorstellungen funktionieren. Dieses Ziel ist nicht immer leicht zu erreichen und setzt schon eine diesbezügliche Partnerwahl voraus: Der Partner darf sich nicht den Kontrollwünschen des anderen widersetzen oder sich ihnen verweigern, da dieses Verhalten als Angriff auf die eigene Identität erlebt wird.

Menschen, die Verfügbarkeit beanspruchen, wollen, daß andere zustimmend nicken, wenn sie etwas sagen. (Schauen Sie sich also Menschen, bei denen Sie das Gefühl haben, ständig nicken zu sollen, einmal genauer an.)

Ein übermäßiges Kontrollbedürfnis kann sich auch darin ausleben und somit Beruhigung verschaffen, daß alles durch Organisation «im Griff behalten» wird. Die eigenen Ordnungsprinzipien und Vorstellungen werden trotz anderer sonst noch bestehender Möglichkeiten übermäßig wichtig. Es geht ja nicht um Ordnung als solche, auch nicht darum, Hilflosigkeit durch eine Regelmäßigkeit der Welt abzubauen, sondern es geht dem Streßtyp 2 darum, seine eigene Ordnung anderen gegenüber zu verteidigen und jeden Angriff auf diese Ordnung abzuwehren.

Schließlich wirken Menschen des Streßtyps 2 oft gereizt oder überkontrolliert. Sie erwarten ständig Angriffe und sind in chronischer Verteidigungsbereitschaft. Da sie Teil der Situation sind, die sie unter Kontrolle halten wollen, versuchen sie oft ihre aggressive Gespanntheit zu verbergen. Werden sie darauf angesprochen, leugnen sie es. Patienten des Streßtyps 2 gelten als schwierig, denn Arzt oder Psychologe möchten ja nicht Feind sein und nicht in einen Kampf mit ihren Patienten geraten. Jede Anfrage und jeder Vorschlag im Rahmen der Behandlung wird unter Umständen vom Patienten als Angriff auf sein Weltbild erlebt. Kritikempfindlichkeit und Veränderungswiderstand sind gesteigert.

Letztendlich wird man bei der Bewertung des Verhaltens von Herrn Y. nicht umhinkommen, lebensphilosophische Überlegungen einzubeziehen. Wie würden Sie für sich entscheiden, würden Sie der folgenden Aussage eines Herzinfarktpatienten zustimmen oder sie ablehnen? Sie lautet: «Ich will intensiv leben, auch wenn ich mich dadurch gesundheitlich schädige.»

Mit dieser Einstellung würde ein ungünstiges Kosten-Nutzen-Verhältnis in Kauf genommen, ein Faktum, das man in anderen Zusammenhängen als ein «Über-den-Tisch-gezogen-Werden», als «Wucher» oder einfach als «Beschiß» bezeichnen würde. Muß ein Leben mit einem günstigeren Kosten-Nutzen-Verhältnis zwangsläufig weniger intensiv sein? Und muß man sich die Intensität aus einem Kampf gegen Hindernisse oder einer Abwehr von Angriffen verschaffen?

Schematische Darstellung des Fallbeispiels
Dauerstreßsituation
Kontrollverlust: «wie im Kriegsgeschehen»
Sisyphusarbeit
«Berg von Arbeit»
Hektik, unvorhergesehene Hindernisse
Konkurrenzkampf
«Überlebensmuster B»
sympathikotone Körperreaktionen
«Flucht-weg»-Impulse (unterdrückt)
Verteidigungskampf
gewählte Bewältigungsstrategien
grübeln, vorplanen, aufpassen, Ärger unterdrücken, Überstunden machen, persönliche Dinge zurückstellen, freiwilliges Vorarbeiten, zusätzliche Arbeiten übernehmen, tüfteln, knobeln, ...

Das Streßverhalten verändern
Wie kann beispielsweise Herr Y. mit seiner weiter bestehenden psychosomatischen Gefährdung umgehen?

Krankheitsbezogene Maßnahmen
Hier gilt dasselbe wie für Streßtyp 1 (siehe S. 44); Herr Y. muß zum Fachmann seiner Krankheit werden. Bezogen auf das

Krankheitsbild des Herzinfarkts ist die Situation heute recht günstig; die betroffenen Patienten erhalten im Rahmen der Behandlung zumeist ausreichende schriftliche Informationsmöglichkeiten. Verweisen wollen wir auf die Deutsche Herzstiftung und auf regionale Herzinfarkt-Rehabilitationsgruppen (Behindertensportgruppen), die im Bedarfsfall weiterhelfen.

Besonders wichtige krankheitsbezogene Maßnahmen beim Herzinfarkt betreffen die sogenannten Risikofaktoren: Rauchen, Bewegungsmangel, Übergewicht, zu hoher Blutfettspiegel, Bluthochdruck – um die wichtigsten zu nennen. Auch die zuverlässige Einnahme von Medikamenten, die der modernen Behandlung entsprechen, muß genannt sein.

Veränderung des Weltbildes

Bei Herrn Y. springt die einseitige Betonung von Leistung ins Auge. Sie muß «gegen Widerstände» erbracht werden. So kämpft Herr Y. ständig gegen Hindernisse, die im Weg sind, an. Während mancher Mensch mit robusterer biologischer Ausstattung ohne Schaden mit einer solchen Kampfhaltung durchs Leben kommen mag, führt sie bei Herrn Y. zu Schädigungen des Herz-Kreislauf-Systems, schließlich zum Herzinfarkt.

Man kann sagen, daß Herr Y. nicht arbeitet, um zu leben, sondern lebt, um zu arbeiten. Er hat die «Vertreibung aus dem Paradies» zu wörtlich genommen und sollte zu einem Jobverständnis finden: «Ich mache einen Job, den ich gut machen will, aber ich darf mich dabei nicht durch ständiges Kämpfen gesundheitlich schädigen.» Eine solche Haltung könnte ihm helfen, nicht immer in dem Gefühl zu leben, Angriffen ausgesetzt zu sein, andauernd eine Hab-acht-Haltung einnehmen zu müssen. Wenn er sein Weltbild verändern

könnte, müßte er nicht alles immer unter Kontrolle haben
müssen, was bei ihm dazu führt, daß er auch außerhalb der
Dienstzeit ständig über berufliche Dinge grübelt, Ängste aus-
steht und wütend wird auf alles, was sich seiner Kontrolle ent-
zieht.

Weitere Erkenntnisse könnten sein:

- Die Familie und die Ehebeziehung werden nicht als Kraft-
  quelle genutzt. Ein Familienleben mit regem Austausch untereinander, gemeinsamen Hobbys und Unternehmungen
  existiert offensichtlich nicht. Herr Y. scheint mit dem Beruf
  verheiratet zu sein. Sollte er zu dieser Erkenntnis fähig sein,
  wird es noch schwierig genug, sie in eine Verhaltensände-
  rung umzusetzen. Die Ehebeziehung müßte neu gestaltet
  werden. Dabei wird man sich anfangs unsicher und unge-
  schickt erleben, wird mit seinen «Beziehungsschwächen»
  konfrontiert, und es könnte sein, daß sich Herr Y. mit dem
  «neuen» Leben nicht so recht anfreunden kann, weil er immer noch auf den Kampf gegen Hindernisse programmiert
  ist. Falls seine Partnerin überhaupt bereit wäre, ihr Leben
  mehr auf den Ehemann auszurichten (vielleicht hat sie – anders als Frau X. – ihren Gestaltungsspielraum gut genutzt
  und ist nicht sehr erpicht auf Veränderungen), müßte sie sich
  mit den Verfügbarkeitswünschen des Partners, seinem Kon-
  trollstreben und seinen Wutaffekten, wenn Kontrolle und
  Verfügbarkeit von ihr verweigert werden, auseinandersetzen.
  Damit könnten erhebliche Umstellungsprobleme auf beide
  Partner zukommen.

- Hobbys, Genuß und kreative Möglichkeiten sind nicht ausreichend entwickelt, vielleicht gibt es keine außerberuf-
  lichen Freundschaften. Auch diesbezüglich wäre dann ein
  Neuanfang gefordert. Nicht, daß es nun unbedingt erfor-

derlich wäre, daß jeder Mensch sich kreativ betätigen oder über vielfältige Hobbys, Interessen und Freizeitkontakte verfügen müsse, es geht darum, ein Gleichgewicht zum beruflichen Streß zu schaffen. Sagen wir es genauer: Es geht darum, neben dem Beruf – von Herrn Y. als «Kriegsschauplatz» charakterisiert – eine kampffreie Zone zu haben, in der man unbekümmert und genußvoll leben und erleben kann, ohne ständig Angriffe und Hindernisse zu erwarten. Falls sich also Herr Y. einen solchen Bereich schaffen will, muß er aufpassen, nicht unversehens wieder solche Hobbys zu wählen, die mit Kampf zu tun haben (Schach), oder Interessen zu erschließen, die mit Widerständen leben müssen (Naturschutz), oder solche Freunde zu suchen, die untereinander konkurrieren (Sportskameraden).

Verbesserung des Bewältigungsverhaltens
Für Herrn Y. wäre es wichtig, sich mit folgenden Bausteinen aus Teil 3 zu befassen:

■ Er müßte sich dem Abschnitt «Mit chronischer Krankheit und Behinderung leben» widmen.
■ Die Abschnitte «Wege zu mehr Entspannung» und «Arbeits- und Freizeitplanung» könnten ihm zum Studium empfohlen werden.
■ Es wäre empfehlenswert, daß er sich mit den Themen Grübeleien und Überforderung auseinandersetzte.
■ Wichtig wäre, daß er seine «Kontrollbedürfnisse verringern» könnte.

Auch hier besteht die Gefahr, zu perfektionistisch an eine Veränderung heranzugehen und dadurch zusätzlich in Streß zu geraten. Wir hatten schon bei Frau X. darauf hingewiesen.

Also: reduzieren, so daß man mit Spaß an die Sache herangehen kann, und nicht alles auf einmal ausprobieren. «Eine nach der anderen – so ißt der Bauer die Kartoffeln.»

Die Streßtypen des kulturellen Streßsystems

Dieses Kapitel ist für Sie besonders dann von Bedeutung, wenn Sie auf S. 13 im Teil 1 «Streß als Ursache von nervösen Störungen» angekreuzt haben. Das kulturelle Streßsystem erfaßt den Streß, den wir im Zusammenleben haben. Es geht also um die Beziehungsstörungen eines einzelnen Menschen mit den Mitmenschen am Arbeitsplatz, in der Freizeit, in der Nachbarschaft, in Vereinen usw. Nur im Extremfall werden diese Konflikte lebensbedrohlich sein und das biologische Streßsystem aktivieren. Normalerweise treten auch keine psychosomatischen Krankheiten auf, höchstens bei Menschen, die übermäßig mit dem biologischen Streßsystem reagieren.

Vielmehr kommt es zu nervösen Funktionsstörungen oder emotionalen Problemen; im Gegensatz zu den «psychosomatischen Krankheiten» könnte man bei den Streßreaktionen des kulturellen Streßsystems von «neurotischen Störungen» sprechen.

Funktionelle Körperstörungen
Dies sind nervöse Beschwerden, für die der Arzt keine organische Ursache findet. Die Störungen sind nicht gefährlich, beeinträchtigen das Wohlbefinden aber beträchtlich. Funktionsstörungen können sich bei Streß überall im Körper einstellen:

- Kopf: Kopfschmerzen bis zur Migräne; Schwindel; Schweregefühl im Kopf, Konzentrationsstörungen...
- Herz/Kreislauf: Funktionelle Herzrhythmusstörungen; Blutdruckregulationsstörungen; Herzempfindungen wie Druck oder Stiche...
- Atem:Hyperventilation; Atembeklemmung; Kloß im Hals; Gefühl, nicht durchatmen zu können; Seufzeratmung; Reizhusten...
- Magen/Darm: funktionelle Oberbauchbeschwerden; Brechreiz; Verstopfung; Durchfall; Krämpfe; Reizmagen; Reizdarm; Blähungen...

Emotionale Störungen

Sie sind nicht direkt mit dem biologischen Streßsystem verknüpft, sondern bezeichnen alle möglichen Gefühle, die bei zwischenmenschlichen Konflikten auftreten:

Schuldgefühle, schlechtes Gewissen, Scham, Selbsthaß, Minderwertigkeitsgefühle, Scheu, Leere, Gram, Entscheidungsnot, Mitleid, Sehnsucht, Beleidigtsein, depressive Verstimmung, Lebensunlust, Unzufriedenheit, Verzweiflung, Sichgedemütigt-Fühlen, Sorgen, Enttäuschung, Trauer, Ungerechtigkeitserleben, Blamageangst, Kränkung, Langeweile, Mißtrauen, unbefriedigter Geltungswunsch, Ungeduld, Neid, Eifersucht, Rache, Haß auf andere usw.

Wie kommt es nun zu Konflikten mit unseren Mitmenschen? Warum hat die Natur nicht dafür gesorgt, daß wir Menschen – ebenso wie die Tiere – nach einer Hackordnung leben, in der alles geregelt ist? Dieses Experiment der Natur läßt sich nur schwer begründen; es hat aber dazu geführt, daß wir freier sind als Tiere. Ganz im Stich gelassen hat uns die Natur allerdings nicht: Auch wenn es keine Hackordnung im biologischen Sinne gibt, reagieren wir alle doch recht sensibel auf die Regeln, Normen und Werte unserer Gesellschaft: Wir vergleichen uns mit anderen und werden verglichen, wir beurteilen andere und werden beurteilt.

Zudem gibt es zwei weitgehend anlagemäßig auf das Zusammenleben ausgerichtete Grundhaltungen, die wir als «Kulturhaltung A» und «Kulturhaltung B» beschreiben wollen:

- Die «Kulturhaltung A» nimmt die Normen und Regeln, die in den Gruppen gelten, denen man angehört oder angehören möchte, sehr ernst und richtet sich danach. Es wird alles getan, um ein würdiges Mitglied der Gesellschaft zu sein. Ein Versagen führt zu kulturellem Streß, und es kann zu emotionalen Problemen und/oder funktionellen Störungen kommen.

- Die «Kulturhaltung B» nimmt die offiziell geltenden Vereinbarungen nicht so ernst. Man selbst meint, sich nicht nach den Regeln und Normen richten zu müssen. Damit kann man zum Trendsetter werden. Dies kann aber auch Risiko bedeuten und Streß nach sich ziehen, wenn man sich damit mehr Feinde als Freunde macht, sich andere gegen die Grenzüberschreitungen zur Wehr setzen oder man in Konflikt mit der Gesellschaft gerät.

Das selbstunterordnende Weltbild: Streßtyp 3

Der sich unterordnende Mensch der «Kulturhaltung A» ist im Prinzip geneigt, den Normen, die in einer Gruppe herrschen, zu dienen. Meist handelt es sich um eine Selbstbegrenzung: das eigene Selbst wird den Gruppeninteressen, also der Gruppenkultur, untergeordnet. Die Ziele der Gruppe müssen den eigenen Ansprüchen, der eigenen Moral entsprechen.

Im allgemeinen wird es sich um sozial wertvolle Ziele handeln, es gibt allerdings immer auch die Gefahr einer Vereinseitigung, durch die eine gute Sache sich in eine fragwürdige verkehrt. Die Selbstunterordnung ist somit keine Bewertung, sondern soll beschreiben, daß man sich selbst bemüht, Teil einer Gemeinschaft zu sein und der Gruppenatmosphäre und der Gruppenkultur Vorrang vor Einzelinteressen zu verschaffen versucht. Letztlich löst sich die Individualität unter dem Einfluß der Gruppennorm mehr oder weniger auf, das Gruppenthema und die Gruppenziele werden für das eigene Leben übergeordnet. Alle Gruppenmitglieder sollen sozusagen im gleichen Boot sitzen. Heute gäbe es Anlaß, dieses Bild kosmisch auszuweiten: Wir alle leben auf demselben Stern, dessen Existenz durch Einzel- und Gruppeninteressen gefährdet wird.

Typische Streßsituationen
Alle Situationen, die die Gruppennormen in Frage stellen oder gar verletzen, sind Anlaß für kulturelle Streßsituationen des selbstunterordnenden Weltbildes. Es sind dabei gleichermaßen eigenes Zuwiderhandeln oder Versagen wie auch jenes anderer Gruppenmitglieder von Bedeutung. Der Gruppenbezug kann so wichtig erlebt werden, daß jede mitmenschliche Beziehung an den Gruppennormen gemessen wird. So, wenn z.B. vom Ehepartner verlangt wird, daß er sich verhalte, «wie es sich für einen Verheirateten gehört». Ob dabei an einem (gemeinsamen?) Ideal gemessen wird, an religiösen Maßstäben oder an den staatlichen Vorgaben, ist nicht entscheidend. Immer geht es bei Normen darum, wie «man» oder «unsereins», «zivilisierte Menschen», «Christen», «unser Betrieb», «unsere Organisation» oder auf welche Bezugsgruppe auch verwiesen wird, sich zu verhalten haben, was man darf oder nicht darf.

Situationen, die ein schlechtes Gewissen verursachen

Wie der Volksmund sagt, ist ein gutes Gewissen ein gutes Ruhe-kissen. Während manche Menschen, nachdem ihr Gewissen sich gemeldet hat, es damit beruhigen, daß sie ihm mitteilen, das vom Gewissen getadelte Verhalten sei in Ordnung, kommt es bei anderen zu erheblichen Schuldgefühlen. Diese können sich so ausweiten, daß das eigene Selbst immer wertloser erlebt wird und eigentlich bestraft werden muß. Wenn man durch die Erzie-hung oder auf andere Weise ein sehr strenges Gewissen in sich trägt, wird man fast täglich scheitern. Man erlebt sich ständig als ungenügend. Schon «böse» Gedanken werden gebrandmarkt. Indem man sich selbst immer kritischer sieht, werden alle ande-ren Menschen wertvoller. Über strenge Kritik an sich selbst wird somit Anlaß für Minderwertigkeitsgefühle. Man glaubt gera-dezu noch froh sein zu können, daß die Gemeinschaft und ihre Gruppierungen, denen man angehört, einen nicht verstoßen. Eine solche Ausgangssituation kann dazu führen, daß eine Le-benssituation ertragen wird, aus der andere schon längst «aus-gebrochen» wären. Das eigene Selbst wird so klein gehalten, daß ein schlechtes Gewissen aufträte, würde man sich auflehnen. Wie unsinnig solch ein Umgang mit sich selbst sein kann, sieht man daran, daß Menschen sich sogar im nachhinein ein schlechtes Gewissen «machen», wenn beispielsweise jemand plötzlich verstirbt, den sie zuvor hätten besuchen haben können. Es wird so geurteilt, als bedeute es eine Schuld, nicht hellsehen zu können. Daß Schuld immer ein Sich-falsch-verhalten-Wollen voraussetzt, wird erst gar nicht erwogen.

Enttäuschungssituationen

Enttäuschung setzt voraus, daß man sich getäuscht hat, z.B. im anderen, der sich nicht an die als gemeinsam erachteten Regeln hält, oder in der Einschätzung der Gemeinschaft, die sich plötzlich nicht mehr alten Zielen verpflichtet fühlt. Die heile Welt ist zerbrochen. Gefährlich wird jetzt ein Rückzugsverhalten, das letztlich in die Isolation führt. Enttäuschung ist oft mit einer Schamreaktion verbunden. Wer sich getäuscht hat, ist ja auch blamiert. Insbesondere bei öffentlicher Blamage kann es für den Betroffenen schwierig werden. Manche Menschen erleben in dieser Weise das Scheitern ihrer Ehe als persönliches und dazu noch öffentliches Versagen vor einer übergeordneten Norm. Sie stehen plötzlich im Rampenlicht der Gesellschaft, fürchten mitunter gar Spott. Im Mittelpunkt zu stehen ist für sie eher peinlich und dies um so mehr, je geringer der eigene Selbstwert angesehen wird.

Die beiden Streßsituationen werden von ihren emotionalen Reaktionen her betrachtet. Die eigentliche Ausgangssituation ist, wie schon angesprochen, «im Kopf» gegeben: Es sind die eigenen irrationalen Bewertungsmaßstäbe. Sie sind nicht die letzte Ursache, da sie ja auch irgendwie als Folge der Wechselwirkung zwischen Selbst und kultureller Welt entstanden sind. Dabei können eine Vielzahl von Faktoren, sicherlich auch anlagemäßige Persönlichkeitseigenarten, eine Rolle spielen.
Solche unvernünftigen Gedanken sind z.B.:
«Ich muß immer perfekt sein.»
«Liebende müssen in allem übereinstimmen.»
«Es ist schlimm, wenn man nicht von allen Menschen gemocht wird.»
«Man ist wie man ist und bleibt wie man ist.»
«Es ist alles meine Schuld.»
«Man muß eigene Bedürfnisse zurückstellen, bis alle anderen zufriedengestellt sind.» usw.

Man kann solche «Denkfehler» bestimmten Kategorien zuord-
nen, z.B.:
Unzulässige Verallgemeinerung: «Wer einmal lügt, lügt immer.»
Übertreibung: «So dumm wie ich hat sich noch keiner verhal-
ten.»
Einseitigkeit: «Es ist alles meine Schuld.»
Falsche Schlußfolgerung: «Wenn ich mich vorbildlich verhalte,
werden es auch die anderen tun.»

Zum Beispiel Frau L.

«Meine Mutter erdrückte mich mit ihrer überfürsorglichen
Liebe und sagte oft, daß ich ihr einziger Halt im Leben sei. Ich
durfte nichts tun, wobei etwas passieren konnte, und durfte nur
auf einem eingezäunten Hof spielen. Den durfte ich nur zum
Gang zur Schule, bis zum Kiosk an der Ecke und um mit ihr zusammen in den Garten zu gehen verlassen. Kurz vor meiner
Lehre fuhr ich das erste Mal alleine Straßenbahn, und auch in je-
ner Zeit griff sie noch automatisch nach meiner Hand, wenn wir
über die Straße gingen.»

«Das war die eine Seite ihrer Liebe. Die andere war, daß sie
mich oft anschrie, daß ich sie noch mal auf dem Gewissen habe
und ins Grab bringe. Ich überlege gerade, ob es etwas gab, wofür
ich gelobt wurde, aber es fällt mir einfach nichts ein. In meiner
Erinnerung war das meiste, was ich tat, verkehrt. Ihr Lieblings-
satz war: ‹Du bringst mich noch ins Grab.› Mir fallen aber keine
schlimmen Sachen ein, die ich angestellt hätte, denn ich war
eher ein braves und stilles Kind.»

«Manchmal schickte sie mich in die Kneipe, um den Vater zu
holen. Ich ging ungern hinein. Alle Blicke gingen zu mir, und es
kamen häßliche Bemerkungen. Die Männer saßen grölend da.
Die harmlosesten Bemerkungen waren noch: ‹Da kommt dein

Wachhund. Du wirst doch nicht nach Hause gehen, wenn deine Alte das will.›»

«Ich hatte nie etwas Neues, nur abgelegte Kleidung. Von mir nahm keiner Notiz, oder ich wurde ausgelacht. Eins von beidem. Freundschaften hatte ich keine, und als ich später eine lose Freundschaft hatte, durfte ich denjenigen nicht oft nach Hause einladen.»

«Als wir umzogen, war ich noch isolierter. Es gab keine gleichaltrigen Kinder. Wenn meine Eltern wegfuhren, schaute ich, bis sie weg waren. Dann machte ich mir Salat oder eine Kleinigkeit, legte Messer und Gabel und eine Serviette hin und aß wie eine Dame. Ja, ich war es dank meiner Phantasie dann wirklich. Dann legte ich eine Platte auf, holte ein abgelegtes Tanzstundenkleid meiner Cousine heraus und tanzte nach der Musik. Ich war dann eine große Diva, und wenn die Platte zu Ende war, hörte ich den Applaus.»

«Es waren neue Leute unter uns eingezogen, und da die Frau nicht arbeitete, hielt ich mich öfter bei ihr auf. Sie erzählte von der großen Welt und ihren Gefahren, lehrte mich Geschmack für Formen und Farben. Wir machten lange Spaziergänge durch den Park, um die Schönheit der Natur zu sehen. Wie ein trockener Schwamm saugte ich alles auf und kopierte sie. Auch diese Familie zog dann aber wieder weg, so daß ich wieder alleine war.»

«Hatten wir Besuch, sagte Mutter immer zum verkehrten Zeitpunkt das falsche Wort. Es war mir oft peinlich, auch wie sie sich anzog. Ich schämte mich oft für sie, und doch tat sie mir leid. Sie war dennoch für mich die einzige Bezugsperson, und ich hatte oft Angst, sie zu verlieren.»

«Nun, wo ich nach der Lehrzeit meine erste eigene kleine Wohnung bezog und frei war, sah die Realität ganz anders aus.

Ich wollte Liebe und beliebt sein und stieß auf eine für mich feindliche Großstadt. Ich fing in einem Geschäft an, wo sie mich anfangs nicht an sich heranließen.»

«Bei der Geburt meines Kindes erinnere ich vor allem, daß ich Schuldgefühle hatte, weil ich kein Glück empfand, sondern nur grenzenlose Erleichterung.»

«Ich ließ Licht im Flur an und die Tür auf, aber nichts nutzte. Nachdem ich keine Nacht mehr durchschlief und morgens das lebhafte, ausgeschlafene Kind um mich hatte, wurden meine Nerven bis aufs äußerste strapaziert. Öfter bekam es aus der Situation heraus einen Klaps, wofür ich mich mit schrecklich schlechtem Gewissen selbst bestrafte.»

«Heute sehe ich, wie sehr ich Leute, die mir gefielen, halten wollte. Etwas Besonderes kochen, schöne Musik, Kerzen, gemütliches Licht, besonders hilfsbereit sein, immer ein Ohr habend, immer auf der Suche nach einem guten Gespräch. Ich glaube, das war der Grund, warum ich hinterher nie einschlief, weil ich so überdreht war. Nie entstanden Gesprächspausen, auf größeren Feiern sorgte ich immer vor, wenn ein Stimmungsknick aufzog.»

«Dort fiel mir zum ersten Mal auf, daß etwas mit mir nicht stimmte. Ich war keineswegs langsamer oder schlechter als die anderen, aber ich hatte das Gefühl. Wenn Zeit genug war, kontrollierte ich meine Arbeit noch einmal, war keine Zeit dafür, ging mir im Bett durch den Kopf, ob alles richtig war. Ich kam mit fast allen Kollegen mehr oder weniger gut aus. Zwei waren von vornherein gegen mich. Ich hatte immer noch nicht gelernt, mit Menschen, die mich nicht mögen, umzugehen, und lief entweder ins Messer oder verhielt mich irgendwie verkehrt, wenn sie in der Nähe waren, oder ich machte aus lauter Unsicherheit Fehler.»

«Mit den übrigen hatte ich ein kameradschaftliches, hilfsbereites, freundliches Verhältnis. Ich war anfangs gesprächig und spürte Sympathie. War ich ruhig, wurde ich gelegentlich regelrecht von den anderen aufgefordert, auch etwas zu sagen. Das war doch wirklich mehr als genug, aber nein, die eine Person schaffte es, daß mein Mund versiegte.»

«Wir traten einem Verein bei, der lustig und voller Unternehmungsgeist war. Wieder dasselbe Phänomen: alle lieb und nett, aber zwei giftige Personen können mir einen ganzen Tag versauen. Ich bin albern und ausgelassen, eine giftige Bemerkung, und ich werde schlaff wie ein Luftballon, aus dem man die Luft herausläßt.»

«Es war ein richtiger Rummel und ich im Mittelpunkt. Hatte ich mir das nicht immer gewünscht? Ja, es war anstrengend und schön, aber es war wie bunte Seifenblasen, an denen man sich kurz erfreut, und wenn sie zerplatzen, ist nichts, was übrigbleibt. So war es mit meinem Selbstbewußtsein. Nichts wiegt nichts, und so kam kein Gramm Zunahme ins Selbstbewußtsein.»

«Ich glaube nicht, daß ich ohne Leistung anerkannt werde, weil ich mich so klein mache. Man sagte mir als Kind: ‹Du bist nichts, du hast nichts, du kannst nichts, du wirst nichts›, und bei allem, was ich tat, egal wie erfolgreich, glaubte ich im Innersten an die Botschaft aus der Kindheit.»

«In den meisten Urlauben habe ich ein paar Brocken der Landessprache gelernt und einen freundlichen Kontakt zu den Einheimischen gesucht und auch gefunden. Und nun macht die Ausländerfeindlichkeit alles kaputt. Alles, wofür ich mich mal einsetzte, hat nichts, aber auch absolut nichts gebracht. Wofür hatte ich gekämpft? Ich war schwach, wollte nicht mehr kämpfen, weil alles so sinnlos war. Ich hatte auch irgendwie geglaubt, daß es in unserer Nähe keine Kriege mehr geben wird. Ich glaube, der Mensch wird auch aus den schlimmsten Ereignissen keine Lehren ziehen. Nichts geht mehr nach gesundem Menschenverstand.»

«Nun ging nichts mehr, auch meine Fassade brach zusammen. Meine depressiven Verstimmungen ließen sich nicht mehr verbergen.»

«Wenn mein Mann nicht zu mir stehen würde, das könnte ich nicht ertragen. Die Angst, seine Liebe zu verlieren, ist noch schlimmer als alle anderen Ängste zusammen.»

Kommentar zum Fallbeispiel

Frau L. kommt wegen einer Depression und einigen funktionellen Störungen in die ambulante Behandlung: bisher war sie nie ernsthaft körperlich erkrankt gewesen.

Wenn wir anhand der Liste der Emotionen (vgl. Seite 64) die Ausschnitte aus dem Gespräch durchgehen, finden wir Belege dafür, daß Schuldgefühle, schlechtes Gewissen, Scham und Peinlichkeit, aber auch Mitleid schon früh in ihrem Leben eine prägende Rolle spielten. Sie wurde ausgelacht, es gab viele Vorwürfe, aber kein Lob. Wenn sie, obwohl im allgemeinen durch Verbote und Überbehütung in ihren sozialen Kontaktmöglichkeiten erheblich eingeschränkt, einmal als Kind im Mittelpunkt stand, war dies meist unangenehm. Es wundert nicht, daß das Selbstbewußtsein selbst im Erwachsenenalter nichts «wiegt» und sie sich immer noch klein macht. Eine kritische Äußerung anderer läßt sie «schlaff» werden. Andererseits hat Frau L. eine Vorstellung, wie es sein könnte und sein sollte. Sie hat sich Maßstäbe gesucht, die sie akzeptieren und verinnerlichen kann: sich benehmen wie eine Dame, Geschmack für Farben und Formen entwickeln, nicht das falsche Wort zur falschen Zeit sagen, Glücksgefühle empfinden sollen, wenn man ein Kind gebiert, eine gute Mutter sein, Verantwortung für das Wohlbefinden anderer übernehmen und sich am gesunden Menschenverstand orientieren. Sie zeigt ein ausgeprägtes Kulturstreben.

Ihre Normen sind selbstunterordnender Art. Sie möchte ein wertvolles Mitglied der Gesellschaft sein und vergleicht sich kritisch mit den anderen. Bei allem Gelingen bleibt das Erleben von Erfolg jedoch flüchtig, eine «Seifenblase». Die Bewältigungsstrategien betreffen die Orientierung an den Bedürfnissen der anderen, Leistungsverhalten, Freundlichkeit, Hilfsbereitschaft, Unterdrücken von aggressiven Verhaltensweisen usw. Dieses Verhalten bedeutet eine erhebliche Anstrengung.

Die Überlegung, die hinter der Überanpassung steht, scheint häufig zu sein: «Wenn ich mich vorbildlich verhalte, werden es auch die anderen tun.» Überanpassung zeigt sich unter anderem an der besonders genauen Einhaltung der Regeln, mitunter sogar etwas demonstrativ.

Oder man lebt nur durch die anderen. «Ich bin glücklich, wenn alle anderen zufrieden sind.» Dieses Verhalten wird oft mit Bescheidenheit und Selbstlosigkeit in Beziehung gesetzt. Allerdings kann es durchaus die Funktion der eigenen Bedürfnisbefriedigung haben, indem es Wertschätzung und Zugehörigkeit «insgeheim» erwartet. Es werden Kompromisse herbeigeführt, Kontrahenten zu versöhnen versucht, Arbeit von anderen zusätzlich übernommen usw. Dies geschieht nicht, wie bei der Überanpassung, um ein geschätztes Gruppenmitglied zu sein, sondern um die Gruppenharmonie zu erhalten.

Trotz allem gelingt es Frau L. nicht, dem Gefühl, versagt zu haben, zu entkommen. So versagt sie ihrer Einschätzung nach als glückliche und gute Mutter, als Stifterin von Harmonie und Frieden auf der ganzen Welt und darin, von allen wertgeschätzt zu sein. Und am schlimmsten ist die Vorstellung, eventuell auch als Ehefrau zu versagen und dadurch den Partner zu verlieren. Hatte nicht schon die Mutter vorhergesagt, daß alles so kommen würde?

Frau L. stellt ihr Selbst in den Dienst der Gruppenharmonie und unter die Norm eines gesunden Menschenverstandes, der Auseinandersetzungen vermeidet und sich eher bescheiden-dienend versteht.

«Applaus» bleibt an besondere Leistungen gebunden und muß immer wieder neu verdient werden.

An diesen hohen Zielsetzungen scheitert Frau L. Sie ist enttäuscht von sich und der Welt und wird depressiv. Es bleibt noch der Rückzug auf die Partnerbeziehung.

Im Vergleich zu Frau X. (vgl. Seite 36) fällt uns bei Frau L. auf, daß sie deutlich ihre Stellung in der Gesellschaft erlebt und darauf gefühlsmäßig reagiert. Frau X. berichtet mehr über Zweierbeziehungen: Wäre die Beziehung zu ihrer Mutter oder ihrem Ehemann in Ordnung, würde sie sich wesentlich weniger bedroht fühlen. Es geht ihr nicht in erster Linie um gute Gruppenkontakte und Ansehen, sondern um Geborgenheit in der Zwei-Personen-Situation. Eine gute Atmosphäre im Kreis der Arbeitskolleginnen könnte höchstens halbwegs einen Ersatz für Probleme in den Beziehungen zu den wichtigen Einzelpersonen bieten. Bei Frau L. ist es umgekehrt: Sie hat eine gute Partnerbeziehung, die ihr jedoch nicht genügt. Ihr ist ihre Position in den Gruppierungen wichtig. Erst die Konflikte, die sie dort erlebt, lassen die Partnerbeziehung als letzte Zuflucht an Bedeutung gewinnen.

Schematische Darstellung des Fallbeispiels

Dauerstreßsituation

Elternhaus: Überbehütung; schlechtes Gewissen machen; ausgelacht werden; Isolation;

Kollegen: Probleme, weil sie nicht von allen gemocht wird; eigene Familie: Gefühl, schlechte Mutter, schlechte Ehefrau zu sein.

Kulturhaltung

Selbstunterordnende Grundhaltung

gewählte Bewältigungsstrategien

in Phantasiewelt ausweichen; Üben gesellschaftlichen Verhaltens; Vorbilder kopieren; Kontaktmöglichkeiten nutzen; Leute halten wollen (Hilfsbereitschaft, Kameradschaft, Besonderes anbieten, z.B. aufwendig kochen); Arbeit kontrollieren; sich klein machen; Unterdrücken eigener Bedürfnisse; Überanpassung ...

Das Streßverhalten verändern

Während bei psychosomatischen Krankheiten die Streßreaktionen körperliche Schäden anrichten, ist dies bei Reaktionen auf kulturellen Streß nicht der Fall. Allerdings können hier die Gefühlsprobleme so belastend werden, daß Menschen völlig die Lust am Leben verlieren, weil sie z.B. von Depressionen oder Ängsten, von Schuld oder Scham niedergedrückt werden. Sie benötigen dann psychologische und ärztliche Hilfe.

Der wesentliche Ansatzpunkt für Veränderung bei den Streßtypen 3 und 4 sind ihre Einstellungen gegenüber den Regeln und Normen der Gesellschaft. Es ist deshalb notwendig, die «Grundsätze», nach denen man handelt, zu erkennen und sich bei diesem Erkenntnisprozeß nicht zu schonen! Vorhandene funktionelle Störungen können durch Entspannungstherapie, gesunde und regelmäßige Lebensweise positiv beeinflußt werden. Frau L. kann beispielsweise folgendermaßen mit ihren Depressionen umgehen.

Medikamente
Wenn Depressionen wie bei Frau L. zum Zusammenbruch der Fassade führen, ist es höchste Zeit, Maßnahmen zu ergreifen und die Dinge nicht laufen zu lassen. Zusätzlich zu einer psychologischen Behandlung sollte mit dem Arzt auch eine medikamentöse Begleittherapie besprochen werden.

Veränderung des Weltbildes
Frau L. hat schon in ihrer Kindheit und Jugendzeit erfahren, daß man nicht automatisch einer harmonischen Gemeinschaft zugehörig ist und daß es schwierig sein kann, Zugang zu einer Gruppe von Mitmenschen zu finden. Sie schien regelrecht ausgeschlossen und erlebte sich minderwertig. Als Konsequenz unterdrückte sie eigene Bedürfnisse weitgehend, paßte sich übermäßig an die gesellschaftlichen Regeln an und versuchte Anerkennung zu erhalten, indem sie die Bedürfnisse anderer zu erfüllen trachtete. Es gilt nun, diese unterordnende Sicht zu verändern.

- Dazu ist es notwendig, daß sie zu einer neuen Selbstbewertung findet. Sie muß sich immer wieder sagen: «Ich bin als Mensch genauso viel wert wie jeder andere.» und: «Ich darf eigene Bedürfnisse haben und habe dasselbe Recht wie andere, sie erfüllt zu bekommen.»
- Es ist weiterhin notwendig, daß sie die entsprechenden Konsequenzen zieht: «Ich werde nur die Beziehungen aufrecht erhalten oder neue Beziehungen eingehen, in denen das Geben und Nehmen gleich verteilt ist.» und: «Ich habe jahrelang das

Wohl anderer vornean gestellt, jetzt beachte ich erst einmal das, was mir guttut.»

Frau L. muß damit rechnen, daß sie immer wieder rückfällig wird, indem sie sich schlechter als andere bewertet, Schuldgefühle bekommt, wenn sie ihre eigenen Bedürfnisse in den Vordergrund stellt, ein schlechtes Gewissen hat, wenn sie etwas für sich fordert, und sich schämt, wenn sie Lust am Leben kriegt.

Es ist außerordentlich wichtig, daß sie sich mit Energie und Ausdauer die neue Lebenseinstellung erkämpft, sich nicht einseitig unterordnet, die Meinung der anderen zwar hört, aber erst prüft, ob sie sie für sich selbst als wichtig ansehen will.

Es geht bei aller Änderung nicht darum, daß Frau L. eine Egoistin werden soll, der die eigenen Bedürfnisse immer wichtiger sind als die der anderen. Aber sie muß weg von dem Denken, daß Bedürfnisse anderer immer Vorfahrt haben. Schon diese Entwicklung hin zu einer Gleichbewertung ihrer Person mit anderen wird längere Zeit in Anspruch nehmen und nur schrittweise erfolgen können. Drastische Veränderungen sind ohnehin meist nicht bekömmlich oder wirken künstlich aufgesetzt. Entwicklung braucht Zeit.

Verbesserung des Bewältigungsverhaltens
Für Frau L. wäre es wichtig, sich mit folgenden Bausteinen aus Teil 3 zu befassen:
- «Störende Denkmuster verändern».
- «Minderwertigkeitsgefühle abbauen».
- «Beziehungen gestalten».
- «Entspannung lernen».

Es ließen sich weitere Bausteine finden, die für Frau L. hilfreich sein könnten. Wichtig ist jedoch nicht ein perfektionistisches

Programm der totalen «Selbstumkrempelung», sondern die Richtung zu finden, in die man sich verändern sollte. Dann tun es zu Beginn auch kleine Schritte, die dem persönlichen Tempo angepaßt sind. Jedenfalls sollten Fortschritte sichtbar sein, man sollte nicht zu viel, aber auch nicht zu wenig von sich verlangen.

Das selbstbetonende Weltbild: Streßtyp 4

Die das eigene Selbst betonende «Kulturhaltung B» muß nicht gegen die herrschenden Normen und Regeln gerichtet sein. So beanspruchen Künstler und Sonderlinge oft zumindest eine teilweise Freistellung von den Konventionen, dem üblicherweise erwarteten Verhalten, was ihnen auch meist zugestanden wird. Kreativität bedeutet unter anderem, daß übliche Wege verlassen werden, und der sich absondernde Einzelmensch muß ob seines Eigenbrötlertums nicht unbedingt gescholten werden.

Die Formen der Selbstbetonung, die wir im folgenden hauptsächlich betrachten, setzen die Bedeutsamkeit des eigenen Selbst sehr hoch an, im allgemeinen höher als die der Bezugsgruppe, und betonen den eigenen Führungsanspruch. Eventuell zielt das Bemühen dahin, die Bedeutung der eigenen Gruppierung erhöhen zu wollen, wobei der Gewinn eines selbstbetonenden Menschen darin besteht, daß die eigene Bedeutsamkeit parallel zu der der Gruppe ansteigt. Dabei kann dieses Bemühen durchaus der Gesellschaft insgesamt dienlich sein und die Kultur weiterentwickeln. Es wäre also zu einfach, wollte man die Selbstüberhöhung immer mit Herrschsucht oder Egoismus gleichsetzen. Allerdings gibt es auch diese Abarten bei Menschen, die Gruppen für ihre Zwecke «benutzen» wollen. Es handelt sich dabei dann um ein die Gruppenkultur ausbeutendes Verhalten, eine Art «Gegenkultur», die heute weit verbreitet ist.

Typische Streßsituationen

Alle Situationen, die eine Selbstbetonung verhindern, zurückdrängen oder «platzen lassen», sind geeignete Anlässe für kulturellen Streß bei dieser Gruppe von Menschen. Dabei kann das eigene Versagen, etwa ungeschickte Taktik innerhalb der eigenen Gruppierung oder die Fehleinschätzung von Entwicklungstrends usw., Anlaß für Enttäuschung sein und zu selbstabwertenden Gedanken und Emotionen führen.

Sehr häufig sind es auch der Widerstand der Gruppe, das Blockieren der eigenen Ideen durch andere oder lediglich Kritik aus den eigenen Reihen, die als ungerecht, inkompetent oder kleinkariert erlebt werden (was durchaus stimmen kann oder auch nicht) und zu kulturell bedingten Streßreaktionen führen.

Situationen, die Rache-, Kränkungs- und Haßgefühle verursachen
Diese Situationen haben insofern einen inneren Bezug zu denen, die ein schlechtes Gewissen nach sich ziehen, als in beiden Fällen die Reaktionen auf Bestrafung und Entlastung drängen.

Beim Streßtyp 3 richtet sich die Bestrafung gegen die eigene Person, beim Streßtyp 4 aktiviert sie Haß- und Rachegefühle gegen andere. Bei Haß ist der Ausgangspunkt eine Kränkung, etwa eine öffentliche Kritik oder Blamage, so daß das eigene Image auf Dauer beschädigt ist. Der andere oder die anderen haben das Spiel nicht mitgespielt. Die Stimmung schlägt plötzlich gegen einen um, die eigene Anhängerschaft läßt einen im Stich. Derartige Situationen ergeben sich durchaus nicht nur aufgrund von Eitelkeit, Ehrgeiz oder Blasiertheit eines Menschen, sondern können im höchsten Maß ungerecht sein, wenn z.B. ein Konkurrent heimlich eine Hausmacht aufbaut, wenn eine Falle gestellt wird, wenn man verleumdet oder in seinen Persönlichkeitsrechten verletzt wird, wenn die Ehre angegriffen ist. Die Macht des

Konkurrenten kann anderen Angst einflößen oder Vorteile versprechen und sie untätig zuschauen oder sich bei Abstimmungen anders verhalten lassen, als eigentlich zu erwarten gewesen wäre. Mitunter wird auch jemand geopfert, man spricht von «Bauernopfer», damit ein anderer geschützt bleibt.

Unter denen, die das selbstbetonende Weltbild zur Richtschnur ihres Lebens gemacht haben, gibt es durchaus jede Menge an Intrigen, Ränke, Manipulation und Schadenfreude, aber auch Kumpanei und Zweckbündnisse. Der Zweck, der durchaus in einem hehren Ziel bestehen kann, soll die gelegentlich gar nicht hehren Mittel heiligen. Daß heute vielfach das Ergebnis und nicht die Art und Weise, wie es erzielt wurde, zählt, ergibt eine doppelte Moral, bei der man sich nicht an das hält, was man anderen predigt. Einerseits gibt es den selbstbetonenden Menschen, dessen moralischer Anspruch durchaus echt und wahrhaftig ist; er muß einigermaßen leidensfähig sein, da Erfolg und Moral nicht immer verträglich sind. Andererseits gibt es selbstbetonende Menschen, die nur der Macht nachjagen – ohne Rücksicht auf andere. Sie sind meist dickfelliger und leiden selbst weniger, als sie anderen Leid zufügen.

Hier wieder einige unvernünftige Gedanken, die, wenn man sich einseitig daran hält, zu Streß mit Gruppen führen können.
«Der Erfolg zählt, alles andere ist unwichtig.»
«Wo ein Wille ist, da ist ein Weg.»
«Wichtiger als die, die folgen, sind die Führer.»
«Es gibt Leistungsträger und Wasserträger.»
«Erfolg, das ist die gesellschaftliche Position, die man innehat.»
«Bescheidenheit ist eine Zier, doch besser geht es ohne ihr.»
«Wer angibt, hat mehr vom Leben.»
«The show must go on.»
«Man muß sich ins rechte Licht rücken können.»

«Die persönliche Ungebundenheit ist das wichtigste auf der Welt.» usw.

Zum Beispiel Herr M.

«Mit 17 Jahren habe ich mit Freunden zusammen eine private Disco in einem Lagerraum eingerichtet. Ich hätte damit Geld verdienen können, aber es ging mir um die Anerkennung: Ich war wer.

Ich war der, der bestimmte, ob getanzt wurde oder ob ich zumache. Ich hatte die Auswahl: Du kommst rein und du nicht. Ich war wer. Die waren auf mich angewiesen, da stand ich im Mittelpunkt. Genauso war es bei Partys: Ich wurde gern eingeladen, war auf jeder Party dabei, weil ich immer etwas bringen konnte, was andere nicht brachten. Es wurde aber auch vorausgesetzt, daß ich die Party warf. Ich war der King auf der Party. Ich hatte aber auch zu der damaligen Zeit schon häufiger Darmkrämpfe.»

«Wir haben auch selbst Musik gemacht, und im Sommer sind wir an den Badesee, da waren viele Leute, die sich da sonnten, und wir haben unsere Musik gemacht, und innerhalb von 10 Minuten waren alle Leute um uns herum, das war ein wunderschönes Gefühl.»

«Freundinnen konnte ich mir aussuchen, und es war eine Riesenenttäuschung, als mich eine junge Frau sitzenließ. Das war so, als wenn ich plötzlich nicht anerkannt werde. Als hätte ich meinen Status verloren, als käme plötzlich einer, der sagt: ‹Wer bist du denn, du bist doch genau wie der und der›, das konnte ich nicht verkraften. Da wurde etwas von mir kaputtzumachen versucht, so habe ich das empfunden. Gefühlsmäßig war ich depressiv, ich habe mich ja auch zurückgezogen. Ich hatte mein Wertgefühl verloren, hatte nicht mehr den Status wie vorher, das ging immer weiter runter, zwei Tage lang.»

«Leibschmerzen hatte ich auch am Tag der Vorstellung beim Lehrherrn, als der Vater sagte: ‹Versuch einen guten Eindruck zu machen.› Von meinem Vater kriegte ich nie Lob zu hören, aber anderen gegenüber hat er immer gesagt, daß er einen tollen Sohn hat. Mit der Zeit war ich dann nicht mehr auf außen angewiesen, sondern habe mich selbst gelobt. Und ich habe nach der Lehrzeit weiter gelernt, um weiter hochzukommen, um aus einem bestimmten Milieu herauszukommen, weil ich Reputation haben wollte.»

«Eine Zeitlang, es dauerte fast ein Jahr, hatte ich starke Ängste, konnte nachts nicht schlafen, weil ich Angst vor der Dunkelheit hatte und Angst, nicht mehr aufzuwachen. Ich konnte mit keinem darüber reden, hatte Herzschmerzen und beobachtete meinen Körper ständig. Wenn ich nicht Angst vor dem Sterben gehabt hätte, hätte ich Schluß gemacht, es war nicht zum Aushalten.»

«Ich möchte gerne vor anderen als der starke Mann erscheinen, der alles beherrscht, nicht nur sich selbst, sondern auch die anderen Menschen, in dem Sinne, daß er andere mitreißt. Man soll zu mir hochschauen und sagen: ‹Mensch, der kann alles, der weiß alles, von dem möchte ich auch eine Scheibe abhaben.› Einfach immer im Mittelpunkt sein. Ich versuche immer meinen Körper auf Hochtouren zu halten, geistig, körperlich, im musischen Bereich. Das ist sehr anstrengend, so daß ich abends, wenn ich alleine bin, in mich zusammensacke und kaum noch Kräfte habe. So möchte ich von den anderen nicht gesehen werden, wenn der Akku leer ist. Wenn ich nicht mehr immer der Beste sein müßte, könnte ich vielleicht wieder auftanken. Ich muß immer etwas tun, ich kann nicht ruhig sitzen. Ich will immer etwas schaffen, leisten, das ist in der Freizeit so, innerhalb der Familie, im Beruf.»

«Ärger kommt bei mir nur auf, wenn Leute Behauptungen

aufstellen, die nicht stimmen, obwohl man sie leicht hätte überprüfen können. Dann kriege ich auch schon mal Wut. Auch wenn
jemand sagt: ‹Ach, wir können ja doch nichts ändern, die da oben,
die machen ja doch, was sie wollen.› Das akzeptiere ich nicht, ich
kann etwas ändern. Nur wenn ich so reagiere und so denke, daß
ich nichts ändern kann, dann geht's auch nicht, ich muß nur wollen.»

«Ich bin genauso wie mein Vater, vielleicht etwas toleranter.
Wenn der Vater etwas sagte, dann galt das, da konnte keiner etwas dran ändern. In meiner Familie höre ich mir alles an, aber
im Endeffekt wird es doch so gemacht, wie ich es haben will. Das
Ziel steht fest, es geht nur darum, ob wir hierum oder dortrum
fahren, das war aber bei meinem Vater nicht mal möglich.»

«Manchmal denke ich, ich wäre gerne berühmt, und meine,
daß irgendwas in mir schlummert. Da muß doch wieder mal
was kommen. Jetzt kann doch nicht alles so weiterplätschern.
Ich habe alles, aber ich bin unzufrieden. Die gravierenden
Höhepunkte fehlen. Auf der einen Seite sage ich: ‹Keine neue
Anstrengung›, auf der anderen Seite fehlt etwas: ‹Du mußt mal
wieder was Besonderes machen›, natürlich was Positives. Ich
könnte eigentlich das Leben genießen, aber da fehlt was. In meiner Jugend gab es mehr Höhepunkte, es klappte einfach alles,
wenn ich oben war. Jetzt, wo ich ein normales Leben wie viele
andere auch führe, da bin ich einfach auch nicht so leistungsfähig. Materielle Werte waren mir nie wichtig, es geht darum,
‹wer› zu sein. Auto und Haus sind nicht so wichtig. Aber wenn
Leute mich um Rat fragen, dann tut das gut.»

Kommentar zum Fallbeispiel

Wer was gelten will, kann seinen Selbstwert durch Besitz, sei es
geistiger oder materieller Art, betonen. Die Möglichkeiten sind

vielfältig: Ein Unikat oder eine komplette Sammlung, das neueste Modell oder das teuerste, ein ausgefallenes Hobby oder spezielle Begabungen usw. Oft geht es dabei nicht nur um Lebensfreude, sondern um soziale Vergleiche um jeden Preis.

Um diesen Vergleich zu gewinnen, kann man versuchen, auf der sozialen Leiter nach oben zu kommen. Leistungssteigerungen durch Medikamente, die Schulung der Überredungskunst, die Begrenzung auf nützliche Beziehungen, sich unentbehrlich machen und andere ähnliche Bewältigungsstrategien tragen dazu bei, den dem eigenen Anspruch entsprechenden sozialen Status effektiv anzuzielen.

Herr M. kommt wegen Ängsten und funktionellen Bauchkrämpfen zur Therapie. Organmedizinisch liegen keine Krankheitsbefunde vor.

Er genießt es, wenn er Macht und Status hat. Dann geht es ihm gut. Aber er bekommt nichts geschenkt: Als Jugendlicher mußte er zuerst die gesamte Organisation seiner Disco auf die Reihe bringen und mit den Freunden proben, bevor er dafür belohnt wurde. Er stand im Mittelpunkt und hatte die «Auswahl». Allerdings stand er auch unter Druck, wenn er der Erwartung der anderen, die Party zu «werfen», genügen mußte. Des weiteren ging es auch nicht ganz ohne Zurückweisungen ab. Schon damals traten in diesen Situationen funktionelle Bauchbeschwerden bzw. depressive Verstimmungen im Sinne einer Selbstwertkrise auf.

Nach außen versucht er unbedingt, die Fassade aufrechtzuerhalten, stark zu erscheinen, beherrscht und fit in körperlicher, intellektueller und musischer Hinsicht zu sein. Auch wenn Herr M. sich etwas zu überfordern neigt und gelegentliche funktionelle Beschwerden verspürt, ist es für ihn doch wesentlich schlimmer, wenn nichts Besonderes los ist, wenn Langeweile droht.

Die Ängste, die ihn gelegentlich überfallen, kann er nicht mitteilen, da er ja stark erscheinen will. Es wäre eine öffentliche Blamage, wenn etwa der Notarztwagen vorführe und sich keine ernsthafte Erkrankung finden ließe. So läuft er täglich mit einer Fassade umher, hinter der er sich versteckt.

Angstanfälle findet man oft bei selbstbetonten Menschen im Zusammenhang mit der Vorstellung, unangenehm aufzufallen oder «verrückt» zu werden, was für sie die größte Blamage im Leben bedeutet. Insofern sind die Angstattacken besonders demütigend und können so sehr verunsichern, daß man sich nicht mehr aus der Wohnung traut. Hinsichtlich dieser «Panikattacken» ergibt das einen Teufelskreis, der in zwei Richtungen wirksam wird.

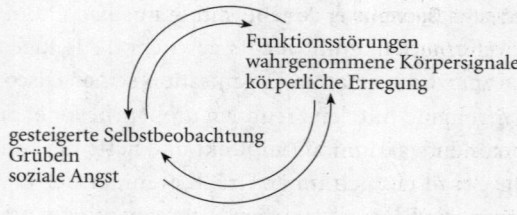

Funktionsstörungen
wahrgenommene Körpersignale
körperliche Erregung

gesteigerte Selbstbeobachtung
Grübeln
soziale Angst

Bei der sozialen Angst, z.B. einer Blamageangst, können sich Funktionsstörungen ergeben, wie bei Herrn M., als er mit seinem Vater zum Lehrherrn ging. Derartige Körpersignale steigern nun eventuell durch ängstliche Selbstbeobachtung und Grübeln die soziale Angst weiter, man könnte ja vielleicht «umfallen» oder in anderer Weise «auffällig» werden (Pfeil nach rechts). Sehr häufig wird nun die soziale Angst nicht mehr als die eigentliche Ursache erlebt, sondern es scheint der Körper zu sein, der nicht mehr richtig funktioniert und Behandlung benötigt. Anders herum (Pfeil nach links) folgt auf Körperreaktionen ein gesteigertes Selbstbeobachten und Grübeln, wodurch es dann wieder zu verstärkten Körpersignalen kommt, die die soziale Angst bis zur Panik steigern können.

Zurück zu Herrn M., der seine Selbstbetonung durch Leistung zu rechtfertigen bemüht ist. Für diese Leistung möchte er bewundert werden. Er präsentiert sich, sucht immer neue Höhepunkte. Das unterscheidet ihn erheblich von Herrn Y., dessen Sisyphussituation einen zwanghaften, eher verbitterten Verteidigungskampf gegenüber neuen Angriffen und Hindernissen bedeutet. Dagegen sehnt sich Herr M. nach Öffentlichkeit, Herausforderungen, Ansehen, will das Leben nicht dahinplätschern lassen oder ein Leben «wie jeder andere» führen.

Schematische Darstellung des Fallbeispiels
Dauerstreßsituation
Abhängigkeit von Status und Anerkennung
Kulturhaltung
Selbstbetonende Grundhaltung
gewählte Bewältigungsstrategien
Disco einrichten, Musik machen, Partys werfen, bei Enttäuschung Rückzug, Weiterlernen; Körper auf Hochtouren halten, geistig, körperlich, musisch; immer etwas tun, schaffen

---

Das Streßverhalten verändern

Auch wenn sie meist nicht zu psychosomatischen Krankheiten führen, können die Reaktionen auf kulturellen Streß äußerst belastend werden, so sehr, daß mancher nicht mehr leben mag. Bevor es zu Kurzschlußreaktionen kommt, sollte man sich jedoch klar machen, daß es eigentlich nicht Lebensüberdruß ist, der einem zu schaffen macht, sondern daß man vor Problemen flieht – und das sollte man sich nicht durchgehen lassen.

Der wesentliche Anhaltspunkt für Veränderungen bei den kulturellen Streßtypen sind ihre Einstellungen gegenüber gesellschaftlichen Regeln und Normen. Es ist deshalb notwendig, die «Grund-Sätze», nach denen man handelt, zu erkennen, ohne sich etwas vorzumachen. In der Therapie dieser Patienten kann – anders als bei vielen psychosomatischen Patienten – das «irrationale» Denken wesentlich heftiger attackiert werden. Vorhandene funktionelle Störungen können durch Entspannungstherapie, gesunde und regelmäßige Lebensweise positiv beeinflußt werden. In Teil 3 finden Sie dazu viele Anregungen.

Herr M. könnte mit seinen Ängsten beispielsweise folgendermaßen umgehen:

Medikamente
Ebenso wie bei schweren Depressionen muß auch bei starken Ängsten eine medikamentöse Mitbehandlung bedacht werden. Es sollte jedoch nicht bei einer Medikamenteneinnahme bleiben, sondern eine psychologische Therapie erfolgen. Auch sollten eventuelle Nebenwirkungen und eine mögliche Abhängigkeit beachtet werden.

Veränderung des Weltbildes
Im Weltbild des selbstbetonenden Menschen stehen die Emotionen wie Neid, Eifersucht, Geltungsstreben usw., die sich auf den Status und die Machtposition beziehen, im Vordergrund. Manche Menschen beanspruchen «einfach so» die Beachtung der anderen, strahlen schon beim Betreten des Raumes Selbstsicherheit und Dominanz aus, «stellen etwas dar» und erfahren sofort die Zuwendung von Menschen, die auf der Suche nach starken

«Persönlichkeiten» sind, bei denen sie «andocken» können, denen sie ihre Dienste und ihre Unterstützung anbieten und deren Dankbarkeit sie erwarten.

Selbstsicherheit, die so sehr von der Zustimmung und Unterstützung beliebiger Anhänger oder unsicherer Mehrheiten abhängt, ist allerdings keine eigentliche «Selbst»-Sicherheit.

Es ist sicherlich schwierig, die Gier nach Bestätigung in den Griff zu bekommen und das Streben, im Mittelpunkt stehen zu wollen, nach und nach abzubauen. Gerade in unserer – häufig als «narzißtisch» gekennzeichneten – Zeit hieße dies, gegen den Strom zu schwimmen.

Für Herrn M. ergäben sich somit zwei Möglichkeiten, mit seiner Situation umzugehen:

- Er könnte versuchen, wieder Status und Macht z.B. durch ein öffentliches Amt zu erhalten. Dadurch wird er große Befriedigung erleben. Hinsichtlich der Ängste wird er sich vielleicht leichter tun, wenn er dabei vermeidet, sich zu sehr zu überfordern, und wenn er lernt, sich in der Angstsituation besser zu beruhigen.
- Er könnte die Angst verstehen als Hinweis darauf, daß er eine neue Einstellung dem Leben gegenüber erarbeiten sollte, eine neue «Lebensphilosophie». Das heißt auch, daß er eine Haltung entwickeln muß, die das Leben bejaht und den Tod nicht verleugnet. Am dichtesten ist diese Lebensphilosophie von Martin Luther formuliert worden:
‹Wenn ich wüßte, daß morgen die Welt untergeht, würde ich noch heute ein Apfelbäumchen pflanzen.›

Herr M. könnte sein Denken verändern, indem er eine Reihe neuer Grund-Sätze erarbeitet, die Teil seiner Lebensphilosophie werden könnten:

«Wenn die Angst kommt, werde ich nicht vor ihr wegrennen.»
«Ich muß lernen, das Schicksal zu akzeptieren.»
«Ich werde gesund leben und mich nicht unnötigen Gefahren aussetzen, mehr kann ich nicht tun.»
«Nur wer stark ist, kann Schwächen zugeben.»
«Macht darf nicht überheblich machen.»

Es geht nicht darum, daß Herr M. klein gemacht werden soll. Da er jedoch seine Angst so übersteigert erlebt, ist es sinnvoll, die Dinge wieder etwas zurechtzurücken. Wir sind halt «nur» Menschen, und darin sind alle gleich: Jeder hat seine Ängste, jeder hat seine Siege und Niederlagen, jeder fürchtet das Sterben. Wenn wir darüber in Panik geraten, nehmen wir uns zu wichtig! Wenn wir etwas Besonderes sein wollen, auch.

Verbesserung des Bewältigungsverhaltens
Herrn M. könnten folgende Bausteine aus Teil 3 weiterhelfen:
- «Störende Denkmuster verändern».
- «Entspannung lernen».
- «Mit Selbstherrlichkeit umgehen».
- «Den Tag gestalten».

Es ließen sich noch weitere Bausteine finden, die für Herrn M. hilfreich sein könnten. Wichtig ist jedoch nicht ein perfektionistisches Programm der totalen «Selbstumkrempelung», sondern der ernsthafte Versuch, sich mit seinen Denkgewohnheiten und (Selbst-)Bewertungen auseinanderzusetzen und sein Bewältigungsverhalten flexibler zu gestalten, als es bisher der Fall war.

Teil 3: *Bausteine zur Selbsthilfe bei Streß*

Zu diesem Kapitel

In Teil 3 treffen Sie auf unterschiedliche Randzeichen, die bei der Suche nach persönlichen Veränderungsmöglichkeiten helfen sollen.

! Genannt sind Grundgedanken bzw. hilfreiche Gedanken, die Sie sich klarmachen und regelmäßig vor Augen führen sollten.

? Es werden Fragen gestellt, die Sie am besten schriftlich beantworten. Die Antworten sollten Sie bei der Durchführung des Veränderungsprogramms häufiger durchlesen.

B Ihnen werden Beispiele aufgezeigt, die Anregungen für Veränderungsmöglichkeiten bieten.

Im Text wird immer wieder darauf verwiesen, schriftliche Überlegungen anzustellen. Beispiele, wie dies geschehen kann, finden Sie im Teil 3 verstreut (z. B. S.115-116, S. 118-120, S. 135-137, S. 188-189, S. 234-235, S. 269, S. 293, S. 314-316 und S. 344-345).

Veränderungsmöglichkeiten prüfen

Um etwas zu verändern, ist es erforderlich, daß Sie den eigenen Einfluß möglichst weitgehend nutzen. Dies schließt ein: Wahlmöglichkeiten für Ihr Handeln und Denken zu erkennen und selbst zu wählen, um so Ihr Leben tagtäglich aktiv zu gestalten. Sie sollten sich vor Augen führen, daß Sie nahezu in jedem Moment zwischen verschiedenen Wegen, zu handeln und zu denken, wählen können; Sie «müssen» kaum etwas.

Es gibt jedoch auch Dinge, die Sie in Streß geraten lassen, ohne daß Sie daran etwas ändern könnten. Manches kann nur von anderen verändert werden oder ist nicht änderbar (z.B. eine chronische Krankheit, Tod des Partners). Etwas verändern zu wollen, das nicht Ihrem Einfluß unterliegt, ist sinnlos und bringt neuen Streß. Sie können aber entscheiden, wie Sie damit streßfreier umgehen. Dabei ist es oft wichtig zu lernen, etwas auf sich zukommen zu lassen oder die Sachlage besser zu akzeptieren.

Veränderungen Ihres Streßverhaltens fallen leichter, wenn Sie sich vor Augen führen, welches die kurz- und langfristigen Kosten bzw. Nachteile und welches die kurz- oder langfristigen Nutzen bzw. Vorteile Ihres Streßverhaltens sind (z.B. des Zigarettenkonsums, der Selbstherrlichkeit, der Unterdrückung von Gefühlen). Überwiegen die Nachteile, sollten unbedingt Veränderungsmöglichkeiten überlegt werden. Ergibt sich, daß Streßverhalten kurz- und langfristig mehr Vor- als Nachteile bringt, fällt es leichter, mit dem Streß zu leben und Streßfolgen (dazu gehören auch oft schwerwiegende Gesundheitsschäden) bewußt in Kauf zu nehmen.

Kommen Sie zu dem Schluß, daß Sie etwas verändern sollten, kann neuer Streß entstehen, weil es Ihnen vielleicht schwerfällt, Veränderungsmöglichkeiten zu prüfen und umzusetzen. Aber auch wenn Sie sich nicht mit der Sache auseinandersetzen, ist dies Streß, weil Streßverhalten sich meist ausweitet, immer mehr zur Gewohnheit wird, Streßfolgen zunehmen, Sie sich über sich selbst ärgern und mit sich unzufrieden sind, weil Sie Veränderungsmöglichkeiten nicht frühzeitig genutzt haben. Wird der Sache aus dem Weg gegangen, wird letztlich auch eine Entschei-

dung getroffen, nämlich die, den eigenen Einfluß nicht zu nutzen. Setzt man sich mit der Sache auseinander, ist Streß kurzfristig vorhanden. Wenn die Sache erledigt ist, ist er meist überstanden. Es lohnt sich also, kurzfristig Mühen in Kauf zu nehmen.

Mögliche Veränderungen lassen sich durch die Methode des
Problemlösens finden. Dabei kann sich z.B. jemand, der dazu
neigt, vermehrt Alkohol zu trinken, um abschalten zu können,
andere Wege, dieses Ziel zu erreichen, überlegen. Es könnten ihm
beispielsweise folgende Lösungen einfallen: häufiger Freunde
treffen, Grübelgedanken abstellen, sich häufiger sportlich betätigen, eigene Ansprüche an sich selbst herunterschrauben, besseres Konfliktbewältigungsverhalten in der Ehe erlernen. Alle
gefundenen Veränderungsmöglichkeiten haben wiederum Vorteile und Nachteile, die es abzuwägen gilt, um zu klären, welche
Veränderung angestrebt werden soll.

Die Suche nach Veränderungsmöglichkeiten sowie das Abwägen von Vor- und Nachteilen sowohl des Streßverhaltens als
auch möglicher Veränderungen sollte schriftlich erfolgen, damit
Sie sich während des Umlernens immer wieder klar machen,
warum es sich lohnt, Mühe, Anstrengung und andere Unwäg-
barkeiten beim Neuaufbau besseren Bewältigungsverhaltens in
Kauf zu nehmen. So fällt es leichter, bei der Sache zu bleiben
statt aufzugeben, wenn Umlernen schwerfällt.

Zunächst gilt es, Möglichkeiten und Grenzen der Beeinflus-
sung von Problemen einzuschätzen. Dabei kann Ihnen die folgende Liste helfen:

Eigene Einflußmöglichkeiten klären

- Welche Situationen kann es im Leben eines Menschen geben,
  in denen er keine Möglichkeit hat, auf den Lauf der Dinge
  Einfluß zu nehmen, etwas selbst zu entscheiden?

- Welche Probleme können nur zum Teil von mir und zum Teil von anderen gelöst werden?
- Bei welchen Gelegenheiten in meinem bisherigen Leben habe ich mich später darüber geärgert, daß ich nicht selbst entschieden habe, obwohl es möglich gewesen wäre?
- Welche Situationen kann es in meinem Leben geben, in denen ich keinerlei Möglichkeit habe, Einfluß darauf zu nehmen, wie ein Problem gelöst wird?
- Welche Gelegenheiten gab es in meinem bisherigen Leben, bei denen ich es später bereut habe, mich nicht aktiv mit einem Problem auseinandergesetzt zu haben?
- Bei welchen Gelegenheiten habe ich bereits erlebt, daß sich erhebliche Nachteile für mich dadurch ergeben haben, daß ich bei Problemen passiv abgewartet habe, statt meinen Einfluß zu nutzen?
- Mit welchen Problemen setzen sich andere Menschen, die sich in einer ähnlichen Lage befinden und über vergleichbare Fähigkeiten verfügen, aktiver auseinander, als ich es tue?
- Bei welchen Gelegenheiten weisen mich andere mit Recht darauf hin, daß ich mich aktiver mit Problemen auseinandersetzen sollte?
- Welche Situationen hat es in meinem bisherigen Leben gegeben, in denen ich meinen Einfluß beim Finden vorteilhafter Problemlösungen überschätzt habe?
- Bei welchen Gelegenheiten kritisieren mich andere mit Recht, weil ich versuche, an ihrer Stelle Probleme zu lösen?
- Bei welchen Menschen in meinem Umfeld neige ich im Übermaß dazu, ihre Probleme lösen zu wollen?

Nutzen Sie Ihren Einfluß zuwenig, weil es Ihnen schwerfällt, sollten Sie lernen, aktiv Problemlösungen zu finden. Wollen Sie übermäßig Einfluß nehmen, sollten Sie hingegen lernen, Angelegenheiten, die nicht Ihre Sache sind, tatsächlich denjenigen zu überlassen, die Einfluß nehmen können.

Techniken zur Problemlösung

Für viele Menschen ist es notwendig, zunächst blockierende und störende Gedanken beim Problemlösen zu überdenken und sich hilfreiche Grundgedanken vor Augen zu führen.

Grundgedanken zur Problemlösung

- Niemand ist ein Hellseher, der von vornherein die einzig richtige Lösung kennen kann!
- Nur in seltenen Fällen gibt es überhaupt eine einzig richtige Lösung!
- Nur selten gibt es eine einzige passende und umsetzbare Lösung für ein Problem!
- Jede Wahlmöglichkeit hat Vor- und Nachteile. Daher sollte das Ziel darin bestehen, die Lösungsmöglichkeit zu finden, die aller Voraussicht nach die wenigsten ungünstigen und die meisten günstigen Folgen hat!
- Die Wahl eines Lösungsweges kann sich später als ungünstig erweisen. Nur selten sind Angelegenheiten jedoch so folgenschwer, daß es dabei um Leben oder Tod geht!
- Gewählte Wege, die sich irgendwann als ungünstig erweisen, lassen sich meist später noch verändern. Nur in seltenen Fällen handelt es sich um endgültige Problemlösungen!

Problemlösen geschieht schrittweise. Jeder Schritt läßt sich als Frage formulieren: Was genau ist das Problem?, Welche Lösungswege bzw. Wahlmöglichkeiten gibt es?, Welche Vor- und Nachteile ergeben sich voraussichtlich kurz- und langfristig bei jeder einzelnen Wahlmöglichkeit?, Wie wichtig ist jeder einzelne Vor- und Nachteil bei allen Wegen?, Welches ist der Lösungsweg mit den unwichtigsten Nachteilen und den wichtigsten Vorteilen?

Im ersten Schritt sind eine genaue Beschreibung des Istzustands, also des gegenwärtigen Zustands, und des Sollzustands, also des angestrebten Zustands, wichtig.

Eine Problembeschreibung
Problem: Ich möchte mich wegen der Neurodermitis nicht ständig verstecken müssen.

- Beschreibung der gegenwärtigen Situation (Istzustand)
  Ich verzichte auf Freizeitbeschäftigungen wie Sauna oder Ausflüge zum Baggersee. Obwohl ich schwitze, ziehe ich lieber langärmelige Sachen an. Zwar hätte ich gerne eine Partnerin, aber ich meide Verabredungen mit Frauen.
- Beschreibung des Ziels (Sollzustand)
  An Wochenenden würde ich gerne mit meiner Clique regelmäßig zum Baden oder in die Sauna gehen. Ich möchte mich gerne so kleiden, wie es mir gefällt und es die Temperaturen erlauben. Frauen, die ich mag, möchte ich alleine treffen können.

Im zweiten Schritt sollten Überlegungen dazu angestellt werden, was den Weg vom Ist- zum Sollzustand versperrt.

Für das dargestellte Beispiel ist zu vermuten, daß Ängste (z.B. daß andere von der Krankheit erfahren könnten; von anderen darauf angesprochen zu werden) dafür verantwortlich sind, daß ein Ziel nicht erreichbar ist. Ängste wären dann das eigentliche Problem.

Oft beißt man sich an einer Wahlmöglichkeit, die einem

spontan einfällt, fest und befaßt sich nur mit ihr. Ist diese Idee die richtige, weil sie paßt und umzusetzen ist, ist die Sache in Ordnung. Manche spontane Lösungsidee erweist sich bei genauerem Hinsehen als nicht machbar, weil beispielsweise Zeit, Informationen, Fähigkeiten oder notwendige Unterstützung fehlen, der Aufwand zu hoch ist, andere dabei vielleicht nicht mitspielen. Auch passiert es, daß einem zwei oder mehrere Wahlmöglichkeiten spontan einfallen und man in Gedanken mit allen gleichzeitig beschäftigt ist oder andauernd zwischen ihnen hin- und herschwankt, ohne ihre Durchführbarkeit vollständig zu prüfen. Dies ist jedoch notwendig, um wirklich auswählen zu können.

Um solchen Schwierigkeiten vorzubeugen, sollte im dritten Schritt nur nach unterschiedlichen Wahlmöglichkeiten gesucht werden. Dabei wird noch keine Idee verworfen, auch wenn sie auf den ersten Blick abwegig erscheint. Für das Sammeln sollten Sie sich Zeit lassen und alle Einfälle sogleich notieren. Zu dem Problem «Angst aufgrund von Neurodermitis» könnte z.B. folgendes notiert sein: den Wunsch nach mehr Aktivität mit der Clique und einer Partnerbeziehung aufgeben, sich Medikamente gegen Angst verschreiben lassen, einen Entspannungskurs besuchen, um ruhiger zu werden, einen Psychotherapeuten aufsuchen, um zu lernen, mit Angstsituationen besser umgehen zu können.

Um möglichst alle denkbaren Lösungswege aufzuspüren, kann es nützlich sein, zunächst weitere Informationen einzuholen (z.B. nochmals mit dem Arzt über mögliche Behandlungen sprechen, andere Mitglieder der Selbsthilfegruppe über ihre Erfahrungen befragen).

Lösungswege suchen

- Welche Lösungsmöglichkeiten habe ich in vergleichbaren früheren Situationen beachtet?
- Welche Wahlmöglichkeiten würden anderen Menschen einfallen?
- Welche Wege könnten mir einfallen, wenn ich selbstbewußter oder weniger ängstlich wäre?
- Welche Ideen kommen mir in Phantasien oder Tagträumen?
- Zu welchen Wegen würden mir andere raten?

Im vierten Schritt können Sie alle Wahlmöglichkeiten einzeln anschauen und für jede die zu erwartenden kurz- und langfristigen Folgen überlegen, die vorteilhaft oder nachteilhaft sein können.

Vor- und Nachteile klären
(X=die jeweils betrachtete Wahlmöglichkeit)

- Aus welchen Gründen kann ich annehmen, daß mich X mit hoher Wahrscheinlichkeit meinem Ziel näher bringt?
- Welche Fertigkeiten sind bei mir vorhanden, die erforderlich sind, wenn ich X wähle?
- Mit welcher Hilfe kann ich rechnen, wenn ich X wähle?
- Aus welchen Gründen habe ich bei früheren ähnlichen Gelegenheiten später bereut, daß ich nicht X gewählt habe?
- Welche positiven Folgen kann ich langfristig erwarten, wenn ich X wähle?
- Welchen Gewinn hat mir die Wahl von X bei vergleichbaren Gelegenheiten gebracht?
- Welche Nutzen von X würden andere Menschen sehen, die sich in ähnlicher Lage befinden und ähnliche Voraussetzungen haben? – Was von dem könnte auch bei mir zutreffen?

- Warum raten mir andere, X zu wählen?
- Was muß ich in Kauf nehmen, wenn ich X wähle (Zeitaufwand, notwendige Finanzmittel, Ärger mit anderen ...)?
- Welche Fähigkeiten müßte ich zunächst neu aufbauen, wenn ich X wähle?
- Welche Nachteile haben sich ergeben, als ich in früheren ähnlichen Situationen X gewählt habe?
- Warum habe ich schon einmal bereut, bei ähnlichen Gelegenheiten X gewählt zu haben?
- Aus welchen Gründen kann ich annehmen, daß mich X nicht oder nur mit geringer Wahrscheinlichkeit zum Ziel führt?
- Was würde andere Menschen, die mit mir vergleichbare Voraussetzungen haben und sich in einer ähnlichen Lage befinden, veranlassen, X nicht zu wählen? – Welche dieser Gründe sollte auch ich beachten?
- Aus welchen Gründen raten mir andere davon ab, X zu wählen?
- Welche Informationen könnten mir helfen, Vor- und Nachteile von X besser beurteilen zu können?
- Welche Risiken sollte ich bei der Wahl von X von vornherein einkalkulieren?

Vor- und Nachteile sind gesondert für jede Wahlmöglichkeit aufzulisten. Jede Liste enthält eine Spalte für Vorteile und eine Spalte für Nachteile. Besonders bei weitreichenden und folgenschweren Angelegenheiten ist es nützlich, sich dafür Zeit zu nehmen, um später sicher sein zu können, daß alles Wichtige bedacht wurde. Die für alle Wahlmöglichkeiten angelegte Liste sollte gut sichtbar deponiert werden, um Einfälle zu Vor- und Nachteilen jederzeit notieren zu können.

Im fünften Schritt wird die Wichtigkeit einzelner Vorteile

und Nachteile bewertet. Die Bedeutsamkeit läßt sich durch Zahlen darstellen, wobei jedem einzelnen Vor- und Nachteil eine Zahl zwischen 1 und 100 zugeordnet wird. Dabei entspricht die unwichtigste Folge einer 1 und die wichtigste einer 100. Die übrigen Vor- und Nachteile liegen dazwischen. Gleichermaßen bedeutsame Folgen erhalten die gleiche Zahl. Dann lassen sich gesondert für die Spalte der Nachteile und die Spalte der Vorteile die dort notierten Zahlen zusammenzählen.

Anschließend ist für jede Wahlmöglichkeit zu vergleichen, welcher Weg die meisten und wichtigsten Vorteile und die wenigsten und unwichtigsten Nachteile mit sich bringt. Auch können zunächst nur die Wahlmöglichkeiten ausgesondert werden, die sehr wahrscheinlich nicht zum Ziel führen und wegen ihrer Nachteile nicht sinnvoll sind. Alle übrigen Lösungsideen sollten in eine Rangfolge gebracht werden, nach der sie ausprobiert werden können. Dabei steht der Lösungsvorschlag an erster Stelle, der bei vertretbarem Einsatz mit größter Wahrscheinlichkeit zum Ziel führt. An zweiter Stelle folgt die Möglichkeit, die mit etwas geringerer Wahrscheinlichkeit bei akzeptablen oder etwas mehr Nachteilen weiterführend ist. Und so weiter.

Meist ist keine Lösungsidee ohne Nachteile. Mit Nachteilen eines gewählten Weges läßt sich später besser leben, wenn man sich von Zeit zu Zeit vor Augen führt, daß es gute Gründe gab, den betreffenden Lösungsweg einzuschlagen. Es ist deshalb sinnvoll, die Liste der Vor- und Nachteile aufzubewahren.

Tagträume und Phantasien nutzen

Tagträume und Phantasien helfen bei der Streßvorbeugung und -bewältigung.

 Positive Funktionen von Phantasien und Tagträumen

- Sie können helfen zu entspannen und angenehme Gefühle hervorzurufen.
- Einschneidende Erlebnisse in der Vergangenheit lassen sich so verarbeiten.
- Erinnerungen an Vergangenes können lebendig gehalten werden.
- Zukunftspläne lassen sich in Gedanken entwerfen und erproben.
- Problemlösungen lassen sich in der Phantasie erproben, was hilft, ihre Vor- und Nachteile besser einzuschätzen.
- Man kann sich auf Situationen (ein wichtiges Gespräch, einen Auftritt vor Publikum ...) vorbereiten. Dabei können mögliche Verläufe der Situation durchgespielt und angemessene Bewältigungsstrategien überlegt und aufgebaut werden.
- Neues Verhalten kann entwickelt und erprobt werden.
- Die Anwendung gewohnten Verhaltens in neuen Situationen kann in Gedanken eingeübt werden.
- Es können in der Vorstellung hilfreiche Denkmuster (z.B. positive Ausgänge von Situationen, freundliche Reaktionen anderer) aufgebaut werden, um sie störenden Denkmustern gegenüberzustellen.
- Gefühle, die in einer bestimmten Situation wahrscheinlich auftreten, können im vorhinein teilweise verarbeitet werden, so daß sie in der realen Situation weniger stark und vielleicht nicht blockierend sind.

Um Tagträume und Phantasien als Helfer zu nutzen, ist es wichtig, ein passendes Maß des Tagträumens und Phantasierens zu finden. Zu Streß kann es sowohl kommen, wenn zuwenig in Phantasien und Tagträumen gelebt wird, als auch, wenn es des Guten zuviel ist.

Neigt man zu sehr zu Tagträumen, kann es passieren, daß bei Streß in die Traumwelt geflüchtet wird, statt geeignete Bewältigungsstrategien, die zu den wirklichen Lebensbedingungen passen, in Phantasien zu erproben und anschließend in die Tat umzusetzen. Dabei nimmt Streß im wirklichen Leben immer mehr zu, so daß die Traumwelt als Fluchtpunkt gedanklich immer häufiger aufgesucht wird, was in einem Teufelskreis endet. Es sollte regelmäßig geprüft werden, ob Phantasien tatsächlich helfen, Streß abzubauen.

Mangelt es an Phantasien, sollte man sich darin üben. Dazu können Sie sich Aufgaben stellen, z.B.: einen Film in Gedanken weiterdrehen, die Geschichte in einem Buch gedanklich weiterschreiben, sich zu einem beliebigen Thema eine Szene vorstellen, sich zu einem Bild eine Geschichte ausdenken, sich in Gedanken in die Lage anderer versetzen und an ihrer Stelle bestimmte Situationen meistern.

Um Ängste und Schamgefühle zu überwinden, die das Tagträumen blockieren, sollten Sie in Gesprächen mit anderen herausfinden, wie diese es mit Phantasien halten. Dabei läßt sich in der Regel feststellen, daß Tagträume nicht komisch, unnormal, ein Zeichen für Verrücktheit oder etwas sind, für das es sich zu schämen gilt, sondern daß andere auch Tagträumen nachhängen, in Gedanken die Zukunft vorausplanen, sich vorstellen, wie sie den Partner zu einem Wochenendausflug überreden können und so weiter.

In Phantasien neue Situationen und neues Verhalten erproben

Tagträume lassen sich nutzen, um neue Fertigkeiten und den Umgang mit neuen oder schwierigen Situationen zu erproben (z.B. ein Gespräch mit dem Arzt, ein Besuch bei einem todkranken Angehörigen). In der Phantasie kann man beispielsweise: wütend werden, vom Chef angebrüllt werden oder ihm die Meinung sagen, Forderungen stellen oder Forderungen ablehnen, so tun, als ob man selbstsicher ist, dem Arzt Löcher in den Bauch fragen, bei einer schmerzhaften Untersuchung weinen, eine attraktive Frau ansprechen, in andere Rollen schlüpfen (so tun, als sei man der Vater, die pubertierende Tochter, der Chef ...), vor Publikum singen ...

Um Phantasien zu nutzen ist es wichtig, daß man sich Situationen so wirklichkeitsgetreu und so genau wie möglich mit allen wichtigen Details vorstellt bzw. daß sie wie ein Film vor dem geistigen Auge ablaufen. Je genauer eine Vorstellung ist, um so leichter ist es, sich tatsächlich mit Gedanken und Gefühlen in sie hineinzuversetzen. Phantasien, mit denen man sich etwas vormacht, das so niemals eintreffen wird, helfen nicht weiter. Wenn man nicht genau weiß, was wirklich sein wird, wenn die vorgestellte Situation eintritt, gibt es doch meist Dinge, die man über solche Situationen bereits weiß. Fehlen Informationen zum Entwerfen eines möglichst realistischen Bildes, sollte versucht werden, andere über ihre Erfahrungen zu befragen oder Orte und Menschen kennenzulernen, auf die man in der jeweiligen Situation treffen wird usw.

Bei Phantasieübungen ist es zudem wichtig, denkbare unterschiedliche Verläufe von Situationen durchzuspielen. Nur so gelingt es, unterschiedliches Verhalten zu erproben und sich sowohl auf günstige als auch auf ungünstige Verläufe von

Situationen einzustellen. So kann man sich dann auch in schwierigen Situationen sicherer fühlen. In der Phantasie ist es möglich, ohne schlimme Folgen etwas abzubrechen und nochmals von vorne zu beginnen. Indem man verschiedene Möglichkeiten im Vorfeld durchspielt, läßt sich überlegen und ausprobieren, wie schlimmen Folgen vorgebeugt werden kann. So können beispielsweise in der Phantasie: Gedanken überlegt werden, die helfen, sich in aufkommende Wut nicht hineinzusteigern; Selbstgespräche ausprobiert werden, trotz zunehmender Angst nicht aus der Situation zu fliehen; Gründe überlegt werden, die einem erlauben, Gefühle zuzulassen; Gesprächstechniken erprobt werden, die geeignet sind, einen selbstsicheren Eindruck zu vermitteln; Strategien eingeübt werden, die es ermöglichen, eine unerträglich werdende Situation vorerst zu beenden.

Genaue Vorstellungen entwickeln
(X=das phantasierte Ereignis)

?

- Wie sieht genau die Umgebung aus, wo X stattfindet? – Welche Geräusche und Gerüche sind dort zu erwarten? – Wie wird sich die Umgebung im Verlauf von X verändern?
- Welchen Menschen werde ich bei X begegnen? – Wie sind diese Menschen? – Wie sehen sie aus? – Wie reden sie?
- Was genau möchte ich bei X erreichen?
- Wie fühle ich mich, bevor ich mich X stelle? – Welche Gefühle habe ich, wenn ich mich X stelle? – Welche Möglichkeiten gibt es, wie sich meine Gefühle über den Verlauf von X verändern können?
- Was genau kann ich bei X zu welcher Person sagen?
- Wie können die Menschen, mit denen ich zu tun haben werde, auf mein Verhalten (meine Worte, meine Körperspra-

che, mein Handeln ...) reagieren? – Welche möglichen Reaktionen gibt es dann für mich? – Was kann ich tun, wenn von jemandem eine unerwartete Reaktion kommt?

■ Welche störenden Gedanken könnten bei X auftreten? – Welche hilfreichen Gedanken könnte ich ihnen gegenüberstellen?

■ Welches Verhalten sollte ich bei X vermeiden, weil es mir die Sache erschwert? – Was kann ich statt dessen tun?

■ Welche Schwierigkeiten könnten sich für mich bei X genau ergeben? – Welche Möglichkeiten habe ich, ihnen alleine oder mit Unterstützung anderer zu begegnen? – Wie werde ich mich genau fühlen, wenn es zu solchen Schwierigkeiten kommt? – Welche Unterstützung kann ich mir während X noch zusätzlich holen, wenn ich alleine nicht mehr weiterkomme? – Wie werde ich mich fühlen, wenn es mir nicht gelingt, mit diesen Schwierigkeiten fertig zu werden?

■ Was genau bedeutet es für mich, wenn ich X nicht schaffe?

■ Welche für mich positiven Ausgänge von X kann ich mir vorstellen?

■ Wie werde ich mich fühlen, wenn ich X bewältigt habe?

Aus Grübeleien herausfinden

Über dies und das zerbricht man sich den Kopf (Fehler, die man gemacht haben könnte, was andere über einen denken könnten ...). Ohne es zu wollen, kommen einem solche Gedanken immer wieder in den Sinn. Dabei wird das, was hier und jetzt gerade ansteht (die Steuererklärung, das, was es beim Waldspaziergang zu sehen, hören und riechen gibt ...) zur Nebensache.

Grübeln und Nachdenken – die Unterschiede

- Beim Nachdenken gelangt man meist zu einem Ergebnis, und das Denken ist eher zielgerichtet, wohingegen bei Grübeleien im Kreis gedacht wird, ein brauchbares Ergebnis also nicht dabei herauskommt.
- Man fühlt sich beim Nachdenken viel weniger von dem, worüber es nachzudenken gilt, überfallen als beim Grübeln; beim Nachdenken hat man mehr Kontrolle darüber, wann man nachdenken möchte, wohingegen das Grübeln scheinbar eher automatisch kommt und schwerer zu beenden ist.
- Ist beim Nachdenken ein Ergebnis gefunden, muß die Angelegenheit nicht noch x-mal durchdacht werden; beim Grübeln kommen die gleichen Gedanken immer wieder. Diesen immer wiederkehrenden Gedanken fühlt man sich ausgeliefert.

Grübeleien abstellen lernen

Sie sollten das Grübeln am besten schon im Anfangsstadium stoppen. Damit das gelingt, ist es wichtig, frühzeitig zu merken, daß Sie grübeln. Vergegenwärtigen Sie sich deshalb die Unterschiede zwischen Nachdenken und Grübeln. Gedanken sollten möglichst sogleich unterbrochen werden, wenn Sie bemerken, daß sie um etwas kreisen, worüber Sie sich bereits x-mal erfolglos den Kopf zerbrochen haben. Wenn es verschiedene Gedanken gibt, über die Sie immer wieder ins Grübeln kommen, sollten die Inhalte wiederkehrender Grübeleien stichwortartig notiert werden, um wiederkehrende Grübeleien immer schneller zu erkennen und abzustellen.

Grübeleien lassen sich durch Gedankenstopp kontrollieren. Dafür brauchen Sie ein Stoppzeichen, das dazu dient, den Gedankenkreislauf anzuhalten. Solche Stoppzeichen können kurze

Sätze sein, die Sie sich überlegen. Wichtig ist dabei, daß der Inhalt für Sie paßt und eine Aufforderung beinhaltet. Beispiele für solche Sätze sind: Halt, hör auf mit dem Unfug!, Stopp, Grübeleien schaden nur!, Laß das Grübeln, das bringt nichts!, Schluß mit dem Grübeln, jetzt ist was anderes dran!

Hilfreich ist es, sich zugleich ein leuchtend rotes Stoppschild vorzustellen oder ein solches selbst zu basteln, um es vor Augen zu haben. Auf dem Stoppschild kann in großen Buchstaben STOP stehen, es kann aber auch in großer Schrift der Satz notiert werden, der als Signal oder Aufforderung zur Unterbrechung des Grübelkreislaufs dienen soll. Es bietet sich an, derartige Stoppschilder besonders zu Hause dort aufzuhängen, wo Sie oft grübeln.

Damit das Grübeln nicht sogleich wieder anfängt, ist Ablenkung wichtig.

Grübelgedanken durch anderes ersetzen

- Man kann sich intensiv mit dem befassen, was sich im Moment gerade anbietet (Abschnitte eines Buches laut lesen, mit anderen über das reden, was man gerade tut, sieht, hört, schmeckt, tastet und riecht, bei der Kissenschlacht der Kinder mitmischen ...).
- Evtl. sollte etwas bewußt herbeigeholt werden, das einen so sehr interessiert, daß Grübeleien zur Nebensache werden, z.B.: persönliche Erlebnisse, Phantasien oder Zukunftspläne, Szenen aus Filmen oder Büchern. Damit diese Ablenkungsmöglichkeiten nicht in Vergessenheit geraten, sollten sie stichwortartig auf einem Zettel notiert werden.
- Häufig helfen Aktivitäten, das Grübeln zu beenden. Dafür eignen sich jedoch nur solche Aktivitäten, die Aufmerksamkeit erfordern (einen Brief schreiben, mit der Freundin tele-

fonieren, den Kumpel besuchen ...). Aktivitäten, die automatisch oder routinemäßig ablaufen, lassen gleichzeitiges Grübeln zu.

- Bei anhaltenden Grübeleien sollten Sie anfangen, alles aufzuschreiben. So wird eher deutlich, daß sich Gedanken im Kreis drehen und die Sache anfängt, unsinnig zu werden.
- Es ist auch zweckmäßig, mit anderen über das zu sprechen, worüber Sie ergebnislos grübeln. Andere Menschen haben zu vergleichbaren Gedanken andere Erfahrungen, Ideen, Problemlösemöglichkeiten oder sachliche Informationen. Das kann vielleicht in der Sache weiterbringen, Gedanken in eine andere Richtung lenken, verdeutlichen, daß niemand solche Fragen lösen kann, oder sonstwie helfen, mit dem Grübeln aufzuhören.

Nun gibt es Dinge, mit denen Sie sich gedanklich beschäftigen sollten, auch wenn Sie wissen, daß Sie dabei zu keinem konkreten Ergebnis kommen werden. Hilfreich ist dabei, bestimmte, aber nicht zu lange Zeiten festzulegen (z.B. jeden Tag 20 Minuten), in denen Sie nichts anderes tun, als über eben diese Dinge nachzudenken. So haben Sie nicht den Eindruck, über wichtige Dinge einfach hinwegzugehen, verfallen aber nicht in endlose Grübeleien. Die gewählten «Grübelzeiten» sollten möglichst ein zwangsläufiges Ende haben, weil etwas Wichtiges zu einem bestimmten Zeitpunkt anliegt. Lassen sich solche Zeiten nicht finden, kann auch ein Wecker helfen, der anzeigt, daß Gedankenstopp angesagt ist. Nehmen Sie Grübeleien auf keinen Fall mit ins Bett! «Grübelzeiten» haben den Vorteil, daß sie die Unsinnigkeit des Grübelns sehr gut verdeutlichen; schon bald wird Grübeln als wenig interessant empfunden.

Störende Denkmuster verändern

Übergeneralisierendes Denken

Bei diesem Denkstil wird unzulässig verallgemeinert. Beispiele für solche Gedanken sind: Keiner soll mir etwas nachsagen können!, Ich darf nie einen Fehler machen!, Mein Partner muß immer Verständnis für mich haben!, Ich schaffe nichts mehr!, Nirgendwo fühle ich mich geborgen!, Alle Menschen denken an sich selbst zuerst!

Solche Gedanken erheben einen Allgemeingültigkeitsanspruch. Es gibt nur eine einzige Richtlinie (immer perfekt sein zu müssen, nie eine Schwäche zeigen zu dürfen, ...), alle anderen Möglichkeiten sollen ausgeschlossen sein.

Um Gedanken, die stark verallgemeinern, aufzuspüren, ist es wichtig, Begriffe mit einem Allgemeingültigkeitsanspruch zu erkennen. Wörter, auf die dabei besonders geachtet werden sollte, sind: immer, nie, nichts, alles, alle, keiner, überall, nirgendwo, niemand, jederzeit, jeder. Finden Sie solche, sollten Sie diese Gedanken auf ihre Realität prüfen und das übergeneralisierende Denken durch konkretes Denken ersetzen. Zu realistischem konkreten Denken kommen Sie, indem Sie sich zu dem jeweiligen Gedanken Fragen stellen.

Übergeneralisierendes Denken prüfen

Beispiel: «Ich darf nirgendwo meine Gefühle zeigen.»

- Kenne ich andere Menschen, die niemals Gefühle zeigen?
- Gibt es Menschen, die mich gerade dafür mögen oder bewundern, daß ich manchmal Gefühlen freien Lauf lasse?
- Habe ich irgendwo schon einmal Gefühle gezeigt, ohne deswegen schlimme Folgen erlebt zu haben?
- Gibt es Personen oder Gelegenheiten, bei denen ich Gefühle

zeigen könnte, ohne schlimme Folgen erwarten zu müssen?

■ Wie ist es, wenn ich gegenüber meinem Partner oder im Kontakt zu Freunden Gefühle zeige?

■ Bei welchen Gelegenheiten macht es tatsächlich Sinn, meine Gefühle zurückzuhalten?

Besonders für übermäßige Verallgemeinerungen, die Ihnen oft in den Sinn kommen, sollten Sie Konkretisierungen schriftlich festhalten. So können Sie sich die Ergebnisse der Realitätsprüfungen immer wieder vor Augen führen. Es fällt dann leichter, übersteigerte Verallgemeinerungen, die automatisch Ihr Erleben und Verhalten bestimmen, schneller zu erkennen und durch realistische Einschätzungen der Sachlage zu ersetzen.

Starre Gedanken

Oft kommt es zu Streß, weil negative oder störende Gedanken anscheinend keinerlei Veränderungsmöglichkeiten zulassen, sondern feste bzw. starre Zustände beschreiben. Dabei kann es um einen selbst, um Situationen, um eigenes Verhalten, um Verhalten anderer und vieles mehr gehen. Beispiele für solche Gedanken sind: Von meinen Kollegen werde ich untergebuttert!, Ich bin ein trübsinniger Mensch!, Wegen meiner Behinderung bin ich hilflos!, Ich stehe total unter Druck!

Um Streß zu vermeiden, sollten Gedanken nur das benennen, was tatsächlich ist. So sind die Situation, das eigene Verhalten, Fühlen, Denken und der Zeitpunkt genau darzustellen. Solche Beschreibungen lassen Veränderungsmöglichkeiten zu und geben ein eher zutreffendes Bild von einem selbst, der Situation und dem Zeitraum, um den es geht.

Starre Gedanken durch genaue Beschreibungen ersetzen

Starre Gedanken	Genaue Beschreibung des Sachverhalts
Auf mich kann man sich nicht verlassen.	Gestern habe ich einen Termin vergessen, weil ich meine Tochter plötzlich zum Arzt fahren mußte.
Ich bin auf Hilfe angewiesen.	Ich brauche Unterstützung, weil ich mich mit dem Mietrecht nicht auskenne.
Mein Leben besteht nur aus Arbeit.	In den beiden letzten Monaten hatte ich wegen einer Terminsache kaum noch Zeit für etwas anderes.
Mit meiner Krankheit falle ich anderen zur Last.	Weil ich nach meinem Herzinfarkt keine schweren Taschen tragen kann, kaufen meine Kinder für mich ein.
Ich bin ein einsamer Mensch.	An Wochenenden bin ich oft alleine.
Ich gehöre zum alten Eisen.	Meine Bewegungen sind nicht mehr so flink wie früher; die moderne Technik bei meinem neuen Fernsehgerät muß mir meine Tochter erklären.

Diffuses Denken

Als diffuses Denken lassen sich Gedanken bezeichnen, die auf den ersten Blick aussagekräftig erscheinen, sich bei genauerem Hinsehen jedoch mehr als Worthülsen bzw. Floskeln entpuppen, weil sie zu ungenau sind, um tatsächlich etwas klären zu können.

Beispiele für diffuse Gedanken
- Ich will eine gute Mutter sein!
- Andere sollen nicht schlecht von mir denken!
- Ein richtiger Mann, der weiß, was er will!
- Ich möchte mehr vom Leben haben!
- Ich möchte mich attraktiv finden!
- Wenn ich in meinem Beruf besser wäre, könnte ich Karriere machen!

Hinter den diffusen Formulierungen verbergen sich meist vielfältige und oft unrealistische Vorstellungen darüber, was es zu sein, zu haben, zu erreichen, zu vermeiden oder zu unterlassen gilt. So verstecken sich beispielsweise hinter der Formulierung «gute Mutter» oft Vorstellungen wie: Eine gute Mutter hat keine Probleme mit den Kindern, sie denkt immer zuerst an die Kinder, sie darf niemals ärgerlich auf die Kinder sein, sie muß ausschließlich für die Kinder da sein, sie muß immer Zeit für die Kinder haben, sie nimmt den Kindern alle Sorgen ab, sie darf nicht an sich selbst denken, sie muß andere Dinge zurückstellen, bis die Kinder erwachsen sind. Eine solche Mutter würde sich aufopfern, nur noch für die Kinder leben und mit allergrößter Sicherheit schon bald mit ihrem Leben unzufrieden sein und vielleicht sogar in Depressionen verfallen, unter Konflikten mit dem vernachlässigten Partner zu leiden haben, Wutausbrüche den Kindern gegenüber bekommen und andere Streßreaktionen erleben. Will man als Erwachsener ein «gutes Kind» seiner Eltern sein, kann das z.B. bedeuten: sich in alles reinreden zu lassen,

Zielen der Eltern nachzueifern, statt eigene Ziele zu haben, alles beichten zu müssen, die Eltern dem Lebenspartner vorziehen zu müssen, keine eigenen Entscheidungen treffen zu dürfen, die Eltern um Rat und für alles und jedes um Erlaubnis zu bitten. Ein solcher Erwachsener gerät in Streß, weil: er von seinen Eltern so abhängig ist, daß er meint, den Eltern alles recht machen zu müssen und keine den Vorstellungen der Eltern widersprechenden eigenen Ziele haben zu dürfen, sein Selbstbild wesentlich bestimmt wird von dem, was die Eltern von ihm halten …

Was sich für jeden einzelnen hinter den diffusen Formulierungen tatsächlich verbirgt, bleibt unklar, so daß keine konkreten Ziele und Handlungsanweisungen erkennbar werden. Damit ist es gleichzeitig unmöglich zu prüfen, ob das, was sich hinter den betreffenden Wünschen, Erwartungen, Befürchtungen u.a. verbirgt, realistisch ist. Um Vorstellungen zu konkretisieren bzw. allgemeine Begriffe für sich persönlich mit Inhalt zu füllen, können Sie sich Fragen stellen.

?

Diffuses Denken konkretisieren

Beispiel: Ich will ein guter Vater sein

- Wie stelle ich mir einen guten Vater vor?
- Wieviel Zeit sollte sich ein guter Vater für seine Kinder nehmen?
- Wie sollte sich nach meiner Meinung ein guter Vater verhalten?
- Was tut ein guter Vater für seine Kinder?
- Sollte ein guter Vater jederzeit nur an die Kinder denken?
- Wie kann ein guter Vater seine Kinder unterstützen, wenn sie Probleme haben?
- Was tut ein guter Vater, wenn die Kinder ihm auf die Nerven gehen?

- Was sollte einem guten Vater neben seinen Kindern wichtig sein?
- Was tut ein guter Vater, wenn er Probleme bei der Kindererziehung hat?
- Was macht ein guter Vater, wenn er eigene Bedürfnisse verwirklichen will?

Von einseitigem zu ausgewogenem Denken

Bei einseitig positivem und bei einseitig negativem Denken gelangt man oft zu schwerwiegenden Fehleinschätzungen. Entweder fallen Einschätzungen (der eigenen Handlungsmöglichkeiten, der Bewertungen anderer, der Körperempfindungen, der Vorstellung, was vielleicht passieren wird, ...) verglichen mit der Realität zu optimistisch oder zu pessimistisch aus.

Wichtig ist ausgewogenes Denken, in dem je nach Situation realistische negative und realistische positive Sichtweisen Platz haben. Um dies zu erreichen, sollten den bestehenden einseitigen Gedanken schriftlich alle denkbaren anderen Gedanken gegenübergestellt werden.

Vermutete Ablehnung durch einen Kollegen
Situation: Mein Kollege hat mich kurz abgefertigt, als ich über eine dienstliche Sache mit ihm sprechen wollte.

Negative Gedanken	*Andere mögliche Gedanken*
Der Kollege kann mich nicht mehr leiden.	Er war mit einer wichtigen Sache befaßt, aus der er nicht herausgebracht werden wollte. Ich habe ihm nichts getan.

Negative Gedanken	Andere mögliche Gedanken
Der Kollege kann mich nicht mehr leiden.	Wenn er sich über mich ärgern würde, hätte er mir das wahrscheinlich gesagt.
	Neulich war er auch schon mal so komisch; es hatte nichts mit mir zu tun.
	Ihm könnte schlecht gewesen sein.
	Er wollte kurz darauf zu einem dringenden Termin.
	Er hat private Sorgen.
	Ich habe nicht deutlich genug gesagt, daß noch etwas zu besprechen ist.
	Er wollte mich nicht aufhalten.
	Er dachte, daß mir seine Auskünfte genügen.
	Der Chef hat ihn kurz vorher am Telefon zur Schnecke gemacht.
	Er wurde vorher schon mehrfach gestört.

Um andere Sichtweisen zu finden, ist es hilfreich, zu dem betreffenden Sachverhalt Fragen zu beantworten. Dabei sind sachliches Denken, Kreativität und Phantasie gefragt.

Andere mögliche Sichtweisen aufspüren

- Was könnte ich anderes tun?
- Wie könnte ich die Sache anders sehen?
- Wie würde ich die Sachlage einschätzen, wenn ich mir meiner selbst sicherer wäre?
- Was könnte ich tun, wenn ich mir selbst mehr zutrauen würde?
- Wie würde ich mich verhalten, wenn ich Meinungen anderer weniger wichtig nähme?
- Was würden andere in meiner Situation tun?
- Wie würden andere die Sache einschätzen?
- Kenne ich vergleichbare Situationen, in denen ich anders gedacht oder gehandelt habe?
- Mit welchen Gedanken würde ich mich besser fühlen?
- Was könnte ich tun, um mein Befinden zu verbessern?
- Wie würde ich denken, wenn ich weniger an mich selbst denken würde?
- Was würde ich tun, wenn ich mehr Rücksicht auf andere nehmen wollte?

Es geht bei der Beantwortung nicht darum, eine negative Sache durch andere Gedanken schönzureden oder eine positive Sache schlechtzumachen. Vielmehr soll ein realistischer Blick entwickelt werden und ein ausgewogenes Denken, das beide Seiten enthält. Besonders gilt dies bei Sachverhalten, die noch nicht geklärt sind oder keine endgültige Klärung zulassen. Deshalb ist vorerst oder dauerhaft keine der überlegten Sichtweisen mit

Sicherheit auszuschließen. Es macht also keinen Sinn, sich auf eine Möglichkeit festzulegen und deshalb z.B. in Panik, Wut oder übertriebenen Glückstaumel zu geraten, sich minderwertig oder schuldig zu fühlen, gegenüber anderen zu protzen oder selbstherrliche Überheblichkeit an den Tag zu legen.

Indem beim ausgewogenen Denken alle möglichen Sichtweisen berücksichtigt werden, eröffnet sich ein größerer Handlungsspielraum.

 Überlastung durch Perfektionsstreben und übertriebene Verantwortungsübernahme

Situation: Als Angestellter in einer mittleren Position bin ich mit der Arbeit überlastet.

Negative Gedanken	*Andere mögliche Gedanken*
Schon wieder eine dringende Sache; wie soll ich das bloß schaffen?	Es geht nur eins nach dem anderen. Wenn ich mehrere Sachen gleichzeitig mache, kommen mehr Fehler vor.
	Meine Erfahrung erlaubt mir, zu entscheiden, welche Sache dringender ist. Ich könnte auch den Chef fragen, was zuerst erledigt werden soll.
Ich muß schneller arbeiten.	Ich gebe schon mein Bestes. Deshalb arbeite ich so weiter, mache Überstunden, dafür kann ich länger Urlaub nehmen.
	Wenn ich schneller arbeite, kriege ich Magenschmerzen,

Negative Gedanken	Andere mögliche Gedanken
	dann falle ich vielleicht ganz aus. Also lasse ich Arbeit lieber bis morgen liegen.
Wenn ich Arbeiten an Untergebene abgebe, erledigen sie etwas vielleicht nicht nach meinen Vorstellungen und machen Fehler.	Wenn ich ihnen keine Chance gebe, können sie es nicht lernen.
	Ich sollte einen Versuch machen, um zu sehen, ob meine Bedenken berechtigt sind.
	Ich kann ihnen genau erklären, wie ich mir die Sache vorstelle.
	Vielleicht haben sie sogar neue Ideen, die der Sache dienlich sind.
	Wenn ich alles selbst tun möchte, bräuchte ich keine Mitarbeiter, die dafür bezahlt werden, mir Arbeit abzunehmen.
Wenn ich fix und fertig nach Hause komme, regt sich meine Frau wieder furchtbar auf.	Sie hat recht; ich sollte zumindest an Wochenenden ausspannen und mehr für die Familie da sein, statt dauernd Arbeit noch mit nach Hause zu bringen.

Negative Gedanken	Andere mögliche Gedanken
	Sie sieht es richtig, wenn sie meint, daß ich mir mal überlegen sollte, ob ich das so noch lange durchhalte.
Wenn ich nicht mehr schaffe, verliere ich vielleicht bald meinen Arbeitsplatz.	Ich habe mir nichts vorzuwerfen. Mehr als arbeiten kann ich nicht.
	Manch ein Chef wäre froh, jemanden zu beschäftigen, der sich so reinkniet wie ich.
	Der Chef sieht meist ein, daß die Arbeit kaum zu schaffen ist, wenn ich mit ihm darüber spreche.

Neigen Sie zu einseitigem Denken, sollten Sie täglich mehreren einseitigen Sichtweisen alternative Gedanken schriftlich gegenüberstellen.

Das Alles-oder-Nichts-Prinzip

Dem Alles-oder-Nichts-Prinzip folgend gibt es verständnisvolle oder egoistische Väter, selbstbewußte oder abhängige Menschen, ein lebenswertes oder sinnloses Leben, Kranke oder Gesunde, spannende oder einschläfernde Diskussionen – und viele andere Entweder-Oder.

Folgt das Denken diesem Schwarz-oder-Weiß-Prinzip, wird in Extremen gedacht. Dabei gelangt man zu Bewertungen, die so in aller Regel kaum jemals vollständig zutreffen. Ebenso wie es nicht nur Schwarz und Weiß, sondern dazwischen viele Graustufen gibt, gibt es wohl kaum das allseits immer lebenswerte oder allseits immer quälende Leben, den in allen Belangen zu vollster Zufriedenheit beitragenden oder in allen Belangen nur völlige Unzufriedenheit hervorbringenden Beruf, den beständig allseits perfekten oder fortwährend allseits fehlerhaften Partner und so weiter.

Sind Sie im Alles-oder-Nichts-Denken gefangen, ist es notwendig, die Sache genauer anzuschauen – und zwar in möglichst vielen Einzelheiten. Dabei ist es hilfreich, sich zu dem, um das es im Einzelfall geht, Fragen zu stellen, die beide Seiten enthalten.

Denken nach dem Alles-oder-Nichts-Prinzip überprüfen

- Was ist gut und was ist schlecht an mir als Vater?
- Was war an meiner Urlaubsreise schön, was war nicht zufriedenstellend?
- Was gefällt mir an meinem Leben, was hätte ich lieber anders?
- Was gefällt mir an meinem Beruf, womit bin ich im Beruf unzufrieden?
- Was schaffe ich, was könnte besser klappen?

Bei der Beantwortung ist es wichtig, auf Kleinigkeiten zu achten, denn Kleinigkeiten formen ein Gesamtbild. Dies wird leichter, wenn Sie die Überlegungen dazu schriftlich anstellen. Dabei ist die Situation oder Angelegenheit, mit der Sie sich befassen, zu beschreiben. Anschließend werden in einer Spalte positive und in einer zweiten Spalte negative Gesichtspunkte notiert.

Der sich so herausbildende Gesamteindruck berücksichtigt nun deutlich mehr Einzelheiten und bietet deshalb eine eher realistische Einschätzung. Damit wird es deutlich schwerer, diese Sache nur schwarz oder nur weiß zu sehen. Das Überprüfen sollte so lange geschehen, bis statt des Alles-oder-Nichts-Denkens ein Sowohl-als-Auch-Denken eingeübt ist.

Das Muß-Denken

So unscheinbar das Wort «muß» auch sein mag, so immens ist dennoch vielfach seine Bedeutung. Es könnte manches Mal der Eindruck entstehen, das Leben sei ein einziger Kampf, ein Sammelsurium, bestehend aus lauter Verpflichtungen, die kaum noch Entscheidungsfreiheit zulassen (Ich muß zur Arbeit gehen!, Ich muß zum Arzt!, Eine Prüfung muß abgelegt werden!, Ich muß ins Bett gehen!, Die Konferenz muß vorbereitet werden! ...).

Selbstverständlich gibt es manches, das man nicht selbst entscheiden, sondern nur hinnehmen kann: mit bestimmten Erbanlagen auf die Welt gekommen zu sein, Opfer von Gewalttaten oder anderen kriminellen Handlungen zu werden, an vorher sicheren Orten von Naturkatastrophen heimgesucht zu werden, trotz aller angemessenen Vorsichtsmaßnahmen eine Krankheit zu bekommen oder zu verunglücken, von Entscheidungen anderer betroffen zu sein, einen wichtigen Menschen durch seinen Tod zu verlieren.

Für das Zustandekommen von Streß ist es oft ein großer Unterschied, ob man etwas muß oder will oder möchte. Viele Muß-Gedanken sollten durch Will-Gedanken ersetzt werden, um sich durch Einfügen des Wortes «will» zu zeigen, daß man selbst dies so entschieden hat.

Für Muß-Gedanken, bei denen Ihnen nicht klar ist, ob Sie tatsächlich etwas müssen oder es so entschieden haben, sollten Sie dies prüfen. Dabei ist zunächst nach anderen Möglichkeiten des Handelns zu suchen. Schriftlich festzuhalten sind dabei alle

Möglichkeiten, die durch sachliches Denken, Kreativität und Phantasie zu entdecken sind.

Wahlmöglichkeiten zu einem Muß-Gedanken
Muß-Gedanke: «Damit meine Kinder genug Zuwendung bekommen, muß ich meinen Beruf aufgeben!»

Alternative Entscheidungsmöglichkeiten
- die Kinder zu einer Tagesmutter geben
- die Kinder in einem Kindergarten anmelden
- Eltern oder Schwiegereltern bitten, die Kinder zu betreuen
- einen Heimarbeitsplatz suchen
- den Mann bitten, für einige Zeit Hausmann zu werden.

Sind Wahlmöglichkeiten gefunden, sollten Sie für jede Möglichkeit einschließlich des Muß-Gedankens Vor- und Nachteile abwägen. Vielleicht zeigt sich dabei, daß es wirklich gute Gründe gibt, das, was als Muß erschien, auch tatsächlich zu wollen. Dann fällt es leichter, es zu akzeptieren, weil Sie deutlich sehen, warum es für Sie sinnvoll ist, keine andere Entscheidung getroffen zu haben. Taucht der Muß-Gedanke später erneut auf, können Sie sich das immer wieder vor Augen führen. Auch können Sie das Aufgeschriebene später erneut heranziehen, um festzustellen, ob getroffene Entscheidungen weiterhin zweckmäßig sind, oder ob sich neue Wahlmöglichkeiten ergeben haben oder andere Vor- und Nachteile zu berücksichtigen sind.

Ergibt die Prüfung des Muß-Gedankens, daß es für Sie nicht erstrebenswert ist, die jeweilige Sache wie gewohnt weiterzuführen, weil es eine bessere Möglichkeit gibt, sollte diese fortan gewählt werden.

Katastrophengedanken überprüfen

Es geht um Katastrophen, die im Kopf entstehen durch verallgemeinernde, diffuse und einseitige Denkweisen. Beispiele für Katastrophengedanken sind: Kontrolliere ich vor dem Zubettgehen meinen Herd nicht, entsteht ein Feuer, in dem alle Hausbewohner umkommen!, Wenn ich zum Arzt gehe, stellt er eine schwere Krankheit bei mir fest!, Wenn andere mein Ekzem am Rücken sehen, wenden sie sich von mir ab!, Wenn sich mein Mann über mich ärgert, läßt er sich scheiden!, Wenn ich zu meinem Kollegen sage, daß mir die ewigen Diskussionen im Team auf die Nerven gehen, erfährt der Chef davon und wirft mich raus!

Katastrophengedanken sollten genau angeschaut und konkretisiert werden. Dies geschieht, indem Sie sich zu den jeweiligen Gedanken Fragen stellen, die helfen, die Wirklichkeit zu prüfen, realistisch einzuschätzen, Vorsichtsmaßnahmen zu ergreifen und Bewältigungsstrategien aufzubauen.

Katastrophengedanken überprüfen
(X=die jeweilige Katastrophe)

- Welche triftigen Gründe gibt es jetzt in Wirklichkeit dafür, daß X passieren wird? – Was sagen die Gründe darüber aus, mit welcher Wahrscheinlichkeit X eintritt?
- Was weiß ich über X, das mir helfen kann, die Wahrscheinlichkeit realistisch einzuschätzen, daß X passieren wird?
- Welche triftigen Gründe haben andere Menschen in ähnlicher Lage, daß sie nicht daran denken, daß X passieren wird? – Welche dieser Gründe treffen auch bei mir zu?
- Aus welchen triftigen Gründen habe ich in ähnlichen Situationen nicht gedacht, daß X geschehen wird? – Welche dieser Gründe treffen auch jetzt noch zu?

- Was sollte ich in Erfahrung bringen, um besser einschätzen zu können, mit welcher Wahrscheinlichkeit X eintreten wird?
- Was muß vorher noch geschehen, damit X eintritt? – Wie wahrscheinlich ist es, daß all das tatsächlich geschieht?
- Welche Fehler oder Unachtsamkeiten müßte ich selbst begehen, damit X geschieht? – Wie wahrscheinlich ist es, daß ich das tue?
- Was müßten welche anderen Menschen tun, damit X passiert? – Wie wahrscheinlich ist es, daß sie sich so verhalten?
- Was kann ich selbst oder mit Hilfe anderer tun, um X vorzubeugen? – Wie wahrscheinlich ist es, daß mir dies gelingen wird?
- Wie wahrscheinlich ist es, daß X passiert?
- Mit welchem Schaden müßte ich genau rechnen, wenn X eintritt?
- Was kann ich tun, wenn X tatsächlich passiert?

Alle zu einem Katastrophengedanken gestellten Fragen sollten so genau wie möglich – auch mit Zahlenangaben für Wahrscheinlichkeiten von 1% bis 100% – beantwortet werden.

Verbote im Kopf

Es können viele Verbote sein, die man mit sich herumschleppt (Ich darf nichts tun, ohne es vorher ausgiebig zu planen!, Ich darf anderen nicht zur Last fallen!, Ich darf nicht auffallen!, Ich darf Vorgesetzten nicht widersprechen!, Ich darf nicht albern sein! ...). Manche von ihnen bestehen von Kindheit an.

Oft bestehen solche Verbote, ohne daß hinterfragt wird, ob sie überhaupt sinnvoll sind. Sie können Streß hervorrufen, wenn man gegen sie verstößt oder auch nur den Wunsch hegt, dies mal zu tun. Verbote im Kopf sind aber keine unumstößlichen

Gesetze. Sie können verändert oder ganz abgebaut werden. Dazu ist zu prüfen, ob sie einem mehr Schaden als Nutzen bringen. Dies kann durch eine Analyse der Vor- und Nachteile geschehen. Ist es für einen gewinnbringend, sich nach dem Verbot zu richten, fällt es leichter zu akzeptieren, daß man sich gewisse Dinge mit dem Verbot untersagt.

Zeigt sich jedoch, daß ein Verbot mehr schadet als nützt, sollten Sie überlegen, ob Sie es verwerfen wollen, oder ob es zukünftig nur für bestimmte Situationen Gültigkeit haben sollte. Beispielsweise würden sicher viele sagen, Fertigmahlzeiten aus Konserven sollten nicht täglich auf den Tisch kommen. Andererseits helfen Fertigmahlzeiten, wenn für die Vorbereitung einer frischen Mahlzeit an ein oder zwei Tagen in der Woche keine Zeit ist oder andere Dinge wichtiger sind (als Hausfrau eine Teilzeitbeschäftigung anzunehmen, als Junggeselle zum Fußballtraining zu gehen ...). Zeigen Überlegungen dieser Art, daß Sie ein Verbot einerseits nicht aufrechterhalten wollen, es andererseits bei bestimmten Gelegenheiten Nutzen bringt, sollten diese Gelegenheiten genau benannt werden. Für das Beispiel mit der Konservenkost könnten neue Gedanken so lauten: Ich sollte nicht täglich Konservenkost oder andere Fertigmahlzeiten auf den Tisch bringen; also werde ich mich, wenn nichts Wichtiges anliegt, um frische Mahlzeiten kümmern! Montags und donnerstags gehe ich meiner Teilzeitbeschäftigung nach; an diesen Tagen erlaube ich mir, auf Konserven zurückzugreifen! Immer, wenn mir andere Dinge wichtiger erscheinen als Essenszubereitung, darf ich frei entscheiden, ob ich eine frische Mahlzeit zubereite oder ob ich statt dessen etwas anderes tue!

Bei vielen Verboten, die Sie als nicht nützlich für sich ansehen, ist es sinnvoll, das Verbotene immer wieder auszuprobieren. Was ausprobiert werden soll, ist schriftlich festzuhalten.

«Verboten» zuwiderhandeln

- Eine Haarsträhne grün einfärben,
- zwei unterschiedliche Strümpfe anziehen,
- ungekämmt in den Zeitungsladen gehen,
- sich in der Eisdiele zu jemandem setzen, der alleine an einem Tisch sitzt,
- am Wochenende die Freundin fragen, ob sie mit zur Kirmes geht, obwohl ihr Mann zu Hause ist,
- unabhängig vom Partner etwas unternehmen (in Absprache mit ihm oder ihr),
- einen Sexfilm in der Videothek ausleihen,
- beim Einkaufen im Supermarkt einen großen Strohhut tragen,
- dem Chef eine neue Überstundenregelung vorschlagen,
- den Verkäufer im Möbelhaus um ein Glas Mineralwasser bitten,
- beim Mittagessen mit den Kollegen in der Kantine albern sein,
- der Nachbarin von dem Ärger mit den Schwiegereltern erzählen,
- den Nachbarn fragen, ob er Lust hat, mit mir einen Schneemann zu bauen,
- spontan am Samstag zu einem Kurzurlaub über das Wochenende aufbrechen,
- mit einem Spiel unter dem Arm ohne vorherige Ankündigung bei Freunden klingeln,
- im Bus in einem Sexbuch lesen,
- einen anderen Fahrgast im Zug um ein Hustenbonbon bitten,
- beim Betriebsausflug während des Essens aufstehen und ein kurzes Gedicht vortragen.

Bevor neues Verhalten in der Wirklichkeit erprobt wird, kann es hilfreich sein, Phantasien zur Vorbereitung zu nutzen.

Magisches Denken

Magisches Denken liegt vor, wenn man glaubt, daß sich alles im Leben wiederholt. Viele Situationen, denen man begegnet, sind einem aus der Vergangenheit vertraut, weil Ähnliches schon einmal oder mehrmals erlebt wurde. Von vergangenen Erfahrungen und Erlebnissen wird oft auf die Zukunft geschlossen. Sinnvoll ist dies, weil man sich dadurch nicht auf jede kommende Situation neu einstellen muß, bewährtes Verhalten zur Gewohnheit werden kann, Erfahrung und Wissen es erleichtern, auch schwierige Situtionen zukünftig besser zu bewältigen, und man sich nicht ständig neu den Kopf darüber zerbrechen muß, was geschehen wird, wie man sich verhalten soll, was andere tun werden usw. In diesem Sinne bringen vertraute Situationen Erleichterung und beugen einer hoffnungslosen Überforderung durch das, was täglich auf einen einstürzt, vor.

Problematisch sind solche Schlußfolgerungen jedoch dann, wenn aus ihnen unumstößliche Vorhersagen werden. Kurz könnte dies auch heißen: Vergangenheit = Zukunft. Damit ist ausgeschlossen, daß zukünftig andere Erfahrungen möglich sind. Bei genauerem Hinsehen zeigt sich jedoch, daß solche Schlußfolgerungen einige Denkfehler beinhalten.

Vergangenheit ist nicht gleich Zukunft

- Jede Situation, der man begegnet, gibt es nur einmal!
- Es gibt ähnliche Situationen, aber nicht dieselbe Situation mehrmals!
- Was in der Vergangenheit schiefgelaufen ist, muß nicht notgedrungen wieder so ablaufen!

- Aus dem, was nicht zur Zufriedenheit war, kann für die Zukunft gelernt worden sein!
- Vielleicht wurden zwischenzeitlich andere Erfahrungen gemacht, die einen anders mit der bekannten Situation umgehen lassen!
- Vielleicht sind störende Verhaltensweisen oder störende Denkmuster, die beim letzten Mal blockiert haben, verändert worden!
- Menschen können sich verändert haben!
- Äußere Bedingungen können zukünftig anders sein!
- Eine Situation, die schon einmal erlebt wurde, läßt zukünftig bessere Vorbereitung zu!

Solche Überlegungen sollen nicht ehemals gesammelte negative Erfahrungen beschönigen, sondern die Vergangenheit für die Bewältigung zukünftiger Situationen nutzen.

Schlußfolgerungen von Vergangenem auf Zukünftiges prüfen

- In welchen Punkten ist die zu erwartende Situation einer früheren ähnlich?
- In welchen Punkten ist die zukünftige Situation voraussichtlich von der bekannten verschieden?
- Was hat sich bei mir selbst verändert, das voraussichtlich dazu führen wird, daß ich in der zukünftigen Situation andere als die bekannten Erfahrungen machen werde?
- Was habe ich aus der vergangenen Situation für eine zukünftige ähnliche Situation gelernt?
- Welche Informationen über die vergangene Situation kann ich nutzen, um mich jetzt besser auf die zukünftige ähnliche Situation vorzubereiten?

- Welches neue Verhalten könnte ich in der zukünftigen Situation ausprobieren?
- Was hat sich bei den Menschen, mit denen ich vorher zu tun hatte und zukünftig erneut zu tun haben werde, verändert?
- Welche äußeren Bedingungen haben sich in welcher Weise gegenüber vorher wie geändert?

Magisches Denken liegt auch vor, wenn von Erlebnissen, Erfahrungen oder Aussagen anderer auf zukünftige eigene Erfahrungen geschlossen wird. Auch hier werden Schlußfolgerungen gezogen, ohne zu prüfen, ob sie gerechtfertigt sind.

Schlußfolgerungen aus Erfahrungen, Schicksalen oder Aussagen anderer prüfen

Beispiel: Meine Mutter starb an einem Herzinfarkt; auch ich werde daran sterben!

- Bin ich meine Mutter?
- Gibt es bei mir organische Gründe dafür, daß ich wie meine Mutter einen Herzinfarkt bekommen werde?
- Gibt es anderes, das mein Risiko, einen Herzinfarkt zu erleiden, erhöht (Rauchen, Bewegungsmangel ...)?
- Ist mein Gesundheitszustand ähnlich angegriffen, wie der meiner Mutter, bevor sie den Infarkt erlitten hat?
- Tue ich mehr für mein Herz-Kreislauf-System als meine Mutter (regelmäßige Bewegung, Ernährung ...)?
- Werde ich wahrscheinlich auf frühe Warnzeichen für einen Herzinfarkt reagieren und zum Arzt gehen oder, wie meine Mutter, auch dann noch weiterschuften?
- Gibt es heute andere Möglichkeiten, einen drohenden Infarkt früher zu erkennen?
- Welche Möglichkeiten habe ich im Unterschied zu meiner

Mutter, bei einem Infarkt schnell ärztliche Hilfe zu bekommen?

- Muß jeder Herzinfarkt so schwerwiegend sein wie der bei meiner Mutter?
- Gibt es Menschen, die einen Herzinfarkt erlebt haben, aber nicht daran verstorben sind?

Um magisches Denken handelt es sich oft auch dann, wenn zwei Dinge miteinander verknüpft werden (Wenn ich schlank geworden bin, kann ich Freunde finden!, Wenn ich in eine andere Abteilung versetzt werde, werde ich weniger nach Perfektion streben ...). Auch hier gilt es Fragen zu überlegen und sie so genau wie möglich zu beantworten.

Schlußfolgerungen, die aus magischen Verknüpfungen stammen, prüfen
Beispiel: «Wenn ich in eine andere Wohnung umgezogen bin, werde ich nicht mehr so häufig Durchfall haben.»

- Was hat meine jetzige Wohnsituation mit meinem häufigen Durchfall zu tun?
- Was genau in meiner Umgebung und bei mir selbst trägt jetzt dazu bei, daß ich oft Durchfall habe?
- Was genau wird sich in meiner Umgebung und bei mir selbst verändern, wenn ich umgezogen bin?
- Welche sachlichen Gründe gibt es dafür, daß sich mein Durchfall nach meinem Umzug tatsächlich bessert?
- Werde ich nach dem Umzug anders mit schwierigen Situationen umgehen, in denen ich jetzt oft Durchfall habe?
- Ist anzunehmen, daß ich mich durch meinen Umzug weniger hilflos im Umgang mit anderen Menschen fühle, was jetzt meinen Durchfall fördert?

- Warum kann ich an der Art, in der ich mit schwierigen Situationen umgehe, erst dann etwas verändern, wenn ich umgezogen bin?
- Warum kann ich nicht schon jetzt etwas dafür tun, meine Hilflosigkeit zu mildern?
- Was hat meine jetzige Wohnung damit zu tun, daß ich mit schwierigen Situationen oft nicht fertig werde?

Blockaden durch Ja-Aber-Gedanken aufheben

Ja-Aber-Gedanken sind Gedanken, in denen im Ja-Teil ein Wunsch, Ziel oder Zustand benannt, im Aber-Teil jedoch wieder zurückgenommen, verworfen oder abgeschwächt wird.

Oft vorkommende Ja-Aber-Gedanken

- Ja, ich hätte gerne einen größeren Freundeskreis, aber es war schon immer schwer für mich, Kontakte zu knüpfen.
- Ja, ich sollte Ärger nicht dauernd runterschlucken, aber ich habe Angst, daß ich es mir dann mit meinen Kollegen verderbe.
- Ja, ich habe in meinem Leben schon manches geschafft, aber andere bringen es zu mehr.
- Ja, ich sollte weniger rauchen, aber andere rauchen ja auch und sterben an etwas ganz anderem.
- Ja, manchmal würde ich meinen Eltern gerne die Meinung sagen, aber sie haben in ihrem Leben so viel für mich getan, da gehört sich das doch nicht.
- Ja, es wäre wichtig, wenn ich regelmäßig meinen Blutdruck kontrollieren ließe, aber ich vergesse es immer wieder.
- Ja, ich wäre weniger nervös, wenn ich mehr Arbeiten an meine Mitarbeiter abgeben würde, aber wer weiß, ob sie Arbeiten so erledigen, wie ich es mir vorstelle.

■ Ja, ich würde gerne öfter mit meinem Mann schmusen, aber er hat Diabetes, deshalb ist das vielleicht egoistisch von mir.

Solche Gedanken führen zu Streß, weil der Aber-Teil das, was getan werden kann, um Streß zu reduzieren, einschränkt oder gar zu etwas Unmöglichem werden läßt; unangenehme Gefühle hervorbringt oder bestehen läßt; zu negativen Einschätzungen des Selbstwerts beiträgt. Auch in Gesprächen wirken sich Ja-Aber-Gedanken aus. Jemand gibt einen Rat, es wird mit Ja, aber ...! geantwortet, wodurch der Rat sogleich verworfen wird.

Zur Veränderung dieser störenden Gedanken ist es notwendig, den Aber-Teil zu überprüfen.

Ja-Aber-Gedanken überprüfen

■ Geben die «Aber» tatsächlich triftige Gründe dafür an, daß ich etwas, das ich mir wünsche, nicht tun kann?

■ Sind die «Aber» eine Tatsache, oder sollte ich zunächst herausfinden, ob sie wirklich stimmen?

■ Kann ich meine Ziele oder Wünsche so verändern oder in kleine Schritte unterteilen, daß die «Aber» keine Rolle mehr spielen?

■ Was genau würde ich jetzt tun, wenn es die «Aber» nicht gäbe oder ich sie mal für eine Zeit aus meinen Gedanken streichen würde? – Ist das, was ich dann tun würde, jetzt wirklich unmöglich?

■ Lassen sich die «Aber» dadurch außer Kraft setzen oder entschärfen, daß ich z.B.: neues Verhalten erlerne, mehr mit anderen darüber spreche, was sie tatsächlich denken, statt Vermutungen anzustellen, andere störende Denkmuster verändere, meine Zeit besser einteile, mehr auf meine positiven

Seiten achte, lerne, mit meiner chronischen Erkrankung besser umzugehen, meine Ansprüche an mich selbst zurückzuschrauben?

■ Will ich den «Aber» tatsächlich die Macht geben, zu bestimmen, daß ich etwas nicht tun oder erreichen kann?

■ Nennen die «Aber» wirklich triftige Gründe dafür, daß ich das, was ich erlebe, wieder einschränken sollte?

Sie sollten alle auftauchenden «Ja-Aber» aufschreiben und anschließend jeden Ja-Aber-Gedanken einzeln schriftlich überprüfen.

Hilfreiche Selbstgespräche führen

Selbstgespräche können Gedanken sein, die einem bei bestimmten Gelegenheiten durch den Kopf schießen oder die man zu sich selbst sagt. Störende Selbstgespräche können vielfältige Streßreaktionen erzeugen. Hilfreiche Selbstgespräche helfen Streß zu lindern.

Hilfreiche Selbstgespräche einleiten

■ Wer außer mir selbst hat ein Recht, über meine Zeit zu verfügen?

■ Was habe ich mir in anderen Situationen gesagt, um mir selbst Mut zu machen?

■ Welche Gedanken bauen mich auf?

■ Was kann ich mir selbst sagen, um meine Stimmung zu verbessern?

■ «Muß» ich das tun oder habe ich entschieden, daß ich es tun möchte?

■ Wer außer mir selbst soll bestimmen, was ich aus meinem Leben mache?

- Was bringt es mir, immer perfekt sein zu wollen?
- Lohnt es sich, daß ich mich durch Nebensächlichkeiten aus der Fassung bringen lasse?
- Welches sind meine Stärken?
- Könnte ich die Sache auch anders sehen?
- Welche Gedanken haben mir früher schon einmal geholfen, als ich nicht weiterwußte?
- Was würden andere tun, wenn sie in meiner Lage wären?
- Wen könnte ich um Hilfe bitten?
- Was gefällt mir an meinem Leben?
- Habe ich es nötig, mich im Verein dauernd niedermachen zu lassen?
- Haben meine Eltern das Recht, mich noch immer wie ein Kleinkind zu behandeln?
- Was könnte ich tun, um eine Lösung für meine Probleme mit meinem Vermieter zu finden?
- Bringen mich Grübeleien zu einer Lösung für mein Problem?

Die Antworten können genutzt werden, um eine Art inneres Zwiegespräch zu führen, in dem störenden Gedanken hilfreiche Überlegungen gegenübergestellt werden.

Zwiegespräche bei störenden Gedanken

störende Selbstgespräche	*hilfreiche Selbstgespräche*
Wenn sich an der Kinokasse wieder jemand vordrängt, kriege ich einen Wutanfall.	Die Sache ist es nicht wert, mir deshalb den Abend zu verderben.
Wenn ich alt bin, kann ich nur noch auf den Tod warten.	Es gibt noch vieles, das ich erleben möchte.

störende Selbstgespräche	*hilfreiche Selbstgespräche*
Entspannung finde ich nur in der Spielhalle.	Ich könnte mal versuchen, wie es mir geht, wenn ich statt dessen mit meinen Kindern einen Schneemann baue, ins Schwimmbad gehe oder einen romantischen Abend mit meiner Frau verbringe.
Männer interessieren sich nur für schlanke Frauen.	Ich kenne Männer, die sagen, daß sie etwas zum Anfassen haben möchten.
Meine Eltern bestimmen über mein Leben.	Ich bin alt genug, um selbst zu wissen, was richtig für mich ist.
Ein Mann weint nicht.	Ich fühle mich besser, nachdem ich meinen Tränen freien Lauf gelassen habe.
Mein Freund ruft nicht an; er läßt mich wieder hängen.	Ich könnte selbst versuchen, ihn zu erreichen, dann werde ich sehen, was los ist.
Wenn meine Kinder ausziehen, ist mein Leben leer.	Ich sollte mir schon jetzt für später einen neuen Lebensinhalt suchen.
Wenn ich meinen Sachbearbeiter noch mal anrufe, weil ich mit den Unterlagen nicht zurechtkomme, gehe ich ihm auf die Nerven.	Es ist seine Aufgabe, Auskunft zu geben; er wird dafür bezahlt. Außerdem könnten sie die Unterlagen verständlicher verfassen.

störende Selbstgespräche	hilfreiche Selbstgespräche
Wenn ich heute beim Zahnarzt wieder dauernd husten muß, kann ich mich da nicht mehr blicken lassen.	Bisher war er sehr verständnisvoll, geduldig und hat auf meinen Husten Rücksicht genommen; ich huste schließlich nicht, um ihn absichtlich bei der Arbeit zu stören.

Kommen oft störende Selbstgespräche vor, sollten Sie diese mit den zugehörigen hilfreichen Selbstgesprächen schriftlich in einer Übersicht zusammenstellen.

Lebensziele verfolgen

Lebensziele und -pläne braucht jeder – und zwar in passendem Maß. Streß kann sowohl dann entstehen, wenn Lebensziele fehlen oder sie zu niedrig gesteckt sind, als auch dann, wenn man zu viele oder zu hoch gesteckte Ziele verfolgt.

Lebensziele

- Ziele dienen als Orientierung, Rahmen oder Struktur!
- Jedes Ziel ist nur schrittweise zu erreichen!
- Niemand ist ein Hellseher, der genau wissen kann, ob nicht etwas passiert, das eine Veränderung von Zielen notwendig macht!
- Ziele erreichen erfordert am Ball zu bleiben!
- Ziele sind nach Bedarf veränderbar!

Die Suche nach passenden Zielen, die weder unter- noch überfordern, beginnen Sie, indem Sie eine Art Lebensplan entwerfen. Sie können für verschiedene Lebensbereiche und -abschnitte festlegen, was Sie erreichen möchten und was Ihnen wichtig ist. Solche Lebensbereiche können sein: Familie, außerfamiliäre soziale Beziehungen, Beruf, materielle Werte, Kompetenzen, Freizeitgestaltung, Hobbys. Schauen Sie sich die Lebensbereiche und verschiedenen Lebensabschnitte (z.B. das Jugendalter, die Zeit der Berufsausbildung, die Zeit der Elternschaft, das Rentenalter) einzeln an, können Sie für jeden Lebensbereich und -abschnitt Ziele benennen. Damit die Ziele nicht im Trubel des Alltags oder den Wirren der Jahre versiegen, sollten sie aufgeschrieben werden.

Ein Ziel ist nur in einzelnen Schritten zu erreichen. Niemand wird auf Anhieb ein Spezialist für Krebserkrankungen oder ein Supertorjäger. Auch ein Eigenheim ist nicht im Handumdrehen aus dem Boden gestampft, der Traummann ist nur selten an der nächsten Straßenecke anzutreffen, die Kinder sind nicht mit einem Handstreich zu lebenstüchtigen Menschen erzogen usw. Damit Lebensziele nicht zur Überforderung werden, ist es notwendig, jedes einzelne Ziel in Teilziele zu untergliedern, deren Erreichen bereits einen Erfolg darstellt, auf den man stolz sein kann.

So kommen Sie schrittweise dem großen Ziel näher.

 Durch welche Schritte läßt sich das Ziel am besten erreichen?
- Welche Voraussetzungen brauche ich bei mir selbst und in meiner Umgebung, um mein großes Ziel zu erreichen?
- Welche Voraussetzungen habe ich bereits, welche muß ich noch schaffen?
- Was kann ich selbst tun, um ans Ziel zu gelangen?

- Wobei brauche ich Hilfe von anderen? – Wer könnte mir wie zur Seite stehen?
- In welcher Abfolge sollte ich welchen Schritt bzw. welches Teilziel anstreben?
- Zu welcher Zeit paßt welcher Schritt am besten zu dem, was sonst in meinem Leben noch wichtig sein soll?
- In welchen Schritten gehen andere Menschen bei diesem Ziel vor, die über ähnliche Voraussetzungen verfügen wie ich selbst? – Welche dieser Schritte könnten auch für mich passen?
- Kann ich anderen mir wichtigen Dingen trotzdem noch ausreichend nachkommen?
- Bin ich bereit, das in Kauf zu nehmen, was mit der Erfüllung der Aufgabe für mich verbunden ist?
- Wie wahrscheinlich ist es, daß ich dabei in Streß gerate?

Gleichzeitig helfen solche Überlegungen, zu prüfen, ob es voraussichtlich möglich sein wird, Ziele zu verwirklichen. So mag es beispielsweise ein schöner Traum sein, ein Weltklassefußballer zu werden, jedoch dürften wohl den meisten die Voraussetzungen fehlen, um dies zu erreichen. Auch wenn nicht jedes Ziel ganz und gar zu verwirklichen ist, ist es dennoch meist nicht notwendig, es gleich ganz in den Wind zu schreiben. Vielleicht ist es schon ein schöner Erfolg, sich als geachteter Torjäger in der Kreisklasse oder Seniorenelf einen Namen zu machen.

Auf dem Weg zu Ihren Zielen

- Wie weit bin ich meinen großen Zielen näher gekommen?
- Welche Teilziele konnte ich bisher erreichen (in der Familie, im Beruf, in der Freizeit ...)?
- Was von dem, was ich begonnen habe, ist gelungen?

■ Welche meiner Teilziele habe ich erreicht?

■ Kann ich das Nichterreichte nachholen?

■ Wann kann ich was nachholen?

■ Was ist völlig schiefgelaufen?

■ Wie kann ich an dem, was nicht gelungen ist, etwas ändern?

■ Sind zusätzliche Schritte bis zu meinem großen Ziel einzukalkulieren?

■ Sollte ich mein großes Ziel eventuell ändern? – Welche Veränderungen sind möglich?

■ Was will ich im nächsten Schritt erreichen?

■ Brauche ich eventuell mehr Unterstützung? – Wer könnte mir wie helfen?

■ Sind derzeit wirklich triftige Gründe in Sicht, die mich von meinem Vorhaben abbringen könnten?

■ Welche Hindernisse lassen sich ggf. wie beseitigen?

Phantasien nutzen, um Ziele zu finden

Tagträume und Phantasien können bei der Lebensplanung und bei der Suche nach Zielen helfen. Wird nur von der Wirklichkeit ausgegangen, stößt man schon in Gedanken oft schnell auf Grenzen, z.B. weil: neue oder ungewöhnliche Ideen vielleicht erst gar nicht kommen oder sie sogleich wieder verworfen werden, man sich im wirklichen Leben eingeengt oder unfähig fühlt, einem sogleich in den Kopf schießt, was andere zu den Ideen sagen würden, erst gar nicht geprüft wird, ob aus dem üblichen Rahmen Herausfallendes tatsächlich ganz und gar unmöglich ist.

In Tagträumen und Phantasien haben Sie die Möglichkeit, beliebige Vorstellungen darüber zu entwickeln, wie Sie sein und wie Sie leben möchten, was Sie erreichen und was Sie ändern wollen. Übliche Hindernisse des Alltags können in Tagträumen zunächst einmal unbeachtet bleiben. Somit ist es möglich, in Phantasien Lebenspläne zu entwerfen mit Zielen, die Ihnen vielleicht nie und nimmer eingefallen wären, wenn Sie sich nur nach dem richteten, was die Wirklichkeit problemlos zuläßt.

Im ersten Schritt phantasieren Sie Ziele und Pläne, wobei Sie sich bewußt vornehmen, alle Ideen zuzulassen, egal wie ungewöhnlich, phantastisch, vom gewohnten Leben abweichend, komisch, großartig oder unpassend sie erscheinen mögen.

Phantasien zu eigenen Zielen und Plänen entwickeln

- Was würde ich mir wünschen, wenn eine Fee käme, die mir drei Wünsche erfüllt?
- Wie stelle ich mir einen angenehmen Ruhestand vor?
- Wie sieht eine Partnerschaft aus, in der ich zufrieden wäre?
- Wie würde ich leben, wenn ich 2 Millionen Mark im Lotto gewinnen würde?
- Welche Wünsche würde ich mir erfüllen, wenn mein Chef mir ein halbes Jahr bezahlten Urlaub gewähren würde?
- Wie würde ich leben wollen, wenn ich mein Leben mit dem Leben eines anderen tauschen könnte?
- Was würde ich anders machen, wenn ich meine Uhr um Jahre zurückstellen und neu anfangen könnte?

Was Ihnen dabei in den Sinn kommt, sollten Sie notieren, damit Sie nicht in Versuchung kommen, besonders die Gedanken, die phantastisch, ungewöhnlich oder unpassend erscheinen, sogleich wieder aus dem Blick zu verlieren. Jede Idee sollte so genau wie möglich ausgemalt werden, wobei es hilfreich ist, sich dazu Fragen zu stellen. Kommt z.B. der Gedanke, in den Bergen Neuseelands leben zu wollen, ist zu fragen: Was würde ich dort gerne tun? Welche Menschen oder Tiere hätte ich gerne bei mir?

Gibt es bestimmte Menschen, die ich mitnehmen oder neu kennenlernen möchte? Was genau reizt mich an Neuseeland? Wie
lange kann ich mir vorstellen, dort zu leben?

Im nächsten Schritt ist zu prüfen, was verwirklichbar ist.
Auch wenn sich zeigt, daß sich Ideen nicht vollständig realisie-
ren lassen, werden sich manche Anhaltspunkte für schrittweise
auch in der Realität erreichbare Veränderungen finden.

Phantasie und Veränderungen

Eine 47 Jahre alte Frau, die mit ihrem Ehemann zurückgezogen
in einem kleinen Dorf lebt, hat Krebs in fortgeschrittenem Sta-
dium. Sie weiß, daß sie nicht mehr lange zu leben hat. Es kommt
ihr die Phantasie: in einer Großstadt zu leben, einen großen
Freundeskreis zu haben, große Feiern mit vielen Freunden und
Bekannten zu veranstalten, viel Zeit mit Theater-, Konzert-,
Ausstellungs- und Kinobesuchen zu verbringen und dabei von
einem attraktiven jungen Mann begleitet zu werden. Bei der
Überprüfung der Phantasie mag sich für die Frau ergeben, daß:
die Beeinträchtigungen durch die Krebserkrankung ein Übermaß an Aktivitäten und damit verbundene Anstrengungen
nicht mehr erlauben, so umfassende Veränderungen einen – gemessen an ihrer Lebenserwartung – zu langen Zeitraum in Anspruch nehmen würden und sie den Ehemann, der sich rührend
um sie kümmert, nicht wirklich gegen einen jungen Liebhaber
eintauschen wollte. Möglich wäre jedoch folgendes: öfter mal
am Wochenende in die nächstgelegene Stadt zu fahren, um dort
ins Theater zu gehen, einen Kinofilm anzuschauen, ein Konzert
zu hören oder eine Ausstellung zu besuchen, bei einer Selbsthilfegruppe, in einem Konzert- oder Theaterförderungsverein mit-
zumachen, um dort aufgeschlossene Menschen für Gespräche
zu finden, die Nachbarn, frühere Kollegen, Bekannte des Ehe-

mannes aus der freiwilligen Feuerwehr und so weiter öfter mal einzuladen, den Ehemann zu bitten, sich richtig schick anzuziehen und ein jugendlich-frisches Rasierwasser zu verwenden, wenn sie gemeinsam ausgehen, zusammen mit dem Ehemann eine Städtereise (München, Paris, Wien ...) zu unternehmen.

Wenn Ziele zur Überforderung werden

Ziele sind veränderbar und können an eine neue Lebenslage angepaßt werden, es sei denn, es wird nach dem Alles-oder-Nichts-Gedanken gehandelt, der nur zwei Möglichkeiten läßt: Alles wie geplant erreichen, oder das Ziel ganz aufgeben. Realität ist aber, daß sich mit etwas Flexibilität durchaus vielerlei finden läßt, um Ziele, die, aus welchen Gründen auch immer, nicht mehr erreichbar sind, trotzdem nicht gleich in den Wind schreiben zu müssen.

Flexibilität bei der Lebensplanung erlaubt es, Ziele aktiv an das anzupassen, was nach dem Eintritt eines lebensverändernden Ereignisses möglich ist. Fragen, die helfen, mehr Flexibilität in Gedanken zu bringen, sind beispielsweise folgende: Welche Reisen eignen sich für jemanden nach einem Herzinfarkt?, Gibt es interessante Tätigkeiten, die ich trotz meines Bandscheibenvorfalls noch erlernen und ausüben könnte?, Wie schaffen es andere Menschen, die ihren Partner verloren haben, trotzdem, irgendwann mal wieder in einer Partnerschaft glücklich zu sein?, Gibt es außer der Villa am Stadtrand anderes Wohneigentum, das ich mir trotz der vorzeitigen Berentung noch leisten kann?

Sowohl durch den Eintritt lebensverändernder Ereignisse als auch durch Fehleinschätzungen beim Entwurf des Lebensplans können sich Ziele als Überforderung und deshalb als unpassend herausstellen. Insbesondere wenn Streß aufkommt, wäre es unbedingt falsch, auf Biegen und Brechen an den einmal gesteckten Zielen festzuhalten. Hilfreich ist es statt dessen, erneute Zielprüfungen vorzunehmen.

In verschiedenen Lebensbereichen passende Rollen finden

Jeder übernimmt unterschiedliche Rollen in verschiedenen Lebensbereichen. Man ist Mutter oder Vater, Großmutter oder Großvater, Sohn oder Tochter, Tante oder Onkel, Freund oder Freundin, Vorgesetzter oder Untergebener, Kunde oder Verkäufer, Arzt oder Patient, Vereinskamerad und so weiter. Mit jeder Rolle sind Rechte und Pflichten verbunden. Einerseits helfen Rollen Streß zu mildern, weil Rechte und Pflichten geklärt sind. Andererseits kann die Übernahme von Rollen Streß bringen.

Für die Streßvorbeugung und -bewältigung ist es zweckmäßig, sich zunächst zu verdeutlichen, welchen Gestaltungsspielraum jeder bei der Rollenübernahme hat. Dazu gehört auch, sich klar zu machen, welche Entscheidungsfreiheit Sie bei der Übernahme einzelner Rollen haben.

 Handlungsfreiheit bei der Rollenübernahme

■ Für die meisten Rollen, die Sie im Laufe Ihres Lebens übernehmen, können Sie sich bewußt entscheiden (z.B. Mutter, Ehemann, Pflegerin der Schwiegermutter oder Elternbeirat zu werden)!

■ Andere Rollen ergeben sich, weil sie Ihren Möglichkeiten entsprechen (z.B. werden Sie Untergebener und nicht Chef, weil Sie keinen eigenen Betrieb und keine Anstellung in leitender Position haben, Sie werden Mieter und nicht Vermieter, weil Sie kein Haus besitzen)!

■ Mit einigen Rollen müssen Sie leben (z.B. Sohn oder Tochter zu sein, Bruder oder Schwester zu sein, Witwe oder Witwer zu werden)!

■ Manche Rollen übernehmen Sie wie selbstverständlich, obwohl Sie sich auch dagegen entscheiden könnten (z.B. Sie müssen nicht Autofahrer sein, weil einen niemand zwingt, ein Auto zu fahren. Sie müssen nicht Wähler sein, denn niemand zwingt einen, sein Wahlrecht auszuüben!

Weiterhin sollten Sie sich verdeutlichen, inwieweit Sie die Möglichkeit haben, die mit einzelnen Rollen verbundenen Rechte und Pflichten im vorgegebenen Rahmen selbst zu gestalten. Als Mutter können Sie z.B.: sich aus dem Beruf zurückziehen, um nur noch für die Kinder da zu sein, oder eine Teilzeitbeschäftigung annehmen, um berufliche Interessen teilweise weiterzuverfolgen, Unternehmungen mit Freunden und Bekannten aufgeben, um abends bei den Kindern sein zu können, oder andere Möglichkeiten der Kinderbetreuung suchen, den Kindern alles vor den Füßen wegräumen oder sie zu mehr Selbständigkeit und Ordnung erziehen.

Eine Rolle übernehmen und gestalten
(X = die jeweilige Rolle)

■ Welche Rechte sind mit der Rolle X verbunden?

■ Welche Vorteile habe ich durch X?

■ Welchen meiner Ziele bringt mich X näher?

■ Welche Pflichten sind mit der Rolle X verbunden?

■ Bei wem kann ich mich über die mit X verbundenen Rechte und Pflichten informieren?

■ Wie füllen andere Menschen, die X innehaben, diese Rolle aus? – Was von dem möchte ich auch so tun?

- Welche Vorteile und Nachteile, die andere Menschen, die X innehaben, erfahren, werden sich auch für mich ergeben?
- Welche Voraussetzungen habe ich, die mir helfen, die Rechte und Pflichten bei X zu erfüllen?
- Welche Hilfen kann ich in Anspruch nehmen, wenn mir Fertigkeiten fehlen, die ich bei X benötige?
- Welches Wissen und welche Fertigkeiten möchte ich noch erwerben, um X besser ausfüllen zu können?
- Welche Pflichten kann ich bei X nicht verändern?
- Bei welchen Pflichten, die ich mit X übernehme, kann ich selbst entscheiden, ob und inwieweit ich sie übernehmen kann und möchte? – Welche von Ihnen möchte ich nicht erfüllen?
- Gibt es Möglichkeiten, die Pflichten, die mir nicht liegen, abzugeben, aber X dennoch innezuhaben? – Wem könnte ich Sie übertragen?
- Mit welchen anderen Rollen, die ich innehabe oder anstrebe, sollten Rechte und Pflichten von X vereinbar sein?
- Wie kann ich den Schwierigkeiten begegnen, die sich durch gleichzeitige Übernahme unterschiedlicher Rollen ergeben?
- Wie könnte ich andere Rollen, die ich ausfülle, verändern, damit es leichter wird, X zu übernehmen und auszufüllen?
- Wie verändern sich die mit X verbundenen Rechte und Pflichten voraussichtlich im Laufe der Zeit?
- Mit welchen anderen Menschen (in der Familie, im Beruf ...) sollte ich überlegen, ob ich X übernehme?
- Mit wem sollte ich mich absprechen, wenn ich mich entschließe, X zukünftig anders auszufüllen?

Auf Veränderungen vorbereitet sein

Lebensverändernde Ereignisse, ob angenehme (z.B. Heirat, Geburt eines Kindes, Beförderung, Umzug in die endlich finanzierte Eigentumswohnung) oder unangenehme oder gar schreckliche (Verlust des Partners, eigene schwere Erkrankung, Verlust des Arbeitsplatzes) sind verbunden mit vielfältigen Veränderungen in der gewohnten Lebensumwelt und erfordern deshalb in mehr oder minder ausgeprägtem Maß, sich an die neue Situation anzupassen. Streß kann dabei sehr verschiedenartig sein. Viel hängt davon ab, welche Bewältigungsmöglichkeiten zur Verfügung stehen, um eine Neuanpassung zu erreichen. Um angemessene Bewältigungsstrategien schon frühzeitig verfügbar zu haben, sollten Sie sich in passendem Maß auf Veränderungen vorbereiten.

Ebenso wie zuwenig Vorausschau auf denkbare Lebensveränderungen kann zuviel Vorbereitung Streß erzeugen. Es gilt also ein passendes Maß zu finden. Passend ist es dann, wenn Sie Ihr gewohntes Leben weitgehend ungestört weiterführen, sich zugleich aber mit dem befassen, was auf Sie zukommen könnte.

Sich auf Lebensveränderungen vorbereiten
(X = das jeweils betrachtete Ereignis)

■ Wie wird mein Leben nach dem Eintreten von X aussehen?

■ Was genau wird sich aller Voraussicht nach durch X ändern?

■ Was wird sich nicht verändern?

■ Wie möchte ich leben, nachdem X eingetreten ist? – Was kann ich dafür tun, daß dies klappt? – Wer kann mir dabei helfen?

■ Welche Veränderungen werden unumgänglich sein?

■ Welchen unangenehmen Veränderungen kann ich wie vorbeugen?

- Über welche Fähigkeiten oder Fertigkeiten verfüge ich, die mir die Anpassung an meine neue Lebenssituation erleichtern, nachdem X eingetreten ist?
- Gibt es andere Menschen oder Institutionen, die mir helfen können, mit Veränderungen leichter fertig zu werden?
- Kann ich materielle Hilfen in Anspruch nehmen?
- Welche meiner Lebensziele sollte ich den neuen Bedingungen entsprechend verändern? – Welche Veränderungen sind möglich?
- Welche Ziele kann ich trotz X weiterhin verfolgen?

Um solche Fragen genau beantworten zu können, sollten Sie über mögliche Ereignisse umfassend informiert sein. Dann gelingt es am besten, sich wirklich vorzubereiten.

Nehmen wir beispielsweise die Vorbereitung auf zwei miteinander verbundene Ereignisse, die mit hoher Sicherheit irgendwann auf jeden zukommen – nämlich den Ruhestand und das Älterwerden. Das Wegschieben des Älterwerdens, das Sich-nicht-Vorbereiten, hat meist zur Folge, daß sich der ältere Mensch nur noch in sein Schicksal begeben kann, von dem abhängig wird, was andere für ihn beschließen, sich zurückzieht und so lebt, wie es der schrecklichsten Vorstellung entspricht (irgendwo alt und krank, einsam und verlassen, hilfsbedürftig und verwahrt in einem Heim, abseits vom Leben, ohne Perspektive und Lebensinhalte ...). Mit dem Älterwerden eng verbunden ist der Eintritt in den Ruhestand, der bei vielen Menschen beispielsweise begleitet ist von Gefühlen der Leere oder Nutzlosigkeit und Gedanken, nicht mehr gebraucht zu werden oder aus wichtigen Lebensbereichen ausgeschlossen zu sein. Vieles kann man frühzeitig selbst beeinflussen.

Sich auf den Ruhestand und das Älterwerden vorbereiten
- Wie möchte ich als Rentner leben?
- Wie kann ich meine Zeit im Alter sinnvoll nutzen?
- Was ist während meines Berufslebens zu kurz gekommen?
- Was wollte ich schon immer mal tun, wenn ich mehr Zeit habe?
- Sollte ich mir frühzeitig Hobbys zulegen, die ich im Alter fortsetzen kann?
- Welche meiner Hobbys könnte ich intensiver betreiben?
- Zu welchen Menschen möchte ich jetzt mehr Kontakt haben?
- Wo kann ich neue Bekanntschaften finden, um den guten Kontakt zu Kollegen zu ersetzen?
- Möchte ich mir eine Neben- oder Aushilfstätigkeit suchen?
- Wie könnte ich mich wo nützlich machen?
- Wie kann ich mich materiell ausreichend absichern?
- Was möchte ich häufiger mit meinem Partner tun?
- Möchte ich meine Erfahrungen aus meinem Beruf noch nutzen oder weitergeben?
- Was ändert sich für mich mit dem Älterwerden?
- Woran wird sich wahrscheinlich nichts verändern?
- Mit welchen Beeinträchtigungen durch Alterserkrankungen muß ich persönlich rechnen?
- Welche bestehenden Leiden werden sich bei mir im Alter wahrscheinlich verschlechtern?
- Was kann ich gegen Verschlechterungen meines Gesundheitszustands oder für die Linderung der Leiden frühzeitig tun?
- Welche meiner Lebensinhalte kann ich voraussichtlich bis ins hohe Alter verfolgen?
- Welche Sportmöglichkeiten gibt es für ältere Menschen?
- Welche Möglichkeiten habe ich, um als älterer Mensch politisch aktiv zu sein?

- Welche Reisen bieten sich für ältere Menschen an?
- Habe ich ausreichend zu anderen Menschen Kontakte, die im Alter fortbestehen?
- Wo finde ich andere ältere Menschen, mit denen ich mich austauschen kann?
- Wie kann ich meine Lebenserfahrung an eine jüngere Generation weitergeben?
- Wo werde ich trotz meines Alters noch gebraucht?
- Was kann ich trotz vorhersehbaren Verlusts an körperlicher Fitneß noch tun?
- Welche Hilfen kann ich erhalten, um lange selbständig in meiner Wohnung zu leben?
- Wo möchte ich leben, wenn ich nicht mehr in meinen eigenen vier Wänden bleiben kann?
- Wer soll für mich sorgen, wenn ich es selbst nicht mehr kann?
- Was soll mit mir geschehen, wenn ich ein Pflegefall werde?
- Wo möchte ich einmal wie begraben werden?

Gefühle erleben und leben

Gefühle bzw. Emotionen sind in jedem Moment spürbar. Neben natürlichen Emotionen gibt es verzerrte oder übersteigerte Gefühlsäußerungen (z.B. Panik als übersteigerte Angst, Selbstherrlichkeit bzw. Narzißmus als übertriebenes Selbstvertrauen). Unterdrückung und Übersteigerung von Gefühlen bringen Streß hervor. Um dem zu begegnen, sollten Sie einen gesunden Umgang mit Gefühlen erlernen.

Was zu gesundem Umgang mit Gefühlen gehört

- Sie sollten die Vielfalt vorkommender Gefühle wahrnehmen.
- Sie sollten natürliche von übersteigerten Emotionen unterscheiden.
- Die positiven Funktionen von Gefühlen sollten Sie kennen und nutzen.
- Emotionale Regungen sollten Sie situationsangemessen zum Ausdruck bringen – sie also nicht unterdrücken, aber auch nicht übertreiben.
- Übermäßige Gefühlsreaktionen sollten Sie kontrollieren.
- Sie sollten schädliche Gefühlsäußerungen durch hilfreiche ersetzen.

Warum Gefühle hilfreich sind

Gefühle, ob angenehme oder unangenehme, sind natürliche Regungen, die bei der Alltagsbewältigung helfen.

Funktionen von Emotionen

- *Signal- oder Bewertungsfunktion*

Ein Gefühl entsteht, wenn Sie etwas wahrnehmen, das für Sie wichtig oder bedeutsam ist. Dies kann etwas sein, das Sie sehen, hören, riechen, schmecken oder spüren und tasten, sowie etwas, das Sie sich vorstellen oder denken. Beispielsweise zeigt Hunger, daß der Körper Nährstoffe braucht, Ärger macht darauf aufmerksam, daß einem etwas mißfällt, Freude zeigt, daß etwas positiv ist, Stolz zeigt, daß man etwas geschafft hat, Schmerz warnt einen, daß körperlich oder psychisch etwas nicht in Ordnung ist. Emotionen suchen aus der Fülle all dessen, was Sie wahrnehmen, das heraus, was für Sie bedeutsam ist, und sorgen dafür, daß Sie Ihre Aufmerksamkeit darauf richten.

■ *Energiebereitstellungsfunktion*

Zu einem Gefühl gehören körperliche Veränderungen; so ändern sich z.B. die nervöse Aktivität und die Ausschüttung verschiedener Hormone. Diese Veränderungen bewirken wiederum Körperreaktionen wie Umverteilung des Blutes, Veränderungen des Blutdrucks, der Muskelspannung, der Schnelligkeit des Herzschlags, der Atmung, der Blutzuckerwerte. Die körperlichen Veränderungen stellen Energie zur Verfügung, um die betreffende Situation angemessen zu bewältigen. Bei einigen Gefühlen ist es eine Zunahme von Erregung (z.B. bei Angst, Freude, sexueller Lust oder Ärger), wohingegen bei anderen Gefühlen (z.B. Zufriedenheit und Erschöpfung) eher weniger Energie spürbar ist.

■ *Mitteilungsfunktion*

Gefühle zeigen sich in der Mimik, Gestik, Körperhaltung und Stimme, in Worten, Ritualen und vielfältigen Handlungen. Da kann die Stimme bei Wut zittern oder bei Schreck versagen, man kann vor Schreck erstarren und bei Überraschung Mund und Augen aufsperren, bei Enttäuschung und Trauer die Mundwinkel hängen lassen sowie bei Freude oder Glück über das ganze Gesicht strahlen, um nur einige Beispiele zu nennen. Immer teilen Sie sich so anderen mit, was dem gegenseitigen Verstehen dient.

■ *Anregende Funktion*

Ein Gefühl regt an, etwas zu tun, um mit der für Sie bedeutsamen Situation angemessen umzugehen (sexuelle Lust treibt zum Schmusen, Kuscheln, Petting oder Beischlaf, Ekel veranlaßt dazu, verdorbene Nahrung zu meiden oder auszuspucken, Müdigkeit drängt einen ins Bett, Angst führt dazu,

Gefahren zu meiden, vor einer Bedrohung zu flüchten oder andere hilfreiche Bewältigungsstrategien anzuwenden, die vor Schaden bewahren ...).

Können die vitalen Funktionen von Emotionen genutzt werden, hilft dies, Streß vorzubeugen oder zu bewältigen (Ärger aus der Welt zu schaffen, zermürbenden inneren Druck abzubauen, Trauer zu verarbeiten, Erfolge zu erkennen und so Selbstvertrauen zu gewinnen, Schmerzen zu lindern, positiven Erlebnissen Wertschätzung entgegenzubringen ...).

**Hilfreiche Funktionen von Gefühlen erkennen
(X = das jeweils betrachtete Gefühl)**
- Was will mir X jetzt wahrscheinlich zeigen?
- Wofür stellt mir X jetzt Energie zur Verfügung?
- Wozu könnte mich X jetzt veranlassen?
- Was könnte X anderen jetzt mitteilen wollen?

Emotionen wahrnehmen lernen

Zur Schulung der Wahrnehmung gehört, genau zwischen verschiedenen Gefühlen zu unterscheiden. Wer nur wenige Gefühle wahrnimmt, kennt nur einen Bruchteil aller Emotionen, die es bei ihm gibt.

Die Vielfalt der Gefühle entdecken
- Welche Gefühle kenne ich bei mir im Wachzustand, von meinen Nachtträumen und Phantasien?
- Welche Gefühle habe ich als Kind erlebt?
- Welche Gefühle kann ich bei anderen beobachten?
- Welche Gefühle kenne ich vom Hörensagen?

Alle entdeckten Gefühle sollten Sie in einer Gefühlsliste zusammenstellen.

Gefühlsliste
Niedergeschlagensein, Fernweh, Trauer, Verletztsein, Glück, Eifersucht, Einsamkeit, Hoffnungslosigkeit, Neugier, Scham, Ekel, Überraschung, Furcht, Begeisterung, Hunger, Durst, Kummer, Interesse, Mitleid, Langeweile, Lust, Verzweiflung, Erschöpfung, Sicherheit, Verbitterung, Zuversicht, Ehrgeiz, Geborgenheit ...

Um Gefühle unterscheiden zu lernen, sollten Sie sich mit Hilfe der Gefühlsliste immer wieder die Vielschichtigkeit Ihres Gefühlslebens vor Augen führen und überprüfen, welche Gefühle außer dem Gefühl, das Ihnen regelmäßig sofort einfällt, sonst bestehen könnten.

Oft treten verschiedene Emotionen vermischt oder in raschen Wechseln auf. Beim Tod eines wichtigen Menschen können Sie beispielsweise: Trauer und Schmerz erleben, weil er nie wieder bei Ihnen sein wird, erleichtert sein, weil er von schweren Qualen bei langer Krankheit erlöst wurde, dankbar sein für die Zeit, die Sie mit ihm hatten, sich schuldig fühlen, weil Sie sich zu seinen Lebzeiten oft wenig Zeit für ihn genommen haben, zuversichtlich sein, daß Sie das Leben auch ohne den Verstorbenen meistern können, sich ein bißchen hilflos fühlen, weil Sie sich noch nicht mit allem auskennen, was er früher geregelt hat. Auch inmitten eines Geflechts verschiedener Gefühle sind die positiven Funktionen möglichst weitgehend zu nutzen. Dies gelingt, wenn Sie alle beteiligten Gefühle erkennen.

Weiterhin kann das Wahrnehmen von Gefühlen dadurch erschwert werden, daß sich Emotionen, besonders wenn sie über längere Zeit unterdrückt werden, ins Gegenteil verkehren. Bei-

spielsweise verschwindet bei manchen Menschen das Hunger-
gefühl, wenn sie lange Zeit nichts essen (man spricht von Ma-
gersucht), kommen häufig Schuldgefühle auf, wenn Ärger über
längere Zeit runtergeschluckt wird, oder kann Haß bei langem
unbefriedigten Verliebtsein entstehen. Dann herrscht das entge-
gengesetzte Gefühl vor, um das ursprüngliche Gefühl nicht
noch unerträglicher werden zu lassen.

Bei vielen Menschen gibt es Gefühle, die als bedrohlich,
schrecklich, ungeheuerlich oder unanständig gelten und daher
für sie zu verbotenen Gefühlen zählen. Häufig sind dies Emotionen wie Eifersucht, Neid, Haß und Schadenfreude. Andere
Gefühle werden nicht vollständig, sondern im Umgang mit bestimmten Personen oder in bestimmten Situationen verboten,
z.B. Verliebtsein in einen anderen als den eigenen Partner,
Trauer in der Öffentlichkeit, Hilflosigkeit am Arbeitsplatz.
Solche Verbote blockieren die Wahrnehmung von Gefühlen.
Aber auch diese Gefühle sollten Sie erkennen, wenn auch nicht
immer offen zeigen.

Zur Wahrnehmung von Gefühlen gehört auch das Erkennen
von übersteigerten Emotionen; sie bringen meist mehr Schaden
als Nutzen.

Das Gefühlserleben fördern

Jeder hat allzeit irgendwelche Gefühle. Bei all dem anderen, womit die Aufmerksamkeit ständig befaßt ist, gehen sie
im Alltagsgeschehen jedoch sehr oft unter. Daher sollten Sie regelmäßig Ihre Aufmerksamkeit auf Ihr Gefühlsleben konzentrieren.

Dafür können Sie Musik nutzen. Sie kann vielfältige Gefühle
hervorrufen oder verstärken. Es eignet sich beispielsweise Musik, die Sie bei wichtigen angenehmen oder unangenehmen Er-

lebnissen gehört haben. Die zu diesen Zeiten gehörte Musik kann noch lange Zeit später ehemalige Gefühle auslösen oder verstärken. Viele Menschen trauen sich nicht, Musik selbst zu erzeugen. Blockierende Schamgefühle lassen sich überwinden, indem es immer wieder ausprobiert wird.

Auch Mußepausen helfen, dem Gefühlsleben wieder näher zu kommen. Mehrmals täglich sollten Sie solche kleinen Pausen einrichten, in denen Sie Ihre Aufmerksamkeit nach innen lenken, statt sich mit der Alltagshektik zu befassen. Mußepausen lassen sich problemlos bei verschiedenen Gelegenheiten im Alltag verwirklichen.

Müßiggang

- Aus dem Fenster blicken und den Wolken zuschauen,
- den ans Fenster klopfenden Regentropfen, dem Gezwitscher der Vögel oder dem Rauschen der Blätter an den Bäumen lauschen,
- das warme Duschwasser genüßlich über den Rücken laufen lassen,
- mit einem Stock Figuren in den Schnee oder Sand malen,
- im Garten liegen und den ziehenden Wolken folgen,
- in einer Wiese liegen und das Gras spüren,
- am See sitzen und das Treiben von Schwänen, Enten und anderen Tieren anschauen,
- in der Badewanne liegen und Schaumfiguren pusten,
- ein Dämmerstündchen genießen,
- in einem Straßencafé sitzen und die Menschen beobachten,
- den Flammen im Kamin zuschauen.

Zudem lassen sich beim Malen Gefühle entdecken. Gemeint ist nicht das genaue Zeichnen mit feinen Stiften, um ein bestimmtes Bild oder Kunstwerk zu erstellen, sondern das Malen aus dem Inneren. Um Gefühle durch Malen aufzuspüren, können Sie ein großes Blatt oder alte Tapetenrollen und Farben zur Hand nehmen (gut eignen sich dicke Wachsmalstifte, Finger- und Wasserfarben), um anschließend nichts anderes zu tun als Farben nur inneren Regungen folgend über das Papier gleiten zu lassen. Was dabei herauskommt, kann den inneren Zustand zeigen. Manchen Menschen fällt diese Art des Malens schwer, weil Ansprüche (z.B. ein Kunstwerk erstellen oder ein schönes Bild malen zu wollen) das Zulassen von Gefühlen behindern. Wichtig ist es, immer wieder zu versuchen, beim Malen nur inneren Regungen zu folgen, was bei immer mehr Übung Hemmungen in den Hintergrund treten läßt.

Auch beim Spielen können Gefühle zutage treten. Theaterstücke ohne vorgegebenen Text und Rollenspiele können, frei gestaltet, Gefühle zeigen. Bewegung, z.B. beim Tanzen, ist ein weiterer Weg, zu entdecken, was sich im Gefühlsleben tut.

Um Gefühlen auf die Spur zu kommen, können Sie sich auch gezielt in Situationen begeben, von denen Sie wissen, daß sie bei Ihnen bestimmte Gefühle auslösen oder verstärken. Das können Situationen sein, die von der Natur der Sache her mit bestimmten Gefühlen verbunden sind (z.B. Friedhof mit Trauer, Zirkus mit Freude, Fußballstadion mit Mischungen aus Begeisterung, Ärger und Enttäuschung ...). Es bieten sich auch Situationen an, die wegen eigener Erfahrungen und früherer Gefühlserlebnisse mit bestimmten Emotionen verbunden sind (z.B. ein Besuch in dem Schwimmbad, in dem man sich erstmals über beide Ohren verliebt hat, ein Dämmerstündchen, das schon in der Kindheit ein Gefühl der Wärme und des Losgelöstseins vermittelt hat).

Gefühle ausdrücken lernen

Gefühle können in Worten und in der Stimme, in Mimik und Gestik, in Ritualen und Handlungen ausgedrückt werden. Es gilt dabei ein passendes Maß zu finden.

Geeignete Ausdrucksmöglichkeiten suchen

- Für eine jeweilige Situation geeignete Ausdrucksmöglichkeiten sind solche, die keine unnötigen Nachteile bringen!
- Passende Ausdrucksmöglichkeiten helfen kurz- und langfristig, Erleichterung zu spüren!
- Geeigneter Gefühlsausdruck zeigt, was Sie wollen!
- Gefühle sollten so ausgedrückt werden, daß anderen Menschen möglichst genau verständlich ist, welches Gefühl Sie haben!

Sie können damit beginnen, zu prüfen, ob Ihre Worte den anderen genau mitteilen, wie Sie sich fühlen. Treffen Sie auf unklare Äußerungen wie gut, schlecht oder unwohl, ist es notwendig, das, was Sie genau fühlen, herauszufinden und in Worten zu benennen. Beispiele für konkrete Gefühlsäußerungen sind: Ich habe Angst vor der Operation!, Dein Vorwurf hat mich verletzt!, Ich bin stolz, weil ich es geschafft habe, einen guten Arbeitsvertrag auszuhandeln!, Ich freue mich, daß du bei mir bist!, Ich brauche Hilfe beim Aufstellen des neuen Diätplans!

Anschließend ist zu prüfen, ob das, was Sie mit Worten sagen, zu dem paßt, was Sie mit Ihrer Körperhaltung, Ihrem Gesichtsausdruck, Ihrem Verhalten, der Lautstärke Ihrer Stimme, Ihren Gesten und Handlungen ausdrücken.

Je mehr Möglichkeiten Sie kennen, um Ihre Gefühle auf verschiedenen Wegen zu zeigen, um so wahrscheinlicher ist es, daß Sie für verschiedene Gelegenheiten über passenden Emotionsausdruck verfügen. Sie können dann auswählen, welcher Ausdruck zu welcher Situation am besten paßt. Am besten geeignet sind die Ausdrucksformen, die Ihnen in einer Situation helfen, mit etwas fertig zu werden.

Ausdrucksmöglichkeiten für Gefühle aufspüren
(X = das betrachtete Gefühl)

■ Welche Möglichkeiten kenne ich, X so zu zeigen, daß mir der Gefühlsausdruck hilft?

■ Wie habe ich X als Kind gezeigt?

■ Wie zeigen Kinder X, die ich in der Nachbarschaft, auf dem Spielplatz und anderswo beobachten kann?

■ Was tun andere Menschen, die ich für ihre Lockerheit im Umgang mit Gefühlen bewundere, bei X?

■ Wie würde ich X ausdrücken, wenn ich selbstsicherer wäre?

■ Was würde ich bei X tun, wenn ich nicht ständig überlegen würde, was andere dann von mir denken?

■ Welchen Gefühlsausdruck verbiete ich mir bei X häufig?

■ Wie würde ich X zeigen, wenn ich nicht immer überlegen sein wollte?

■ Was würde ich bei X tun, wenn ich mich nicht so schnell dafür schämen würde?

■ Welcher Ausdruck von X ist mir peinlich?

■ Wie sollte ich X zeigen, damit andere besser verstehen, wie ich mich wirklich fühle?

■ Wie zeige ich X in meinen Nachtträumen und meinen Tagträumen?

Alle dabei gefundenen Ausdrucksformen sollten in einer Liste notiert werden, die mit der Zeit, wenn neue Ideen hinzukommen, zu ergänzen ist.

Ausdrucksmöglichkeiten
Freude
Freudenschrei ausstoßen, tanzen, springen, hüpfen, lachen, jubeln, anderen um den Hals fallen, es jedem erzählen, singen, grinsen, ein Freudenfest machen, fröhliche Musik auflegen, …

Hilflosigkeit
mich über die Sache, mit der ich nicht weiterkomme, informieren, im Freundeskreis herumtelefonieren und jemanden suchen, der sich mit dem Antrag besser auskennt als ich, die Gelben Seiten nach Experten durchsuchen und dort anrufen, stöhnen, klagen, jammern, Seiten zum Problemlösen im Streßbuch nochmals nachlesen, …

So ergeben sich zugleich Hinweise zur Nutzung positiver Funktionen von Emotionen. Um Gefühle auszudrücken, ist es oft notwendig, frühzeitig gelernte störende Denkmuster zu verändern (z. B.: Ich darf andere nicht belasten!).

Schädliche Gefühlsäußerungen verändern

Wenn es bei Ihnen Gefühlsäußerungen gibt, die allgemein oder in bestimmten Situationen mehr Nachteile als Vorteile bringen, sollten diese durch hilfreiche Gefühlsäußerungen ersetzt werden. Damit dies gelingt, ist es notwendig, Ausdrucksformen zu finden, die an die Stelle der als schädlich erkannten Gefühlsäußerungen treten können.

 Ausdrucksmöglichkeiten suchen, die schädliche Gefühlsäußerungen ersetzen können
Beispiel: Wutausbrüche
■ Wie kann ich meine Wut abreagieren, ohne dabei anderen zu

schaden, mich selbst in Gefahr zu bringen, Gegenstände un-
gewollt zu zertrümmern, von anderen abgelehnt oder gar bestraft zu werden?

- Was tun andere Menschen, die oft so wütend sind wie ich, um
  Schaden von sich und anderen abzuwenden?
- Was kann ich mit meiner Wut anfangen, wenn ich sie im Mo-
  ment nicht wie gewohnt abreagieren kann?
- Welche Gelegenheiten gibt es in meinem Alltag, wütend zu
  sein, ohne damit mir selbst oder anderen zu schaden?

Beispiel: Momentan unerfüllbares sexuelles Verlangen
- Wie kann ich sexuelle Befriedigung erreichen, ohne dadurch
  mir selbst oder anderen zu schaden?
- Was tun andere Menschen mit starkem sexuellen Verlangen?
- Welche Möglichkeiten habe ich, ohne Partner sexuelle Befriedigung zu erreichen?
- Wie kann ich sexuelle Befriedigung finden, wenn mein Partner keine Lust auf Sex hat?
- Kann ich auf andere Art als durch sexuelle Betätigung in
  sinnvoller Weise zufrieden sein, bis mein Partner aufge-
  schlossener ist?

Für die oben genannten Beispiele könnten die Antworten folgendermaßen aussehen:

Schädliche Gefühlsäußerungen ersetzen
Beispiel: Wutausbrüche

- Boxen oder Kampfsport ausprobieren;
- mit dem Hund toben;
- mich auf das Trimmrad setzen und kräftig strampeln, dabei
  schimpfen;

- etwas im Haus oder Garten tun, das Kraft kostet (das Holz hacken, Beete umgraben, Teig kneten ...), dabei schimpfen;
- das, was mich ärgert, frühzeitig ansprechen, statt das Faß erst zum Überlaufen zu bringen;
- öfter mit anderen über meinen Ärger sprechen, statt mich aufzuregen;
- mich an unzerbrechlichen Dingen austoben (Zeitschriften, Kissen und Klopapierrollen);
- wenn ich mich am Arbeitsplatz geärgert habe, kurz auf dem Klo einschließen und schimpfen;
- einen bösen Brief an denjenigen schreiben, der meine Wut erregt hat, später überlegen, ob ich ihn tatsächlich abschicke;
- mir zuerst überlegen, ob es sich wirklich lohnt, wegen der Sache so aus der Haut zu fahren, wobei Vor- und Nachteile des Explodierens abzuwägen sind;
- beim Fußballspiel im Stadion oder vor dem Fernseher anderen aufgestauten Ärger mit herausschreien;
- in mein Kopfkissen oder mein Oberbett schlagen;
- meine Partnerin zu einer Wasser-, Papier- oder Kissenschlacht herausfordern (anfragen, nicht zwingen).

Beispiel: Momentan unerfüllbares sexuelles Verlangen
- Mich selbst befriedigen;
- in ein Bordell gehen;
- öfter mal flirten;
- frischen Wind in das Liebesleben mit dem Partner bringen (andere Orte ausprobieren, neue Stellungen erproben ...);
- mir eine zweite Partnerin/einen zweiten Partner suchen (in Absprache mit der ersten Partnerin/mit dem ersten Partner);
- mir sexuelle Erlebnisse öfter in Tagträumen vorstellen (reicht manchmal schon aus);

■ prüfen, ob nur sexuelle Betätigung Befriedigung bringen kann (oft helfen auch andere Aktivitäten).

Zusätzlich sollten Sie sich fragen, welchen Zielen die als schädlich erkannten Gefühlsäußerungen dienen. So kann es beispielsweise passieren, daß man am Wochenende, ohne wirklich ärgerlich auf den Partner zu sein, anfängt, mit ihm zu streiten, weil einem langweilig ist und Abwechslung fehlt. Welche Ziele es sind, können Sie herausfinden, indem Sie über einen längeren Zeitraum (wenigstens über vier Wochen) ein Streßtagebuch führen. Darin sind schädliche Gefühlsäußerungen und Anlässe, bei denen sie auftreten, zu notieren. Anlässe können Situationen (z.B. Verhalten anderer, aufgetürmte Aktenberge, Gammelwochenende), Gedanken, Gefühle sowie Körperreaktionen sein. Nehmen wir an, das Ziel sei Abwechslung. Ein Streit mit dem Partner mag zwar Langeweile überdecken, jedoch dürften negative Folgen kaum zu umgehen sein (Selbstvorwürfe, Verlustängste, Ärger und Ablehnung seitens des Partners ertragen müssen ...). Auch wird so auf längere Sicht Langeweile an Wochenenden nicht abgebaut. Zusätzlich zu schädlichen sollten hilfreiche Gefühlsäußerungen überlegt und notiert werden, beispielsweise etwas unternehmen, um der Langeweile zu begegnen.

Zur Verbesserung der Selbstkontrolle sollten Sie schädliche Gefühlsäußerungen möglichst schon dann, wenn sie sich anbahnen, erkennen und durch hilfreiche Emotionsäußerungen ersetzen. Dies gelingt leichter, wenn Sie sich Ihre schädlichen Gefühlsäußerungen und die hilfreichen Ausdrucksmöglichkeiten notieren.

Minderwertigkeitsgefühle abbauen

Jeder Mensch hat Stärken und Schwächen. Stellen Sie sich eine Waage mit zwei Waagschalen vor. In der einen Schale befindet sich das, womit man zufrieden ist; in der anderen Waagschale liegt das, was zu Unzufriedenheit mit sich selbst veranlaßt. Beide Schalen sollten zumindest in einem ungefähren Gleichgewicht stehen. Streß entsteht, wenn die Waage in ein deutliches Ungleichgewicht gerät, das nach beiden Seiten hin möglich ist. In dem einen Fall kommt es zu Selbsterniedrigung und Minderwertigkeitsgefühlen, in dem anderen Fall zu Überheblichkeit, Hochmut oder Selbstherrlichkeit.

Menschen mit Minderwertigkeitsgefühlen sehen zumeist nur das Schlechte an sich selbst; die Waagschale auf der anderen Seite scheint leer zu sein. Wegen dieser negativen Seiten machen sie sich Vorwürfe, haben Schuldgefühle, sind unzufrieden, schämen sich, nörgeln andauernd an sich herum und machen sich auf andere Art schlecht – manchmal bis zum Selbsthaß.

Um Minderwertigkeitsgefühle zu reduzieren, ist es notwendig, ein ungefähres Gleichgewicht beider Seiten herzustellen. Dafür ist nach positiven Seiten zu forschen, wobei alles zu beachten ist, was zur Person gehört.

 Überlegungen bei einem einseitig negativen Selbstbild
- Was gefällt mir an meinem Körper und an meiner Kleidung?
- Was mag ich an mir in den verschiedensten Lebensbereichen (als Freund/Freundin, als Kollege/Kollegin, als Partner/ Partnerin, als Sohn/Tochter, als Vater/Mutter, als Nachbar/ Nachbarin ...)?
- Was kann ich?
- Was habe ich in meinem bisherigen Leben schon geschafft?

- Welche schwierigen Situationen habe ich in meinem bisherigen Leben bewältigt?
- Was kann ich jetzt, von dem ich vorher dachte, es nie zu können?

Häufig muß man erst wieder lernen, dem, was man schafft, mehr Wertschätzung entgegenzubringen. Denn oft werden schwierige Angelegenheiten einfach abgetan und nicht mehr erwähnt, wenn die Sache bewältigt ist. Sie sollten sich jeden Abend etwa eine Viertelstunde Zeit nehmen, um folgende Frage für den jeweiligen Tag schriftlich zu beantworten: Was habe ich heute alleine oder mit Unterstützung anderer geschafft, obwohl ich vorher dachte, daß ich es nicht kann? Dabei sind unbedingt auch die Dinge zu erwähnen, die Sie vielleicht als Kleinigkeiten ansehen. Wichtig ist es, daß es hierbei nur um Sie selbst geht; Vergleiche mit dem, was andere können, sind dabei zu unterlassen.

Bei vielen Menschen bleiben positive Seiten unerkannt, weil sie als Selbstverständlichkeit bewertet werden. So finden diese Stärken keine ausreichende Beachtung oder Wertschätzung.

Vermeintliche Selbstverständlichkeiten klären
(X = die als selbstverständlich gesehene positive Seite)

- Ist X tatsächlich selbstverständlich, oder könnte es auch anders sein?
- Würden andere Menschen, deren Meinung mir wichtig ist, X auch als selbstverständlich ansehen?
- Gibt es Menschen, die ähnliche Voraussetzungen hatten wie ich, aber X dennoch nicht gelernt haben?
- Gibt es Menschen, die sich in einer ähnlichen Lage befinden wie ich, X aber nicht hinkriegen?
- Welche triftigen Gründe haben andere, X als eine positive

Seite von sich zu bewerten? – Welche ihrer Gründe könnten auch für mich gelten?

- Aus welchen triftigen Gründen sollte gerade ich X nicht als positive Seite von mir nennen dürfen?

Alle gefundenen positiven Seiten sollten schriftlich festgehalten werden.

Eine «Lobliste»

- Lockiges Haar,
- Kondition beim Joggen,
- zierliche Nase,
- daß ich auf meinen Körper höre,
- daß ich mich gerne anfasse,
- Kochkunst,
- mir eine zu mir passende Wohnung eingerichtet zu haben,
- daß ich mich von kleinen Mißgeschicken nicht aus der Fassung bringen lasse,
- für andere ein offenes Ohr zu haben,
- Ideen für Verbesserungsvorschläge im Betrieb,
- mich über Kleinigkeiten freuen zu können,
- daß ich mir Zeit für meine Freunde nehme,
- daß ich Streit offen austrage,
- daß ich mir täglich etwas Schönes gönne,
- trotz Diabetes mit meinem Leben zufrieden zu sein,
- daß ich gelernt habe, meinen Perfektionismus mehr im Zaum zu halten.

Bis die positiven Seiten in Fleisch und Blut übergegangen sind, sollte die Lobliste täglich wenigstens einmal, am besten gleich beim Frühstück, durchgelesen werden. Es ist hilfreich, die Lobliste an einem privaten Ort aufzuhängen, um sich immer wieder an das zu erinnern, was in der Selbsteinschätzung fehlt. Zusätzlich sollten Sie jeden Abend wenigstens zehn positive Dinge notieren, die Sie an diesem Tag gut an sich fanden. Wichtig ist, den scheinbaren Kleinigkeiten Aufmerksamkeit zu schenken (habe der Nachbarin beim Aufziehen der Winterreifen geholfen, trotz der Hektik wegen der Handwerker habe ich mir Zeit genommen, meiner Tochter eine Geschichte vorzulesen ...). Wenigstens zehn positive Dinge täglich sollten es deshalb sein, weil Sie so veranlaßt sind, tatsächlich auch auf die vermeintlichen Kleinigkeiten mehr zu achten.

Den Körper besser akzeptieren

Zu Minderwertigkeitsgefühlen kommt es oft, wenn das Aussehen und die Funktionstüchtigkeit des Körpers den eigenen Wunschvorstellungen nicht entsprechen. Es gibt so manches, mit dem man naturgegeben, mit dem Älterwerden oder durch Krankheit und Verletzung leben muß (graue Haare, Fältchen, die Hand, der durch Unfall ein Finger fehlt, der Körper, dem nach einer Krebsoperation eine Brust fehlt, die Arme mit wiederkehrendem Hautekzem, der niedrige Blutdruck, der nach einer Operation nur noch zum Teil vorhandenen Magen ...). Daher ist es wichtig, zu lernen, sich damit abzufinden.

Bedenkenswertes bei der Bewertung des eigenen Körpers

- Die Natur schafft Variationen – also ist die Ausgestaltung einzelner Körperpartien (der Ohren, des Bauches, der Beine, der Finger ...) von Person zu Person verschieden!
- Es wäre langweilig, wenn alle Frauen und alle Männer gleich aussähen. Und wären sie noch so schön geformt, würde jeder, der anders aussähe, plötzlich interessant und attraktiv!
- Altersbedingte Veränderungen gehören dazu, und durch Unfälle oder Erkrankungen bedingte Besonderheiten bestehen bei vielen Menschen!

- Luxuskörper, denen Sie auf Werbeplakaten, in Zeitschriften u.a. begegnen, entsprechen nicht immer der Wirklichkeit!
- Selbstverständlich gibt es in der Realität Körper, die in der einen oder anderen Hinsicht eigenen Wunschvorstellungen eher entsprechen als die Ausgestaltung der eigenen Körperpartien. Aber es gibt auch Menschen, die mit schlimmeren körperlichen Nachteilen zu leben haben!

Um den Körper besser akzeptieren zu lernen, ist es wichtig, sich ihm zu stellen und sich mit ihm anderen zu zeigen, statt sich nicht anzuschauen, ihn vor anderen zu verbergen und ihn nicht mehr angemessen im Alltag zu nutzen. Das kostet im Moment Überwindung, hilft aber, sich auf Dauer in seiner Haut wohler zu fühlen und den Körper zu akzeptieren. Jeder sollte sich überlegen, bei welchen Gelegenheiten er sich zukünftig seinen Körper mehr anschauen und sich mit ihm anderen Menschen sowie Aktivitäten stellen will. Diese Gelegenheiten sollten in einer Liste notiert werden. Je nachdem, wie schwer es Ihnen fällt, die jeweiligen Situationen einzuüben, können Sie ihnen Zahlen zwischen 10 und 100 zuordnen. Die Situation, die am schwierigsten erscheint, erhält die Zahl 100, die erwartungsgemäß einfachste Situation erhält die Zahl 10, und die übrigen Situationen liegen dazwischen.

Bevor Sie sich der wirklichen Situation stellen, kann diese so genau wie möglich in der Phantasie vorgestellt werden. So können Sie sich an die Situation schon im Vorfeld gewöhnen und Bewältigungsstrategien für ggf. aufkommenden Streß aufbauen. Beim Anschauen und Anschauenlassen kann man zunächst mit eher einfachen oder sogleich mit schwierigeren Situationen beginnen. Die meisten Menschen werden Sie nicht auslachen oder Ihnen aus dem Wege gehen. Sicherlich gibt es manche, bei denen sich dies anders verhält. Damit müssen Sie leben, was leichter fällt, wenn Sie sich überlegen, welche Bedeutung Sie diesen Menschen beimessen wollen.

Die Bedeutung von Menschen, die ablehnend reagieren, klären

- Wie wichtig sind gerade diese Menschen für mich?
- Muß ich gerade zu diesen Personen Kontakt haben?
- Will ich diese Menschen wirklich bestimmen lassen, was ich von meinem Körper halte?
- Will ich diesen Menschen tatsächlich die Macht geben, darüber zu bestimmen, ob ich mich selbst ablehne oder annehme?
- Will ich diese Personen wirklich darüber entscheiden lassen, ob ich mich mit meinem Körper irgendwo blicken lassen kann?

Wer eine Schwäche an seinem Äußeren feststellt, konzentriert sich oft übermäßig auf diese Einzelheit. Fast so, als bestünde die gesamte äußere Erscheinung aus diesem Makel. Andere sehen vielleicht eine Narbe in einem freundlichen Gesicht mit lustigen Sommersprossen, umspielt von einer modernen Frisur, die zu einem sportlich gebauten Körper gehört, der in Freizeitkleidung steckt. Zu lernen ist dabei, den einseitig-negativen, auf einen vermeintlichen Makel gerichteten Blick zu erweitern auf das Gesamtbild Ihrer Person. Zum Gesamtbild gehört allerdings nicht nur das Äußere.

Wer seinen Selbstwert ausschließlich über das Äußere oder die Funktionstüchtigkeit des Körpers beschreibt, läuft Gefahr, sich minderwertig zu fühlen, sobald durch Altern, durch Krankheit oder Verletzung Einbußen des Äußeren auftreten.

Oft fällt es leichter, Makel des Äußeren zu akzeptieren, wenn

Sie lernen, sich gerade in diese Körperpartien hineinzuversetzen, indem Sie ein Gespräch mit ihnen führen.

 Sich in Körperpartien hineinversetzen
- Was würde ich sagen, wenn ich die Wange mit der dicken Narbe wäre, die man angeblich ständig verbergen muß?
- Was würde ich mir wünschen, wenn ich die Hand wäre, der durch Unfall ein Finger fehlt?
- Wie würde ich behandelt werden wollen, wenn ich die Haut wäre, die wegen manchmal schlimmer Ekzeme ständig versteckt oder gekratzt werden muß?
- Was würde ich sagen, wenn ich der entzündete Darm wäre, der angeblich alle Unternehmungen wegen Durchfall verdirbt?
- Was würde ich sagen, wenn ich mein Blutzuckerspiegel wäre, von dem es dauernd heißt: Mein Diabetes ist schuld daran, daß ich nichts mehr vom Leben zu erwarten habe?

Wichtig ist es, die Sache ernst zu nehmen und Gespräche dieser Art nicht nur einmal, sondern immer wieder zu führen, so lange, bis es gelingt, die betreffenden Körperpartien so zu akzeptieren, wie sie sind. Auch fällt es so leichter, einen Makel oder eine Schädigung des Körpers nicht für alle Nachteile im Alltag verantwortlich zu machen.

 Beeinträchtigungen klären
- Wobei schränkt mich mein Magenkrebs heute tatsächlich ein? Was kann ich trotz der Krebserkrankung heute tun, das mir Freude macht? – Gibt es andere Menschen, die Magenkrebs haben, aber dennoch Freude erleben? Wie schaffen sie das? Was kann ich selbst auch tun?

■ Ist es tatsächlich mein Hautekzem am Rücken, das mich zwingt, oft einsam zu sein und wenig Freunde zu haben? Wie kann es sein, daß andere Menschen, von denen ich weiß, daß sie auch unter einem Hautekzem leiden, einen großen Freundes- und Bekanntenkreis haben? – Welche Gedanken, die mit meinem Hautekzem zu tun haben, bringen mich dazu, mich zurückzuziehen? Gibt es hilfreiche Gedanken, die ich diesen störenden Gedanken entgegensetzen kann?

■ Ist es wirklich mein Darm, der mich nötigt, Unternehmungen, die mir Vergnügen bereiten, dauernd absagen zu müssen? Gibt es vielleicht Wege, zu lernen, trotz häufiger Durchfälle mehr zu unternehmen? – Gibt es Gedanken, die mir sagen, daß es mir peinlich sein muß, wenn ich häufiger als andere eine Toilette aufsuchen muß? – Gibt es Möglichkeiten, diese Gedanken zu verändern? Kann ich mir mehr Sicherheit verschaffen, wenn ich eine Windelhose anziehe? Kann ich durch Umstellung meiner Ernährung Durchfälle lindern, so daß es mir möglich ist, mit weniger Beeinträchtigungen Freizeitunternehmungen nachzugehen?

■ Warum können andere Diabetiker mehr als ich vom Leben erwarten? Kann ich selbst ähnliche Wege gehen? – Was hat sich nach dem Auftreten meines Diabetes in meinem Leben nicht verändert? Welche meiner Lebenspläne kann ich bei guter medikamentöser Einstellung trotzdem erreichen? – Was tragen meine negativen Gedanken dazu bei, daß ich derzeit nicht viel im Leben erwarte? – Wie könnte ich diese Gedanken so verändern, daß ich mehr aus meinem Leben machen kann?

Auch sollten Sie sich überlegen, was Sie gerade den Körperpartien Gutes tun können, die Sie als Makel sehen. Um herauszufinden, was dies sein könnte, sollten Sie sich die jeweiligen Körperteile oder den ganzen Körper direkt anschauen. Am eindringlichsten erfolgt dies, indem Sie sich nackt vor einen großen Spiegel setzen und sich währenddessen Fragen dazu stellen.

 Das körperliche Wohlbefinden steigern

- Was würde meiner entzündeten Haut jetzt gefallen? – Wie würde es ihr gehen, wenn ich ihr eine kühle Brise frischer Luft gönne?
- Was könnte ich jetzt für meinen hohen Blutdruck tun? – Was würde er davon halten, wenn ich versuchen würde, in den nächsten Monaten fünf Kilo Gewicht abzunehmen?
- Was könnte ich jetzt für meinen Darm tun, damit es ihm besser geht? – Was würde er davon halten, wenn ich meinem Ärger, den ich aus dem Büro mitgebracht habe, Luft machen würde?
- Was könnte ich tun, damit sich mein schmerzender Rücken besser fühlt? – Wie würde es ihm gefallen, wenn ich mich aufraffe, ins Schwimmbad zu gehen?
- Was würde meinen Brüsten jetzt gefallen? – Wie würden sie sich fühlen, wenn ich sie in aller Ruhe mit gut riechender Creme einmassiere?
- Was könnte ich meinen schmerzenden Gelenken jetzt Gutes tun? – Wie würde es ihnen gefallen, wenn ich die Übungen machen würde, die mir die Krankengymnastin gezeigt hat?
- Wie könnte ich meinem Nacken helfen, weniger Schmerzen zu haben? – Was würde er davon halten, wenn ich mich doch überwinden würde, ab heute auf einem flachen Kissen zu schlafen?
- Wie könnte ich meinen chronisch entzündeten Bronchien helfen, daß sie es leichter haben? – Wie würde es ihnen gehen, wenn ich weniger rauchen würde?

- Was würden meine entzündeten Hautpartien und meine Bronchien jetzt wohl von einem Urlaub an der Nordsee halten?
- Was könnte ich meinem Herzen nach dem erlittenen Infarkt Gutes tun? – Wie würde es ihm gefallen, wenn ich meine Überstunden im Betrieb abbaue, um mehr Spaziergänge zu unternehmen?

Fehler akzeptieren

Jeder macht, ohne es zu wollen, Fehler. Dies kann zu Streß führen: Es ist einem peinlich oder unangenehm, man ärgert sich über die Angelegenheit, bedauert anderen gegenüber sein Mißgeschick, und wenn's geht, korrigiert man den Fehler und nimmt sich vor, ihn zukünftig zu vermeiden. Bis hierher ist die Sache in Ordnung, weil Streß nur kurz dauerte und rasch zu beseitigen war.

Problematisch wird es, wenn Fehler dazu führen, daß man sich deshalb minderwertig fühlt, mehr und länger, als es die Sache rechtfertigt, mit Schuldgefühlen quält, in Grübeleien verfällt, anfängt, sich zu hassen, oder, um solchen Seelenqualen in Zukunft vorzubeugen, übertriebene Ansprüche an sich stellt (z.B. keine Fehler machen zu dürfen).

Um dem zu begegnen, ist es notwendig, das nun mal Verbockte als das zu sehen und zu bewerten, was es ist – nämlich ein Fehler bei einer konkreten Sache, zu einem bestimmten Zeitpunkt, in einer bestimmten Situation. Eine solche Sicht der Dinge kommt zum Ausdruck in Äußerungen wie: Ich bedauere, daß ich heute unpünktlich war! Es ist gestern mein Fehler gewesen, daß die Sache nicht rechtzeitig erledigt ist! Es war falsch von mir, daß ich heute am Frühstückstisch gleich aus der Haut gefahren bin!

Äußerungen dieser Art beziehen sich konkret auf die Sache, bei der ein Fehler gemacht wurde, und nicht auf die ganze Person, die damit auch nicht als ganze niedergemacht wird. Wird von einem Fehler auf die ganze Person geschlossen, wird zugleich vergessen, was alles richtig gemacht wird.

Wie wichtig dieser Unterschied für den Grad der Streßbelastung in solchen Situationen ist, können Sie an folgendem Beispiel ausprobieren. Wenn Sie vergessen haben sollten, die Kontoauszüge abzuholen, können Sie sagen: Ich bin ein unmöglicher Mensch! oder: Ich habe gestern vergessen, die Kontoauszüge abzuholen. Der Streß, den Sie erzeugen, wird sicherlich bei der ersten Aussage stärker sein.

Eine verallgemeinernde Aussage führt bei ständiger Wiederholung zu übertriebenen Schuld- und Schamgefühlen, übersteigerten Selbstvorwürfen, Minderwertigkeitsgefühlen und Deprimiertsein. Die konkrete Aussage hingegen schränkt mögliche Selbstvorwürfe auf eine konkrete Situation bzw. auf ein bestimmtes Verhalten, an einem bestimmten Tag, unter bestimmten Umständen ein – morgen kann alles wieder ganz anders sein.

Besonders, wenn Sie einen Fehler nicht vorsätzlich oder mit Absicht gemacht haben, kann Schuld nicht vorliegen. Im schlimmsten Fall könnten Sie fahrlässig gehandelt oder zu handeln versäumt haben.

Den Selbstwert nicht nur über den Status bestimmen

Viele Menschen bestimmen den Wert ihrer Person über ihren Bildungsgrad oder Schulabschluß, ihre berufliche Position oder beruflichen Leistungen. Minderwertigkeitsgefühle können dabei beispielsweise dann entstehen, wenn sie:

sich mit anderen vergleichen, die eine höhere Position im Beruf bekleiden, eigene Leistungen gering einschätzen, an ihren Fähigkeiten oder Leistungen zweifeln, die Position und Leistung anderer höher als die eigene bewerten, den Arbeitsplatz verlieren, berufsunfähig werden oder in den Ruhestand gehen. Nun wird es immer Menschen geben, die eine höhere berufliche Position bekleiden, niemand kann ausschließen, daß er es mit Situationen zu tun bekommt, in denen er an seinen Fähigkeiten zweifelt, Arbeitslosigkeit kann die meisten treffen, berufsunfähig kann jeder werden, und in den Ruhestand gehen alle einmal. Also ist niemand, der seinen Selbstwert nur durch seine berufliche Position und Leistung bestimmt, davor geschützt, damit irgendwann Schiffbruch zu erleiden.

Um dem vorzubeugen, ist es wichtig, seinen Selbstwert von vornherein nicht nur unter Beachtung des Berufs und erbrachter Leistungen zu bestimmen, sondern gezielt nach anderem zu fragen, was einen als Mensch ausmacht.

Den Selbstwert unabhängig von beruflichen Positionen klären

- Was finde ich gut an mir in den Rollen, die ich im privaten Bereich innehabe (Großvater/Großmutter, Liebhaber/Liebhaberin ...)?
- Was gelingt mir bei der Durchführung meiner Hobbys?
- Was schaffe ich trotz meiner Krankheit oder Behinderung im Privatleben?
- Über welche Fähigkeiten verfüge ich in meinem privaten Umgang mit Menschen?
- Was gefällt mir an meiner Freizeitgestaltung?
- Was habe ich in meinem Privatleben bisher schon geschafft?
- Welche schwierigen Situationen konnte ich im privaten Bereich bisher meistern?

■ Was habe ich im Familienleben und in meiner Freizeit geschafft, obwohl ich vorher dachte, es nicht zu können?
■ Welche meiner Ziele im Privatleben habe ich bisher erreicht?

Die so gefundenen positiven Seiten sollten in der persönlichen Lobliste notiert und regelmäßig durchgelesen werden, um sie fest in das Selbstbild einzubauen.

Vergleiche mit anderen nutzen

Sich mit anderen zu vergleichen haben viele Menschen schon als Kind gelernt. Da sagten andere so etwas wie: «X wird es im Leben sicher mal weiter bringen als du!», «Ich gäbe was darum, wenn du deinen Eltern mal soviel Freude machen würdest wie Z!» In solchen Vergleichen schneiden diejenigen, die sie zu hören bekommen, meist schlecht ab.

Solche negativen Einschätzungen werden, besonders wenn sie von wichtigen Menschen (den Eltern, Großeltern, ...) geäußert werden, von den Betroffenen früh in das Selbstbild übernommen und meist lange Zeit beibehalten. Außerdem wird gelernt, sich nur mit Menschen zu vergleichen, die einem etwas voraus haben; denn solche Vergleiche mit irgendwie besseren Menschen sind von der Kindheit an vertraut. – Warum sollte es also in späteren Jahren plötzlich anders sein? Warum sollte plötzlich nicht mehr gelten, was wichtige Menschen einem beigebracht haben? – Überwiegen ungünstige Vergleiche, sind Minderwertigkeitsgefühle die Folge, denn allem Anschein nach gibt es dann fast nur Menschen, die mehr leisten, mehr positive Seiten aufweisen usw. Man ist in einem Teufelskreis gefangen.

Vergleiche mit anderen zu vermeiden, ist kaum möglich. Wichtig ist es jedoch, darauf zu achten, daß Vergleiche nicht einseitig vorgenommen werden.

Um sich ein realistisches Bild von einem anderen zu machen, ist es wichtig, möglichst all seine Stärken und Schwächen zu kennen. Nur so können Sie entdecken, daß Ihnen der andere zwar bei bestimmten Dingen überlegen ist, es aber auch andere Dinge gibt, bei denen Sie ihm voraus sind.

Sie sollten sich deshalb immer wieder den Merksatz vor Augen führen: Der Wert aller Menschen ist gleich, auch wenn der eine bestimmte Dinge besser kann als der andere.

Vergleiche mit anderen können durchaus hilfreich sein, um eigene Ziele zu finden, wenn einige Grundregeln beachtet werden. Sie erleichtern es, das, was andere können, haben oder sind, anzuerkennen, ohne sich dadurch selbst minderwertig zu fühlen.

Hilfreiche Vergleiche mit anderen Menschen

- Ziele lassen sich finden, wenn sich der Vergleich auf eine konkrete Sache, nicht auf die gesamte Person bezieht (z.B. auf eine bestimmte Fähigkeit, auf ein bestimmtes Interessensgebiet, auf etwas Bestimmtes, das ein anderer neu gelernt hat)!

- Die Person, mit der man sich vergleicht, sollte einem selbst eine Nasenlänge voraus sein, aber keinen unerreichbaren Vorsprung bei der betreffenden Sache haben!

- Wenn ein anderer bei einer bestimmten Sache einen Vorsprung hat, ist das nicht gleichbedeutend damit, daß er zugleich auch ein rundherum besserer Mensch ist!

- Wenn man sich mit anderen vergleicht, um eigene Ziele zu entdecken, ist es wichtig, zu bedenken, daß es nicht darum geht, festzustellen, wer ein besserer oder schlechterer Mensch ist!

Vorbilder wecken oft Neid, der nicht gleich unterdrückt werden sollte. Nicht zu stark ausgeprägter Neid macht darauf aufmerksam, daß ein anderer etwas erreicht hat, etwas ist, etwas besitzt oder etwas kann, das man auch gerne erreichen, sein, besitzen oder können würde. Zugleich stellt der Neid Energie zur Verfügung, um sich darum zu kümmern. Des weiteren treibt Neid einen an, die Energie zu nutzen und Ziele anzustreben. Wird Neid in Worten, in der Körperhaltung, in der Mimik usw. ausgedrückt, können andere merken, daß man etwas gerne hätte, sein würde, können möchte usw.; so besteht die Möglichkeit, daß sie einem dabei helfen. Ein gesundes Maß an Neid sollte jeder haben.

Vorbilder suchen
(X = die Sache, bei der andere ein Vorbild sein könnten)

- Wie weit sollte mir jemand bei X voraus sein, damit er mir ein erreichbares Ziel zeigt?
- Welche Personen sind mir bei X nur so weit voraus, daß ich selbst auch schaffen kann, was sie erreicht haben?
- Welche Menschen haben X mit vergleichbaren Voraussetzungen geschafft, wie sie bei mir vorliegen?
- Mit welchen Menschen sollte ich mich bei X nicht vergleichen, weil sie mir einige Schritte zu weit voraus sind?
- Welche Personen sollte ich bei X nicht als Vorbild nehmen, weil sie bessere Voraussetzungen (mehr Zeit, eine bessere Gesundheit, mehr Unterstützung durch andere ...) hatten?

Menschen, die sich minderwertig fühlen, streben oft Ziele an, ohne tatsächlich geprüft zu haben, ob es wirklich ihre Ziele sind, z.B. weil sie meinen, es gehöre dazu, das zu schaffen, das zu sein oder das zu haben, was andere schaffen, sind oder besitzen; sie hoffen, so bei anderen mehr Anerkennung zu finden oder eigene Minderwertigkeitsgefühle reduzieren zu können. Ziele, die keine wirklich eigenen Ziele sind, sind oft nur schwer zu erreichen. Werden unechte Ziele nicht erreicht, nehmen Minderwertigkeitsgefühle zu. Ein Teufelskreis beginnt.

Bei Zielen, die nur angestrebt werden, um anderen zu gefallen, von ihnen als gleichwertig angesehen zu werden oder sich selbst gleichwertig zu fühlen, bleibt oft ungeprüft, ob es sich um tatsächlich erreichbare Ziele handelt; nicht beachtet werden häufig die eigenen Voraussetzungen (körperliche Fitneß, Vereinbarkeit mit der eigenen beruflichen oder familiären Situation ...). Auch werden solche Ziele oft schnell wieder aufgegeben, wenn sie nicht erfüllen, was sie bringen sollten (z.B. mehr Anerkennung von anderen, sich anderen gegenüber gleichwertig fühlen). Um dem vorzubeugen, ist es wichtig, genau zu prüfen, ob das, was Sie bei Vergleichen mit anderen als mögliches Ziel ins Auge fassen, tatsächlich ein echtes und sinnvolles Ziel ist.

Zielklärung
(X = das jeweils betrachtete Ziel):

- Welchen Gewinn habe ich für mich, wenn ich X erreiche?
- Welche anderen Ziele, die mit X nichts zu tun haben, könnte ich durch X erreichen wollen?
- Lassen sich diese anderen Ziele tatsächlich durch X erreichen?
- Kenne ich bessere Wege, diese anderen Ziele zu erreichen?

Kritik von anderen richtig sehen und nutzen

Es gibt sowohl positive als auch negative Kritik. Ein Theaterkritiker beschreibt, womit sich ein Theaterstück befaßt; er zeigt Stärken und Schwächen auf. Es ist seine Aufgabe, zu beschreiben, zu loben und zu tadeln. Menschen, die sich minderwertig fühlen, haben meist sowohl im Umgang mit positiver Kritik bzw. Lob als auch im Umgang mit negativer Kritik bzw. Tadel Schwierigkeiten. Weil eigene negative Seiten von ihnen übermäßig stark betont und gesehen werden, fällt negative Kritik auf fruchtbaren Boden und wird daher meist noch verstärkt erlebt. Positive Kritik wird hingegen oft nicht ernst genommen oder abgetan.

Wer sich minderwertig fühlt, erlebt negative Kritik hart und fühlt sich oft hilflos dabei. Um dem zu begegnen, sollte hinterfragt werden, ob die Kritik aus der eigenen Sicht berechtigt ist.

Negative Kritik von anderen prüfen
- Wie sehe ich selbst die Sache, die an mir getadelt wurde?
- Kenne ich andere Menschen, die nicht der Ansicht sind, daß diese Sache tadelnswert an mir ist?
- Weiß derjenige, der die negative Kritik geäußert hat, wirklich genug über die Sache, die er kritisiert hat, um sich eine zutreffende Meinung bilden zu können (z.B. über Umstände, die dazu geführt haben, daß ich einen Termin vergessen habe, über Anzeichen von Unsicherheit, darüber, ob ich morgens immer muffelig bin oder meine schlechte Laune an einem Tag eine Ausnahme war)?
- Neigt die Person, die mich getadelt hat, dazu, Vorteile für sich selbst zu erreichen?

Kommen Sie zu dem Ergebnis, daß die negative Kritik in Ihren Augen keine Berechtigung hat, sollten Sie mit demjenigen, der die Kritik geäußert hat, klären, was er genau gemeint hat, weshalb er der Ansicht ist, die Sache beurteilen zu können, ob es andere Gründe gab, die ihn zu seiner Kritik veranlaßt haben. Solche Gespräche können vielleicht bestehende Mißverständnisse ausräumen. Vielleicht hilft ein Gespräch aber auch, Fronten zu klären (wenn Sie beispielsweise triftige Hinweise darauf erhalten, daß der andere auf der Grundlage mangelnden Wissens urteilt, Sie verletzen oder bewußt vor Dritten schlechtmachen wollte). Haben Sie es mit Menschen zu tun, bei denen Sie öfter merken, daß sie unberechtigte negative Kritik an Ihnen üben, sollten Sie Ihren Kontakt zu ihnen prüfen.

Überlegungen zum Umgang mit Personen, die unberechtigt negativ kritisieren

- Was veranlaßt mich dazu, gerade mit diesen Menschen Kontakt zu pflegen?
- Warum sind gerade diese Menschen so wichtig für mich, daß ich ihnen erlaube, mich unberechtigt zu tadeln?
- Warum versuche ich, gerade diesen Menschen dauernd – und nach jeder Kritik noch ein bißchen mehr – alles recht zu machen?
- Will ich mein Selbstbild tatsächlich von dem abhängig machen, was gerade diese Menschen über mich sagen?
- Gibt es andere Menschen, die mich nicht so behandeln?
- Kann es mir gelingen, mehr Kontakt zu Menschen zu finden, die mich nicht unberechtigt kritisieren?

Wenn Sie zu dem Ergebnis kommen, daß andere etwas tadeln, das Ihnen auch bereits aufgefallen ist und das Sie gerne ändern möchten, sollten Sie Ihrem Kritiker bestätigen, daß er recht hat, Sie die Sache auch gerne ändern möchten, bisher aber noch keinen Weg gefunden haben. So haben Sie die Chance, Hilfe zu bekommen.

Wenn Sie dem Kritiker zwar recht geben bei dem, was er bemängelt, selbst aber noch nicht wissen, ob Sie es tatsächlich verändern möchten, sollten Sie sich über die Sache zunächst selbst klarer werden. Dafür bietet es sich an, sich über eine bestimmte Zeit (z.B. bei häufig vorkommenden Dingen vier Wochen, bei seltener auftretenden Dingen drei Monate oder länger) bei der jeweiligen Sache selbst zu beobachten. Während dieses Zeitraums können Sie in einem Selbstbeobachtungsprotokoll die zu prüfende Sache notieren.

Auch können Sie Menschen, denen Sie vertrauen und bei denen Sie aus Erfahrung wissen, daß sie Ihnen ihre ehrliche Meinung sagen, befragen, was sie zu dem meinen, was ein anderer getadelt hat. Zum Selbstvertrauen gehört, sich die Meinung anderer anzuhören und sich selbst eine Meinung dazu zu bilden. Um eine eigene Meinung kommt also niemand herum.

Ein weiterer Grund dafür, daß negative Kritik anderer Minderwertigkeitsgefühle verstärkt, liegt darin, daß ein Tadel unzulässig verallgemeinert wird (z.B.: Du bist unmöglich!, Womit habe ich es bloß verdient, einen solchen Sohn zu haben!). Wer sich minderwertig fühlt, übernimmt diese Kritik oft ungeprüft, weil sie zu seinem negativen Selbstbild paßt. So passiert es, daß sich negative Selbsteinschätzungen noch mehr festigen oder ausweiten, daß man sich in Übereifer stürzt, um nun ein besserer Mensch zu werden, oder man sich zurückzieht. All das hilft nicht weiter. Wichtig ist es vielmehr, in einem Gespräch mit dem Gegenüber zu versuchen, herauszufinden, was genau zu welchem Zeitpunkt in welcher Situation geschehen ist und zum Tadeln veranlaßt. So besteht die Chance, eine einzelne Sache in den Blick zu nehmen, statt den Selbstwert in Frage zu stellen.

Herrschen im Selbstbild negative Seiten vor, erscheinen Lob und Komplimente unglaubwürdig, nicht ernst gemeint oder falsch. Positiver Kritik wird vielfach sogar mit Mißtrauen begegnet. Positive Seiten werden als Selbstverständlichkeiten gesehen; es schämt sich mancher, daß ein anderer dies hervorhebt. Wird das, was andere loben, nicht auch von einem selbst geschätzt, folgt daraus, daß es schnell wieder schlecht gemacht oder beiseite geschoben wird. So werden oft sogar Komplimente für etwas, das Mühe gekostet hat, abgeschwächt. Wird positive Kritik so abgewehrt, entsteht für andere der Eindruck, daß Sie nicht gelobt werden möchten, woran sie sich zukünftig vielleicht halten. Wieder kommt es zu einem Teufelskreis: Minderwertigkeitsgefühle führen dazu, daß Komplimente abgebügelt werden, ein Gegenüber nimmt das ernst und lobt zukünftig seltener, ausbleibendes Lob wird als Zeichen für mangelnde Anerkennung gesehen, Minderwertigkeitsgefühle verstärken sich.

Damit es gelingt, Komplimente besser annehmen zu können, sollten sie geprüft werden.

Komplimente und Lob prüfen

- Was ist meine wirkliche Meinung zu der Sache, für die ich gelobt worden bin?
- Welche triftigen Gründe habe ich, anzunehmen, daß der andere sein Lob nicht wirklich ernst gemeint hat?
- Ist das, wofür ich ein Kompliment erhalten habe, tatsächlich eine Selbstverständlichkeit, oder könnte es auch anders sein?
- Welche triftigen Gründe habe ich, daß ich mich für Lob und Komplimente schäme?
- Welche triftigen Gründe habe ich, auf Lob und Komplimente, die mir guttun, zu verzichten?
- Welche triftigen Gründe habe ich zu meinen, daß andere Menschen Lob und Komplimente annehmen dürfen, ich mir dies jedoch nicht erlauben kann?

Sicher werden einem manchmal Personen begegnen, die, weil sie irgendwelche Vorteile für sich darin sehen, Honig um den Bart schmieren und falsche Komplimente machen. Dennoch wird sich meist ergeben, daß Sie ein Lob oder Kompliment ruhig annehmen können. Menschen, die im Annehmen von Komplimenten ungeübt sind, wissen oft keine positive Antwort zu geben.

Lernen, Komplimente anzunehmen
(X = die Sache, auf die sich das Lob oder Kompliment bezieht)
- Ja, ich finde es auch gut, daß mir X gelungen ist!
- Es freut mich, daß du X bemerkt hast!
- Du hast recht, ich bin auf X auch sehr stolz!
- Ja, ich finde, für X kann ich mir kräftig auf die Schulter klopfen!
- Danke für das Kompliment!
- Ja, es hat mich auch wirklich Mühe gekostet, X zu erreichen!
- Ja, es war gar nicht so einfach, X zu bewältigen!
- Danke, Ihr Kompliment bestätigt meinen Eindruck, daß ich X gut hingekriegt habe!

Grenzen ernst nehmen und setzen

Menschen, die sich minderwertig fühlen, fällt es oft schwer, eigene Grenzen ernst zu nehmen und sie im Kontakt mit anderen zu verteidigen. Zum Grenzensetzen gehört: eigene Bedürfnisse, Wünsche und Ziele wichtig zu nehmen; Erwartungen oder Forderungen anderer, die eigenen Wünschen, Bedürfnissen und Zielen entgegenstehen, auch mal abzulehnen; von anderen etwas zu fordern (z.B. andere um Unterstützung zu bitten) und Enttäuschung über das Tun von anderen auszudrücken.

Statt so zu handeln, besteht bei Personen mit Minderwertigkeitsgefühlen häufig die Neigung, anderen alles recht machen zu
müssen, Erwartungen anderer dauernd erfüllen zu müssen, sich
aufzuopfern oder, kurz gesagt, lieb sein zu müssen. Eigene Wünsche, Bedürfnisse und Ziele, die mit diesem Streben nicht zu vereinbaren sind, bleiben dabei meist auf der Strecke oder werden
hintangestellt. Es entsteht der Eindruck, daß Menschen, die
ihren Selbstwert gering einschätzen, sich in einem ständigen
Kampf um Anerkennung und Wertschätzung durch andere befinden. Dazu scheint es nicht zu passen, eigene Bedürfnisse und
Ziele durchzusetzen, andere um etwas zu bitten, Forderungen
anderer abzulehnen. Ein solches Verhalten wird meist als «gefährlich» angesehen, denn andere könnten vielleicht mit Ablehnung reagieren. Dies führt in einen Teufelskreis.

Auch haben andere ein leichtes Spiel, weil sie wissen, daß
diese Menschen versuchen, ihren Erwartungen, oft sogar bevor
sie überhaupt ausgesprochen sind, gerecht zu werden. So ist es
einfach für sie, den anderen zu etwas zu bewegen, was für sie
vorteilhaft ist.

Wenn Sie es sich wert sind, sich um Ihre Ziele, Wünsche und
Bedürfnisse in angemessenem Maß zu kümmern, setzt dies voraus, eigene Bedürfnisse, Wünsche und Ziele zu kennen. Bei
Menschen mit Minderwertigkeitsgefühlen ist dies keineswegs
immer der Fall; dies gilt besonders dann, wenn bereits über
lange Zeit, vielleicht von Kindheit an, danach gestrebt wird, Erwartungen anderer zu erfüllen. Wer damit andauernd befaßt ist,
dem bleibt für sich selbst nicht mehr viel Zeit und Energie
übrig, um eigene Wünsche, Bedürfnisse und Ziele aufzuspüren.
Wichtig ist es also, daß Sie sich regelmäßig jeden Abend Zeit
nehmen, um sich zu fragen und zu notieren, was Ihre Bedürfnisse, Ziele und Wünsche an diesem Tag waren.

Es fällt leichter zu lernen, eigene Grenzen ernster zu nehmen und anderen gegenüber mehr zu vertreten, wenn Sie sich einige Grundgedanken regelmäßig vor Augen führen.

Grenzen deutlich machen

- Jeder Mensch hat das gleiche Recht, Wünsche, Bedürfnisse und Ziele zu haben!
- Wünsche, Bedürfnisse und Ziele aller Menschen sind gleichermaßen wichtig!
- Jeder Mensch hat das gleiche Recht, seine Wünsche, Ziele und Bedürfnisse zum Ausdruck zu bringen!
- Niemand anderer hat ein Recht zu bestimmen, welche Bedürfnisse, Wünsche und Ziele Sie selbst haben und verfolgen!
- Jeder Mensch hat das gleiche Recht, Forderungen anderer abzulehnen (außer im Beruf)!
- Jeder Mensch hat das gleiche Recht, anderen zu sagen, daß er von ihrem Tun enttäuscht ist!
- Nur Sie selbst können sich die vorher genannten Rechte absprechen oder absprechen lassen!

Eine Analyse der Vor- und Nachteile bei der Zurückstellung eigener Bedürfnisse hilft zu klären, ob Sie Veränderungen anstreben sollten. Überwiegen die Vorteile, können Sie wie bisher weitermachen, sollten sich aber nicht beklagen, daß Ziele, Wünsche und Bedürfnisse zu kurz kommen, andere Ihnen alles mögliche aufdrücken und keine Rücksicht auf das nehmen, was Sie wollen. Grenzen, die Sie selbst nicht vertreten, können andere nicht kennen.

Überwiegen die Nachteile, ist es an der Zeit, Grenzen wichtiger zu nehmen und sie anderen mitzuteilen. Dies fällt leichter, wenn man sich zunächst die eigene Verantwortung verdeutlicht.

Verantwortlichkeit für eigene Ziele, Wünsche und Bedürfnisse

- Welche triftigen Gründe sollten andere dafür haben, meine Bedürfnisse, Wünsche und Ziele wichtig zu nehmen (z.B. indem sie mir bei der Verwirklichung helfen oder keine Forderungen stellen, die meinem Wollen entgegenstehen), wenn ich es selbst nicht tue?

- Welche triftigen Gründe sollten andere dazu veranlassen, mehr für die Verwirklichung meiner Bedürfnisse, Ziele und Wünsche zu sorgen, als ich selbst es tue?

- Welche triftigen Gründe sollte es für andere geben, es zu unterlassen, Forderungen an mich zu stellen, die mit meinen Zielen, Wünschen und Bedürfnissen nicht vereinbar sind, wenn sie merken, daß ich ihnen alles recht machen möchte?

- Woher können andere wissen, was ich möchte und was ich nicht möchte, wenn ich es ihnen nicht mitteile?

- Wer unter meinen Mitmenschen (in der Familie, am Arbeitsplatz, im Freundeskreis, im Verein, in der Partei, in der Nachbarschaft ...) kann wissen, was ich möchte und was nicht, wenn ich es nicht mitteile?

Die meisten Menschen werden feststellen, daß jeder für seine eigenen Grenzen selbst verantwortlich ist. Haben Sie bislang Ihre Grenzen vernachlässigt, sollten Sie sich die Antworten immer wieder vor Augen führen. Dies kann geschehen, indem Merksätze dazu notiert werden, z.B.: Wenn ich nicht selbst für meine Ziele, Bedürfnisse und Wünsche sorge, tut es auch kein anderer! Es ist alleine meine Sache, meine Grenzen zu kennen und im Umgang mit anderen zu vertreten! Niemand außer mir selbst ist dafür verantwortlich, was aus meinen Zielen, Wünschen und Bedürfnissen wird!

Wenn Sie sich entschließen, mehr Grenzen zu setzen, sollten

Mehr Grenzen setzen

Anlaß/Situation	Wem ich etwas mitteilen möchte
Der Chef legt mir kurz vor Feierabend drei Akten auf den Tisch, die heute noch erledigt werden sollen.	Chef
Sitze am Abend mit meiner Frau auf dem Sofa.	Ehefrau
Bei meinem nächsten Termin bei meinem Hausarzt möchte ich mehr über meinen Diabetes erfahren.	Hausarzt
Die Schwiegereltern wollen uns für drei Tage besuchen.	Schwiegereltern

Sie das üben, was Sie anders machen möchten. Dabei ist zu bedenken, daß Umlernen nur schrittweise möglich ist. Mit zunehmender Übung wird es leichter gelingen, Ihre Vorhaben beim Grenzensetzen zu verwirklichen. Neues Verhalten kann in Phantasien, aber auch in Rollenspielen zunächst überlegt und ausprobiert werden. Dabei sollte die Situation so genau wie möglich vor- bzw. nachgestellt werden. Sie können Ihre eigene Rolle, aber auch die Rolle eines Gegenübers übernehmen. Verschiedene Verläufe der jeweiligen Situation sind durchzuspielen. Das Üben in Phantasien oder Rollenspielen ersetzt jedoch nicht die Übung, die Sie bekommen, wenn Sie sich immer mehr Situa-

Was ich sagen möchte	Schwierigkeitsgrad 10–100
Ich möchte heute keine Überstunden machen, weil ich meinem Sohn versprochen habe, bei seiner Geburtstagsfeier anwesend zu sein.	90
Ich wünsche mir, in der Badewanne Sex mit dir zu haben.	70
Es ist mir wichtig zu erfahren, welche Ursachen der Diabetes bei mir haben könnte.	40
Es wäre uns lieber, wenn Ihr eine Woche später kommen würdet.	60

tionen stellen, in denen es gilt, Ihre Grenzen zu verdeutlichen. Besonders bei Menschen, die lange und in vielen Lebensbereichen ungeübt darin sind, Bedürfnisse, Wünsche und Ziele zu äußern und Forderungen abzulehnen, ist es notwendig, viele unterschiedliche Situationen auszuprobieren.

Als Vorbereitung für das Üben im Alltag ist eine Liste günstig, in der beschrieben wird, was in Phantasien, Rollenspielen und realen Situationen eingeübt werden soll. Zusätzlich können die Übungen nach der Schwierigkeit unterschieden werden, indem jeder Übung, je nach Schwierigkeitsgrad, eine Zahl zwischen 10 und 100 zugeordnet wird. Eine 10 erhalten Übungen, die nur eine geringe Schwierigkeit bedeuten, eine 100 wird den Übungen zugeordnet, die am schwierigsten erscheinen. Der Schwierigkeitsgrad anderer Übungen liegt dazwischen.

Wer sich durch Mißerfolge leicht entmutigen läßt, sollte mit den leichteren Übungen beginnen. Der Schwierigkeitsgrad kann zugleich veranschaulichen, was Sie geschafft haben. Je schwieriger Sie die Situation eingestuft haben, um so mehr sollten Sie stolz auf sich sein, wenn Sie sie bewältigt haben.

Sich selbst loben und belohnen

Berechtigter Stolz macht auf positive Seiten aufmerksam, stellt über körperliche Veränderungen Energie zur Verfügung, veranlaßt dazu, sich selbst etwas Gutes zu tun, und teilt sich anderen mit. Deutlich sind diese Funktionen bei Kindern zu beobachten. Sie freuen sich über etwas, das sie erreicht haben, holen andere herbei, um zu zeigen, was sie geschafft haben, und teilen dies manchmal lauthals und nicht nur einmal mit (z.B.: Guck mal, hab ich das nicht gut gemacht! Da, ich habe meine Jacke selbst zugeknöpft!).

Menschen mit Minderwertigkeitsgefühlen sehen Selbstbelohnung oft fälschlich als etwas, für das sie sich schuldig fühlen oder schämen müssen, das sich nicht gehört oder von Egoismus zeugt. Die positiven Funktionen von Stolz helfen jedoch beim Aufbau von Selbstvertrauen. Gelingt es nicht, stolz auf sich zu sein und sich selbst dies zu zeigen, nehmen Sie sich einen zum Aufbau von Selbstvertrauen wichtigen Weg. Denn zum Aufbau von Selbstvertrauen gehört die Kenntnis und Beachtung eigener positiver Seiten und deren Wertschätzung. Stolz verhilft dazu, positive Seiten fest ins Selbstbild einzubauen. Jemand, der bei einer Sache auf sich stolz ist, kann sich bei dieser Sache nicht gleichzeitig minderwertig, unfähig oder anderen unterlegen fühlen. Loben und belohnen Sie sich also selbst, damit Sie von Lob und Belohnungen durch andere unabhängiger werden. So kann der ständige Kampf um Anerkennung durch andere abgeschwächt werden.

Weil Stolz und Selbstbelohnung so wichtig sind, folgen einige Grundgedanken dazu:

Stolz auf sich selbst sein

- Selbstlob und -belohnung braucht jeder Mensch ebenso nötig wie Essen, Trinken, Schlaf, Zuwendung von anderen und vieles andere!
- Auf sich selbst in passendem Maß stolz zu sein und sich dies zu zeigen hat nichts mit Überheblichkeit oder Egoismus zu tun!
- In passendem Maß stolz auf sich sein zu können, gehört zu einem gesunden Selbstvertrauen!
- Auf sich in einem gesunden Maß stolz zu sein und sich dies zu zeigen, ist nicht etwas, für das sich irgend jemand schämen oder schuldig fühlen bräuchte!
- Jeder Mensch hat das Recht, stolz auf sich zu sein und sich dies zu zeigen!
- Selbstlob stinkt nicht, wenn es angemessen erfolgt!

Große Belohnungen sollten Sie sich gönnen, wenn Sie etwas Besonderes geschafft haben (z.B. eine wichtige Prüfung bestanden oder eine schwere Krankheit überwunden haben). Von Zeit zu Zeit lassen sich große Belohnungen auch verwirklichen. Weil es aber tagtäglich Dinge gibt, auf die Sie stolz sein können, brauchen Sie hauptsächlich viele problemlos im Alltag umsetzbare kleine Belohnungen. Dazu gehört auch Selbstlob. Etwas Positives über sich zu sagen, kostet keine Zeit und kein Geld, auch führt es nicht zur Vernachlässigung von Pflichten oder anderen Menschen. Loben können Sie sich bei unterschiedlichsten Gelegenheiten.

Sich selbst loben
- Das Gespräch mit dem Arzt habe ich gut gemeistert.
- Es ist ein Erfolg für mich, daß es mir gelungen ist, meinen Kollegen um Hilfe zu bitten.
- Daß ich den Chef gefragt habe, ob er mir für die Fortbildung Urlaub gewährt, war mutig von mir.
- Einen solchen Vertragsabschluß soll erst einmal jemand anderer hinkriegen.
- Ich bin stolz auf mich, weil ich es geschafft habe, zum Treffen der Selbsthilfegruppe zu gehen.
- Dafür, daß ich mich von meiner Schwägerin nicht habe überreden lassen, kann ich mir auf die Schulter klopfen.

Es ist wichtig, daß Sie das Lob tatsächlich auf sich beziehen. Deshalb sollten darin Worte wie «ich», «mich» und «mir» unbedingt vorkommen. Neben Selbstlob gibt es jedoch auch viele Taten, mit denen Sie sich belohnen können.

Kleine Belohnungen
- Eine Weile aus dem Fenster sehen und den Wolken oder dem Treiben auf der Straße zuschauen,
- ein warmes Bad nehmen,
- sich in aller Ruhe eincremen,
- die Lieblings-CD hören,
- mit dem Partner schmusen,
- eine schöne Tischdecke auf den Eßtisch legen,
- eine Entspannungsübung machen,

- mit Freunden essen gehen,
- ein paar Erdbeeren auf der Zunge zergehen lassen,
- einen Schaufensterbummel machen,
- in die Sauna gehen,
- etwas länger als gewöhnlich unter der Dusche stehen,
- alleine in der Wohnung tanzen,
- sich vom Partner den Nacken massieren lassen,
- sich sein Lieblingsessen kochen,
- sich einen guten Film im Fernsehen oder Kino anschauen,
- einen Spaziergang machen,
- morgens etwas länger ausschlafen,
- am Telefon ein Schwätzchen halten,
- an einem gewöhnlichen Tag besondere Kleidung anlegen,
- sich sexuell selbst befriedigen,
- eine Runde Fahrrad fahren,
- mit den Kindern einen Schneemann bauen,
- Erinnerungen an eigene Kindertage nachhängen,
- vom kommenden Urlaub träumen,
- an den Blumen im Garten schnuppern,
- sich in der Frühlingssonne auf einer Parkbank niederlassen.

Bei Menschen, die nicht darin eingeübt sind, stolz auf sich zu sein und sich dies zu zeigen, bestehen oft blockierende Sorgen, die bei genauerem Hinsehen jedoch meist unberechtigt sind.

Die Berechtigung von Besorgnis klären
(X = die jeweils betrachtete Belohnung)

- Was ist tatsächlich egoistisch oder überheblich daran, daß ich X tue?
- Halte ich selbst andere Menschen, die X tun, für egoistisch oder überheblich?

■ Bei welcher anderen Person ist tatsächlich damit zu rechnen, daß sie mich ablehnt, wenn ich X tue? – Welchen triftigen Grund könnte diese Person haben, mich wegen X abzulehnen, egoistisch oder überheblich zu finden?

■ Wie wichtig sind mir Menschen, die mich egoistisch oder überheblich finden, wenn ich X tue?

■ Wer hat ein Recht, darüber zu entscheiden, ob und wie ich mich selbst belohnen darf?

■ Will ich andere Menschen tatsächlich darüber entscheiden lassen, ob ich auf mich selbst stolz sein und mir das durch X zeigen darf?

■ Wen vernachlässige ich wirklich, wenn ich X tue?

■ Welchen Pflichten komme ich nicht nach, weil ich mich mit X belohne?

Mit Selbstherrlichkeit umgehen

Menschen, die zu Selbstüberhöhung neigen, übersehen oft ihre Schwächen und Fehler. Gleichzeitig werden die eigenen positiven Seiten überbetont, wobei vorrangig beispielsweise das gesehen wird, mit dem sie zufrieden sind, was sie gut an sich finden, wo sie vielleicht besser sind als andere. Dabei vergessen sie z.B., daß auch sie nicht perfekt sind, auch sie Fehler machen können, sie nicht von jedem geliebt werden, sie von anderen nicht als etwas Besonderes angesehen und bevorzugt behandelt werden müssen, sie an der einen oder anderen Stelle negative Kritik verdienen. Selbstüberschätzung, Angeberei, Hochmut, Arroganz usw. sind die Folge, wodurch Streß beispielsweise dann entsteht, wenn: sich dadurch in Beziehungen zu anderen Probleme ergeben, sich andere von diesen scheinbaren Übermenschen zurückziehen, von anderen negative Kritik an ihnen geübt wird, sie nicht als etwas Besonderes behandelt werden, ihre Probleme von anderen nicht als einzigartig gesehen werden, erträumte großartige Ziele in der Wirklichkeit nicht erreichbar sind oder in Phantasien erdachte herausragende Leistungen im wirklichen Leben nicht realisierbar sind. Selbstabwertende Gedanken und Gefühle können in der Folge von Enttäuschung auftreten. Meist werden aber für das eigene Scheitern andere oder ungünstige Umstände verantwortlich gemacht.

Ein einseitig positives Selbstbild ließe sich auch als «Größenselbst» bezeichnen. Bleiben wir bei dem Bild der Waage, ist hier die Waagschale mit Negativem allem Anschein nach leer. Häufig ist bei diesen Personen zu beobachten, daß es zu einem abrupten Wechsel von übertriebenen positiven Selbsteinschätzungen zu krassen negativen Selbstbewertungen kommt, wenn die Wirklichkeit zeigt, daß ihr Größenselbst mehr Wunsch oder Traum als Realität ist. Es scheint dann so, als bräche das Größenselbst völlig in sich zusammen, was innerlich oft zu schwerwiegenden Kränkungen und nach außen hin zu heftiger Wut führt. Ursache eines krassen Wechsels zwischen extrem positiven und extrem negativen Selbstbewertungen ist ein Entweder-oder-Denken, bei dem die Einsicht fehlt, daß jeder Mensch sowohl Stärken als auch Schwächen hat.

Zur Veränderung streßerzeugenden Entweder-oder-Denkens ist es notwendig, von einem einseitigen zu einem ausgewogenen Selbstbild zu gelangen, das sowohl positive als auch negative Seiten einschließt (z.B. körperliche Beeinträchtigungen, nicht oder unzureichend vorhandene Fähigkeiten, nicht erreichte Ziele). Das bedeutet nun nicht, daß es hilfreich wäre, sich nur noch mit dem zu befassen, was Makel sein könnten. Es kommt darauf an, eigene Fehler und Schwächen – die nun mal jeder Mensch hat –

für sich selbst einzusehen und im Umgang mit anderen eingestehen zu können. Wenn Sie zur Selbstüberschätzung neigen, ist
es hilfreich, nach Schwächen zu forschen.

 **Überlegungen zur Veränderung eines einseitig positiven
Selbstbilds**

- Worum beneide ich andere?
- Gibt es Dinge, die mir nicht gelingen?
- Was können andere Menschen, die ich kenne, besser als ich?
- Welche Eigenschaften finde ich nicht gut an mir?
- Was stört mich selbst an meinem Verhalten in verschiedenen
  Lebensbereichen (im Umgang mit anderen und mit mir selbst,
  in der Familie, am Arbeitsplatz, in der Freizeit ...)?
- Was gefällt mir nicht an meinem Körper?
- Welche Kritik, die andere an mir üben, könnte berechtigt sein?
- Was an mir führt dazu, daß ich in Beziehungen zu anderen
  oftmals anecke?
- Welche Menschen haben bei welcher Angelegenheit bisher
  mehr erreicht als ich?
- Was an mir versuche ich zu überspielen?
- Welche meiner Ziele habe ich bisher nicht erreichen können?
- Welche Menschen meide ich, weil sie mir häufig widerspre-
  chen?

Die Antworten sollten schriftlich festgehalten werden, damit Sie
sich diese immer wieder vor Augen führen können, bis das einseitige zu einem mehr ausgewogenen Selbstbild geworden ist.

Die Entscheidung, eigene Fehler zu sehen und Veränderungsmöglichkeiten zu prüfen, führt im nächsten Schritt dazu, realistische Ziele zu suchen. Ziele gewissenhaft zu prüfen ist bei
Menschen mit Großartigkeitsphantasien besonders wichtig,

weil bei ihnen die Gefahr besteht, daß sogleich wieder herausragende Leistungen, besondere Veränderungen oder Änderungen im Handumdrehen angestrebt werden. Gelingt es nicht, verwirklichbare Ziele zu überlegen und zu bedenken, daß Veränderungen nur schrittweise möglich sind und Zeit brauchen, ist das Vorhaben meist von vornherein zum Scheitern verurteilt. Erneute Kränkung, Enttäuschung über sich selbst, Wut auf andere oder auf Umstände, die für das Scheitern verantwortlich gemacht werden, neuerliches Verbergen der betreffenden negativen Seite usw. wären die Folgen.

Das Ziel klären

- Welche Ziele sind für mich erreichbar, wenn ich meine Voraussetzungen (körperliche Leistungsfähigkeit, verfügbare Zeit, Vereinbarkeit mit anderen Zielen, mögliche Unterstützung von anderen ...) berücksichtige?
- Welche Ziele entspringen mehr meinem Streben nach Großartigkeit oder Besonderem als dem, was mir meiner Erfahrung nach in der Wirklichkeit möglich ist?
- Welche meiner Ziele haben andere Menschen, die ähnliche Voraussetzungen hatten wie ich selbst, bereits erreicht?
- Welche meiner Ziele haben andere, die ähnliche Voraussetzungen haben wie ich selbst, nicht erreicht?
- Welche triftigen Gründe habe ich dafür, daß ich annehmen kann, daß ich Ziele, die andere mit vergleichbaren Voraussetzungen nicht erreicht haben, verwirklichen kann?

Indem Ziele in Schritte unterteilt werden, wird die Aufmerksamkeit mehr auf kleine Erfolge gelenkt. Dies ist für Menschen, die nach Großartigkeit streben, wichtig, um sich mehr auf die Wirklichkeit und tatsächlich Erreichbares zu konzentrieren.

Eigene Fehler im Kontakt mit anderen zugeben

Können Sie Ihre Fehler, die Ihnen in einer bestimmten Situation, unter bestimmten Umständen, mit einem bestimmten Verhalten, zu einem bestimmten Zeitpunkt unterlaufen sind, oder Schwächen nicht einsehen oder eingestehen, erheben Sie sich zu einem Menschen, den es gar nicht geben kann, zu einem fehlerlosen Übermenschen, was vielfach zu Problemen im Kontakt zu anderen führt.

Fehler zugeben zu können setzt voraus, daß Sie erkennen, wo Sie Fehler gemacht haben. Um mehr Einsicht zu entwickeln, ist es nicht sinnvoll, in Selbstvorwürfe zu verfallen. Hilfreich ist es, jeden Abend eventuell aufgetretene Fehler zu prüfen.

 Die Einsicht in eigene Fehler und Schwächen verbessern

- Gab es heute etwas, das nicht korrekt von mir war?
- Habe ich gegen jemanden rücksichtslos gehandelt?
- Habe ich mich heute unberechtigt über jemand anderen gestellt?
- Habe ich heute in irgendeiner Situation Rechte, Gefühle und Wünsche anderer mißachtet?
- Hat mich heute jemand berechtigt auf etwas hingewiesen, das ich falsch gemacht habe?
- Habe ich heute einen Fehler gemacht, der mir aufgefallen ist, den ich aber jemand anderem gegenüber nicht eingestehen konnte?
- Gab es heute etwas, das ich selbst nicht gut an mir fand?

Nun gilt es, Fehler anderen gegenüber einzugestehen. Ein dabei oft zu beobachtendes Hindernis besteht in der Angst, durch Zugeben von Fehlern an Ansehen zu verlieren, nicht mehr als ein besonderer Mensch, der man zu sein meint, zu gelten oder sich zu erniedrigen, wenn man anderen recht gibt. Mit großer Sicherheit läßt sich aber die Erfahrung machen, daß diese Befürchtungen sich nicht bestätigen und Gesprächspartner, nach der ersten Verblüffung, Ihr Verhalten gut finden. Vielleicht verhilft Ihnen gerade die Fähigkeit, Fehler zugeben zu können, dazu, von anderen geschätzt zu werden. Ob dies für den einzelnen stimmt, kann nur jeder selbst herausfinden, indem er es ausprobiert. Es gibt dabei kein Risiko, denn es ließe sich leicht wieder zu dem bisherigen Verhalten zurückkehren.

Während des Umlernens kann es hilfreich sein, Gespräche, in denen Fehler eingestanden werden sollen, zunächst in der Phantasie durchzuspielen. Wichtig ist dabei, sich die Situation so genau und wirklichkeitsgetreu wie möglich vorzustellen und verschiedene denkbare Gesprächsverläufe gedanklich durchzuspielen. Obwohl es zunächst schwierig erscheinen mag, kann es helfen, mit einem Therapeuten in Rollenspielen auszuprobieren, wie es gelingen kann, über Fehler zu sprechen. Im Rollenspiel sollte die Situation wieder so wirklichkeitsgetreu und genau wie möglich mit verschiedenen denkbaren Abläufen nachgestellt werden. Bei einem Rollenspiel besteht die Gelegenheit, sowohl die eigene Rolle zu übernehmen, als auch in die Rolle des Gegenübers zu schlüpfen. Hilfreich ist dieser Rollentausch für Menschen, die zur Selbstherrlichkeit neigen, besonders deshalb, weil bei ihnen oft ein Mangel an Einfühlungsvermögen besteht. Indem die Rolle eines Gegenübers eingenommen wird, ist es meist leichter, sich vorzustellen, wie ein anderer reagieren könnte. Denn dadurch gelingt es besser zu erkennen, wie ein Gegenüber fühlt oder denkt und was jemand anderen dazu bewegt, ein bestimmtes Verhalten zu zeigen.

Gespräche, in denen Fehler eingestanden werden, in der Phantasie oder im Rollenspiel zu üben, dient der Vorbereitung auf die Realität. Solche Vorbereitungen ersetzen jedoch nicht das Üben in realen Situationen. Während des Umlernens ist es vorteilhaft, sich klarzumachen, welche Fehler Sie zukünftig zugeben wollen. Dies kann geschehen, indem Sie für eine bestimmte Zeit (z.B. vier Wochen) selbst beobachten und notieren, was Sie üben möchten. Ergänzend sollte jeweils vermerkt werden, wie schwer dies fällt. Der Schwierigkeitsgrad ist in Zahlen zwischen 10 und 100 auszudrücken. Die Zahl 10 erhalten Situationen, die wenig schwierig sind. Situationen, die am schwierigsten erscheinen, bekommen die Zahl 100. Die übrigen liegen dazwischen. Manchmal ist es sinnvoll, bei vorbereitenden Übungen und bei der Erprobung des neuen Verhaltens in realen Situationen so vorzugehen, daß zunächst Situationen mit geringem und dann mit zunehmend höherem Schwierigkeitsgrad erprobt werden. Es kann jedoch auch sogleich mit der schwierigsten Situation begonnen werden, wenn man sich zutraut, mit einem möglichen Mißerfolg zurechtzukommen; Vorsicht vor Selbstüberschätzung ist dabei jedoch geboten.

Gedanken, was andere von Ihnen denken, abstellen

Vielfach ist zu beobachten, daß Menschen, die zu Selbstherrlichkeit und Großartigkeitsphantasien neigen, sich bei allen möglichen Gelegenheiten den Kopf darüber zerbrechen, was andere über sie denken und was sie von ihnen halten.

Es sollte angestrebt werden, gezielt zu erfragen, was andere über einen denken, was sie von einem halten und was ihre Meinung zu diesem und jenem, was man tut, ist. Dies birgt das Risiko in sich, daß man auch getadelt werden kann. Es gibt nur zwei Möglichkeiten: Entweder man möchte wissen, was andere von einem halten, dann sollte man das Risiko eingehen, oder man meidet Rückmeldungen, dann sollte man beschließen, nicht wissen zu wollen, was andere über einen denken.

Um Streß durch Gedanken darüber, was andere von Ihnen halten, abzubauen, sollten Sie zunächst überlegen, was Sie genau von welchen Menschen wissen möchten und was Ihnen vielleicht nicht so wichtig ist.

Die Wichtigkeit von Rückmeldungen klären

- Von welchen Menschen möchte ich erfahren, was sie wirklich über mich denken? – Was genau möchte ich von ihnen wissen?
- Bei welchen Menschen ist es mir nicht wichtig, wirklich zu erfahren, was sie von mir halten?
- Bei welcher Sache (bei meinen Leistungen, bei meinem Verhalten, bei meiner äußeren Erscheinung ...) ist es mir wichtig zu wissen, was andere davon halten? – Welche Personen möchte ich dazu befragen?
- Bei welcher Sache ist mir die Meinung anderer nicht so wichtig, daß ich sie tatsächlich in Erfahrung bringen möchte?

Sind Sie unschlüssig, ob es sich tatsächlich lohnt, die Meinung anderer zu erfragen, und ob Sie bereit sind, das Risiko in Kauf zu nehmen, eventuell negativ kritisiert zu werden, sollten Sie für die jeweilige Sache eine Analyse der Vor- und Nachteile durchführen.

Rückmeldungen einzuholen gelingt leichter, wenn Sie sich bewußt dafür entschieden haben, das Risiko in Kauf zu nehmen, daß andere auch negative Kritik äußern können. Wollen Sie, daß andere, obwohl sie etwas Negatives denken, Ihnen Honig um den Bart schmieren, können Sie die Sache gleich vergessen, weil

Sie sich mit Sicherheit weiterhin Gedanken darüber machen werden, was die anderen nun wirklich denken. Gleiches gilt, wenn Sie für Rückmeldungen Menschen aussuchen, von denen Sie keine ehrliche Antwort erhalten werden, z.B. weil sie von Ihrem Wohlwollen abhängig sind oder Konflikten meist aus dem Wege gehen.

Das Streben nach Großartigkeit überprüfen und abbauen

Menschen, die zu Großartigkeit und Selbstüberhöhung neigen, streben häufig danach, etwas Besonderes zu sein und von anderen so gesehen und behandelt zu werden, nur Kontakte zu anderen besonderen Menschen zu haben und aufzufallen. Dieses Streben entspringt meist mehr den Phantasien oder Tagträumen als dem, was in der Wirklichkeit möglich ist. So sind Scheitern, Kränkungen, Wut auf andere und hinderliche Umstände vorprogrammiert. Um solchem Streß vorzubeugen, ist es wichtig zu lernen, sich erreichbare Ziele zu setzen.

Großartigkeitsstreben abzubauen fällt leichter, wenn man sich einige Grundgedanken regelmäßig vor Augen führt:

Großartigkeitsstreben abbauen

- Das wirkliche Leben findet im Alltag, nicht in der Phantasie statt!
- Alle Menschen sind Individuen – also ist jeder Mensch etwas Besonderes!
- Übertriebenes Streben aufzufallen bringt nichts weiter als Streß!
- Jemand, der was Besonderes sein will, läuft Gefahr, zum Außenseiter zu werden!

Um Selbstherrlichkeit zu mildern, ist es sinnvoll, sich zu fragen: Was bringt mir mein Streben nach dem Besonderen, das im Alltag nicht oder nur selten verwirklichbar ist? Dies läßt sich klären durch eine Analyse von Vor- und Nachteilen dessen, was jeweils angestrebt wird. Überwiegen die Nachteile, sollten weniger großartige Ziele angestrebt werden, z.B.: im wirklichen Leben zufriedener zu sein oder im Alltag mehr Angenehmes zu erleben. Indem man sich mit solchen Zielen befaßt, läßt sich auch erreichen, daß Gedanken sich mehr mit der Wirklichkeit als mit Phantasien befassen.

Das Streben nach Besonderem prüfen

■ Wie würde es mir gehen, wenn ich mit meinem Leben in der Wirklichkeit zufrieden wäre?

■ Wie würde ich mich fühlen, wenn ich mehr Freude und Spaß im Alltag erleben könnte, statt mich dauernd unter Druck zu setzen, um Großartiges zu vollbringen?

■ Wäre ich als Mensch wirklich weniger wert, wenn ich danach strebe, ein zufriedenes Leben zu führen?

■ Habe ich mehr von meinem wirklichen Leben, wenn ich dauernd phantastischen Zielen nachjage oder wenn ich mehr Zufriedenheit, Angenehmes, Freude und Spaß erlebe?

Um sich mehr auf die Wirklichkeit zu konzentrieren, statt andauernd Großartiges anzustreben, ist es auch zweckmäßig, gezielt das zu beobachten, was in der Wirklichkeit tagtäglich geschieht und angenehm ist, zu Zufriedenheit führt, Spaß macht usw. – also nach dem zu forschen, was in der Wirklichkeit Wertschätzung verdient. Es sollten in einer Wertschätzungsliste täglich wenigstens 10 solche Anlässe notiert werden.

Zu prüfen ist auch das Streben, besonderen Menschen nahe

zu sein, z.B. Persönlichkeiten im Sport, in der Kultur, Politik oder Kunst, Menschen, die öffentliche Ämter innehaben, dauernd in der Zeitung stehen, erreicht haben, was man selbst noch nicht geschafft hat. In der Wirklichkeit läßt sich auch dieses Streben zumeist nicht verwirklichen. Denn man begegnet nicht dauernd solchen Menschen. Wichtiger ist es, den Menschen, mit denen man im Kontakt steht, mehr Wertschätzung entgegenzubringen.

Warum sind andere für mich wichtig?

- Welche Menschen gehören zu meinem Umfeld?
- Welche Menschen, mit denen ich im Alltag zu tun habe, sind mir wichtig?
- Welche triftigen Gründe gibt es, mich von diesen Menschen zurückzuziehen oder ihnen zu zeigen, daß sie nicht gut genug sind, um mit mir mehr Kontakt zu haben?
- Wie würde es mir gehen, wenn es die Menschen, die zu meinem direkten Umfeld gehören, nicht geben würde?
- Was würde ich verlieren, wenn ich diese Menschen nicht mehr hätte?
- Welche triftigen Gründe habe ich dafür, daß ich auf diese Menschen verzichten kann?
- Wer gibt mir das Recht, zu sagen, daß die Menschen in meiner Umgebung nicht auf ihre Art wertvoll sind?
- Welchen Gewinn könnte ich haben, wenn ich mit Menschen meiner Umgebung mehr zusammenarbeiten, innigere Beziehungen aufbauen (z.B. zum Partner oder zu Kindern) oder mehr Freundschaften und Bekanntschaften pflegen würde?
- Würde es mir wirklich besser gehen, wenn ich weiterhin, vielleicht bis an mein Lebensende, darauf warte, daß ich zu Per-

sonen Kontakt habe, die meinem Phantasiebild von besonderen Menschen entsprechen?

Ergänzend können zu einzelnen Personen gezieltere Fragen gestellt werden, z.B.: Warum bin ich froh, daß ich gerade diese Kollegen habe, mit denen ich bei bestimmten Dingen zusammenarbeiten kann? Was genau habe ich davon, daß ich einen Partner habe, der keine herausragende, schillernde Figur ist? Was wäre, wenn ich die Freunde nicht mehr hätte, an die ich mich jetzt wenden kann, wenn ich Probleme habe?

Auch sollten Sie überlegen und notieren, was Sie genau an den Personen Ihres direkten Umfelds schätzen.

Gefühle, Meinungen, Bedürfnisse und Wünsche anderer mehr achten

Bei Menschen, die zu Selbstherrlichkeit neigen, ist oft zu beobachten, daß sie Gefühlen, Meinungen, Wünschen und Bedürfnissen anderer weniger Aufmerksamkeit entgegenbringen als den eigenen. Was sie selbst fühlen, meinen und wollen, wird über das gestellt, was andere fühlen, denken und wollen. Oft wird auch nicht erkannt oder nachempfunden, was andere fühlen, meinen oder wünschen. Dadurch kommt es im Kontakt zu anderen oft zu Problemen, und Streß entsteht z.B. dann, wenn sich andere zurückziehen oder negative Kritik äußern.

Dem läßt sich begegnen, indem gelernt wird, mehr Einfühlungsvermögen aufzubauen und Gefühle, Meinungen, Wünsche und Bedürfnisse anderer mehr zu achten. Dafür sollten Sie sich einige Grundgedanken vergegenwärtigen.

Grundgedanken im Umgang mit dem Erleben anderer
- Jeder Mensch darf seine Meinungen, Gefühle, Wünsche und Bedürfnisse haben!
- Wenn ich das Erleben und Wollen anderer nicht achte, brauche ich mich nicht zu wundern, wenn andere negative Kritik an mir üben oder nichts mit mir zu tun haben wollen!
- Wenn ich möchte, daß meine Wünsche, Meinungen usw. von anderen ernst genommen und anerkannt werden, sollte ich dies auch bei anderen tun!

Sie sollten sich klarmachen, daß es in der Wirklichkeit keinen Grund gibt, warum eigene Gefühle, Meinungen usw. mehr wert sein sollten als die der anderen. Dabei helfen folgende Fragen: Welche triftigen Gründe gibt es dafür, daß meine Gefühle, Meinungen und Wünsche wichtiger sind als die meiner Mitmenschen? Wer gibt mir das Recht, Gefühle, Meinungen usw. anderer nicht zu achten oder als unwichtig einzustufen?

Oft ist es notwendig, zunächst zu lernen, Meinungen, Gefühle, Bedürfnisse und Wünsche anderer überhaupt wahrzunehmen. Einfühlungsvermögen ist Voraussetzung dafür, nachzuempfinden, warum es anderen wie geht, warum sie sich so verhalten usw. Ein Mangel an Einfühlungsvermögen besteht besonders dann, wenn über lange Zeit, vielleicht von Kindheit an, Selbstherrlichkeit vorherrscht. Bei manchen Menschen scheint es oft sogar so, als hätten sie vergessen, daß andere auch Gefühle, Meinungen, Bedürfnisse usw. haben. Denn sie sind andauernd nur mit sich selbst befaßt, und es bleibt kein Platz und keine Energie, sich um das Erleben anderer zu kümmern.

Um sich in andere Menschen hineinversetzen zu lernen, ist es hilfreich, jeweils für eine bestimmte Situation und eine bestimmte Person Fragen dazu zu beantworten.

Sich in andere hineinversetzen
(X = die Person, in die man sich hineinversetzt)

- Wie würde ich mich in dieser Situation fühlen, wenn ich X wäre?
- Was würde ich denken, wenn ich X wäre in dieser Situation?
- Wie würde ich in dieser Situation handeln, wenn ich X wäre?
- Was würde ich mir wünschen, wenn ich X wäre in dieser Situation?
- Was würde ich von dieser Situation halten, wenn ich X wäre?
- Welche Bedürfnisse hätte ich in dieser Situation, wenn ich X wäre?

In die Haut anderer schlüpfen zu können ist auch deshalb wichtig für Sie, um selbst besser planen und sich auf die Reaktionen anderer vorbereiten zu können.

Mehr über das Erleben anderer können Sie herausfinden, indem Sie Ihr Gegenüber danach fragen. Besonders dann, wenn andere lange Zeit aus dem Blick geraten sind, fehlen oft die sprachlichen Fertigkeiten, die dafür nützlich sind.

Herausfinden, wie sich andere fühlen, was sie meinen usw.

B

- Wie fühlst du dich jetzt gerade?
- Wie ist Ihre Meinung zum Verlauf der gestrigen Konferenz?
- Was meinst du zu meinem Vorschlag, mal gemeinsam zu duschen?
- Was wünschen Sie sich von einem Vorgesetzten?
- Wie hast du dich gefühlt, als ich dich gestern versetzt habe?
- Wie hast du dich gefühlt, als der Arzt dir eröffnet hat, daß ein Knoten in deiner Brust ist?
- Was erhoffen Sie sich von einer Rehamaßnahme nach Ihrer Herzklappenoperation?

■ Wie kann ich dir helfen, den Tod deines Mannes zu überwinden?

Wenn Sie beginnen, mehr Interesse an dem Erleben anderer zu zeigen, sollten Sie zunächst überlegen, was Sie genau von wem wissen möchten. Die aufgelisteten Situationen können zur Vorbereitung in Phantasien oder Rollenspielen eingeübt werden. So können Sie überlegen und erproben, was geeignete Fragen und Antworten sind.

Beziehungen gestalten

Beziehungen lassen sich am leichtesten über Gespräche aufnehmen und gestalten. Damit Gespräche gelingen, ist auf Unterschiedliches zu achten. Zunächst sollte eine Atmosphäre geschaffen werden, die es erlaubt, sich auf ein Gespräch zu konzentrieren.

Bedingungen für eine vorteilhafte Gesprächsatmosphäre
■ Sie sollten ausreichend Zeit zur Verfügung haben.
■ Sind Unterbrechungen absehbar, sollten Sie einen besseren Zeitpunkt wählen.
■ Sie sollten sich hinsetzen, statt auf dem Sprung zu sein oder dem anderen zu vermitteln, daß keine Zeit ist.
■ Wird die Bitte eines anderen, über etwas zu sprechen, im Moment abgelehnt, sollten Sie einen anderen Termin vorschlagen, um den anderen nicht einfach stehenzulassen und ihn so vor den Kopf zu stoßen.
■ Ein Gespräch ist nur dann zu beginnen, wenn Sie sich vergewissert haben, daß Ihr Gegenüber auch gesprächsbereit ist

(Würdest du das Buch zur Seite legen, ich möchte mit dir darüber sprechen, wer von uns zum Elternsprechtag geht? Haben
Sie jetzt Zeit, mir die neuen Vorschriften zu erklären?, ...).

■ Ist ein anderer im Augenblick nicht dazu bereit, über etwas zu
sprechen, sollten Sie ihn bitten, einen Zeitpunkt zu nennen,
an dem es ihm besser paßt.

■ Während eines Gesprächs sollte nichts anderes die Aufmerksamkeit ablenken.

■ Den Gesprächspartner sollten Sie anschauen, um zu zeigen,
daß Sie aufmerksam sind, und um zu erkennen, was seine
Mimik, Körperhaltung und Bewegungen zum Ausdruck
bringen.

■ Sind ein oder beide Gesprächspartner ärgerlich, sollte kein
Gespräch angefangen werden. Besser ist es, zunächst andere
Wege zu gehen, um den Ärger abzureagieren und so einen
eher entspannten Zustand zu erreichen.

In Partnerschaften ist es oft hilfreich, sich täglich eine bestimmte Mindestzeitspanne für ein Gespräch zu reservieren
(z.B. regelmäßig eine halbe Stunde). Die Zeit füreinander sollte
so gewählt werden, daß andere wichtige Interessen der Beteiligten dadurch nicht wegfallen, was Unzufriedenheit und damit
eine angespannte Gesprächsatmosphäre bringen würde. Es
müssen dann nicht immer hochtrabende Problemgespräche
sein, die geführt werden; ebenso läßt sich z.B. darüber reden,
was den Tag über passiert ist, wie man sich fühlt, was man von
anderen gehört hat. Auch wenn es nichts Wichtiges zu besprechen gibt, sollte die verabredete Zeitspanne unbedingt eingehalten werden. Ist die Gesprächszeit ein fester Bestandteil des Ta-
gesablaufs, kann sich jeder darauf einstellen, und es erübrigen
sich zermürbende Diskussionen beispielsweise darüber, daß der

andere nie Zeit zum Reden hat oder ob die Beziehung schon so kaputt ist, daß es keinen Gesprächsstoff mehr gibt.

Während eines Gesprächs können Bedingungen eintreten, bei denen es geboten ist, ein Gespräch in beiderseitigem Einvernehmen zu unterbrechen oder vorerst zu beenden.

Ein Gespräch sollte unterbrochen oder vorerst beendet werden, wenn

- ein Gesprächspartner dem, was gesagt wird, nicht mehr folgen kann oder will;
- es einem Beteiligten sinnvoll erscheint, über das Gesagte zunächst für sich selbst nachzudenken;
- im Umfeld etwas geschieht, das Aufmerksamkeit von dem Gespräch ablenkt und nicht auszuschalten ist;
- sich Inhalte im Kreis drehen;
- wechselseitige Vorwürfe und Anschuldigungen ausgetauscht werden;
- das, was gesagt wird, nicht weiterführt und vielleicht sogar Argumente zunehmend sinnloser werden;
- bei einem Gesprächspartner Ärger und Wut aufkommt oder ein Gespräch in einen Streit überzugehen droht.

Werden Gespräche unterbrochen oder vorerst beendet, sollte dies erst geschehen, nachdem ein Zeitpunkt vereinbart ist, an dem das Gespräch erneut aufgenommen werden kann.

In einem Gespräch übernehmen die Gesprächspartner abwechselnd die Sprecher- und Zuhörerrolle. Beide Rollen sind verbunden mit Rechten und Pflichten, die zu einem für alle Beteiligten befriedigenden Gesprächsverlauf beitragen.

Was der Sprecher beachten sollte

- Äußerungen sollten klar und genau sein (Ich bin ärgerlich, weil mein Chef mir ungerechtfertigt einen Fehler vorgeworfen hat! Es würde mir helfen, wenn du mir bis Freitag zeigen könntest, wie die Videokamera zu bedienen ist. ...).

- Das, was gesagt wird, sollte sich auf umschriebene Situationen und umschriebenes Verhalten beziehen (Gestern habe ich um 13 Uhr vergeblich in der Kantine auf Sie gewartet! Als du gestern zwei Stunden mit deiner Freundin telefoniert hast, hätte ich statt dessen gerne einen Spaziergang mit dir gemacht! ...).

- Der andere soll nicht als Person abgewertet werden.

- Wenn man von sich selbst redet, sollte das Wort «ich» verwendet werden.

- Sind Sie unsicher, ob der Zuhörer aufmerksam ist, sollten Sie dies klären (Kannst du mir folgen? Ich bin nicht sicher, ob ich mich dir richtig verständlich machen kann! ...).

- Wird ein Eindruck wiedergegeben, sollte dies aus dem Gesagten hervorgehen (Ich habe den Eindruck, daß du dich in der Konferenz gestern geärgert hast! Ich habe den Eindruck, daß du traurig bist, weil ich am Wochenende etwas ohne dich unternehmen möchte! ...).

- Negative Kritik sollte sich auf umschriebenes Verhalten in einer bestimmten Situation beziehen und nicht als Vorwurf ausgedrückt werden (Ich war gestern enttäuscht, weil du mich gestern abend nicht angerufen hast; wir hatten das vorher so verabredet! Ich hatte heute starken Zeitdruck, weil es nicht geklappt hat, daß du die Kinder aus dem Hort abholst! ...).

- Sie sollten so genau wie möglich sagen, was Ihre Gefühle, Gedanken, Wünsche, Bedürfnisse und Erwartungen sind, und so dem anderen gegenüber offen sein.

Was der Zuhörer beachten sollte

- Sie sollten dem Sprecher zeigen, daß Sie aufmerksam sind, und zeigen, daß Sie das Gesagte verstehen (durch Kopfnicken, begleitende kurze Äußerungen wie «ja» oder «hmhm»).
- Sie sollten den anderen nicht unterbrechen, wenn dieser noch nicht ausgesprochen hat.
- Ob Gesagtes richtig verstanden wurde, sollten Sie prüfen, indem Sie Verstandenes laut sagen (Du hast dich ausgeschlossen gefühlt, weil ich gestern im Lokal lange mit meinen Kollegen gesprochen habe! Es ängstigt dich, daß meine Blutdruckwerte angestiegen sind! ...).
- Was Sie nicht genau verstanden haben oder was wegen unklarer oder allgemeiner Äußerungen mehrere Bedeutungen zuläßt, sollten Sie durch Nachfragen klären (Kannst du mir noch mal sagen, was du genau meinst, wenn du sagst, daß ich dich am Sonntag verletzt habe? Was genau ist für dich peinlich, wenn andere dein Ekzem an der Haut sehen? ...).
- Kommt der Sprecher von dem ab, was Anlaß für das Gespräch war, sollten Sie ihn darauf hinweisen (Wir wollen jetzt nur klären, wer ab heute die Kinder ins Bett bringt! Du warst dabei, mir zu erklären, warum du befürchtest, unterwegs Durchfall zu bekommen! ...).

Auch kann es passieren, daß Sie sich unter Druck fühlen, sofort auf etwas antworten zu müssen. Dieser Druck ist unnötig und schadet.

Wie der Druck, sofort antworten zu müssen, abgebaut werden kann

- Sie sollten sich deutlich sagen: Es gibt kein Gesetz, das verlangt, sofort zu antworten. Kein Gesprächspartner hat das

Recht zu bestimmen, wie schnell er eine Antwort bekommt. Pausen in Gesprächen sind etwas Übliches, nichts Peinliches oder Komisches.

- Sie können dem Gesprächspartner sagen, daß Sie einen Moment Zeit brauchen (Das muß ich mir mal kurz durch den Kopf gehen lassen! Laß mich mal eben überlegen! Augenblick, ich denke gerade nach! ...).
- Sie können sagen, daß Sie einen Vorgang erst einmal prüfen wollen und sich wieder melden werden.
- Sie können eine kurze Pause verabreden.
- Durch langsameres Sprechen können Sie Zeit gewinnen.
- Sie können Füllwörter einbauen, die dem anderen zeigen, daß Sie gleichzeitig noch dabei sind, zu überlegen (Ja, ja, ich hatte neulich mal gedacht, daß es hmm ...! Warte mal, es ist doch hmm ...! ...).

Falls Gespräche häufiger scheitern, sollten Sie zukünftige Gespräche beobachten. Dann können gezielt Veränderungsmöglichkeiten eingeübt werden. Oft gelingt das Einüben neuen Gesprächsverhaltens leichter, wenn eine aktive Sprecher- und Zuhörerrolle zunächst in unwichtigen Gesprächen geübt werden.

Es mag Dinge geben, die Sie einem anderen besser schriftlich, in einem Brief, mitteilen können. Sie sollten sich nicht scheuen, dies zu tun. Denn es ist keineswegs peinlich, unnormal oder komisch, jemandem zu schreiben, auch nicht dann, wenn Sie denjenigen oft sehen. Sich so mitzuteilen kann sogar Vorteile haben. Sie brauchen nichts runterzuschlucken oder zu verschweigen, was Sie mit Worten zunächst nicht sagen können oder möchten. Der Empfänger kann sich in Ruhe Gedanken über das machen, was Sie an ihn herantragen. Oft bringt ein Brief fruchtbare Gespräche in Gang.

Mehr Positives bei Mitmenschen sehen

Wird Positives am anderen zuwenig gesehen, kommt es z.B. zu Unzufriedenheit mit Beziehungen, Neid auf andere, die bessere Beziehungen zu haben scheinen, Ablehnung des anderen oder Enttäuschung über ihn. Dies kann beispielsweise dazu führen, daß andere frustriert oder verärgert sind, sich verunsichert oder hilflos fühlen, was wiederum Anlaß dafür sein kann, daß man selbst in Streß gerät, wodurch sich ein Teufelskreis aufschaukelt. In der Partnerschaft zeigt sich vielleicht, daß beidseits fast nur noch negative Äußerungen über den anderen fallen, sich beide wegen ewiger Beschimpfungen, Vorwürfe und Nörgeleien im Zusammensein mit dem anderen unwohl fühlen und die Beziehung auseinanderzubrechen droht. Solch einen Teufelskreis gilt es zu verhindern.

Sie sollten sich vergegenwärtigen, warum Lob und Komplimente sowohl für den, der sie erhält, als auch für den, der sie ausspricht, wichtig sind. So wird nicht nur Freude und Zufriedenheit ausgelöst, indem mehr Positives wichtig genommen wird. Auch ein gesundes Selbstwertgefühl läßt sich so fördern. Die Befürchtung, der andere könnte eitel, selbstherrlich oder gar größenwahnsinnig werden, ist fast immer unbegründet. Wäre er so, hätten Sie dies auch schon bei anderen Gelegenheiten bemerkt.

Um mehr Positives zu erkennen, sollten Sie für möglichst viele Personen in Ihrem Umfeld überlegen, was Sie an ihnen mögen. Dabei ist auch das wichtig zu nehmen, was vielleicht selbstverständlich erscheint. Diese Beobachtungen sollten über einen längeren Zeitraum (z.B. über vier Wochen) durchgeführt und für jede Person gesondert notiert werden.

Sie sollten regelmäßig überlegen, wie es für Sie wäre, wenn all das Positive plötzlich nicht mehr gegeben wäre. Folgende Fragen können Sie dazu beantworten: Wie würde ich mich dann fühlen? Was würde ich vielleicht sogar schmerzlich vermissen? Wie würde mein Leben dann aussehen? Dies hilft, das Positive wieder angemessen schätzen zu lernen.

Um zukünftig mehr Positives zu betonen, sollten Sie sich vornehmen, täglich wenigstens zehnmal ein Kompliment auszusprechen. Eine festgelegte Anzahl veranlaßt dazu, mehr Ausschau zu halten und auch kleine Anlässe zum Loben zu erkennen. Wer beginnt, andere mehr zu loben, mag dies zunächst komisch oder künstlich finden. Das ändert sich jedoch mit zunehmender Übung und wenn man erlebt, daß sich Kontakte verbessern.

Reden statt unausgesprochen etwas erwarten

Oft meint man, der andere müßte doch wissen, wie es einem im Moment geht, wie man sich fühlt, was man sich wünscht, was man tun möchte, was einem guttut, was einem mißfällt, wann man angesprochen werden möchte und wann man Ruhe braucht, was man von ihm wissen möchte usw. Das kann nicht funktionieren, weil niemand ein Hellseher ist, der um unausgesprochene Erwartungen wissen könnte. So kommt es oft zu Streß. Dies kann so weit gehen, daß Beziehungen an unausgesprochenen Erwartungen zerbrechen, weil es zu gegenseitigen Vorwürfen und Anschuldigungen kommt, was sich nicht selten bis zu einem unerträglichen Maß steigert:

Partner 1: Du weißt doch genau, daß ich nicht immer gleich mit dir schlafen möchte, wenn wir miteinander schmusen!
Partner 2: Ich dachte, du hast auch Lust!
Partner 1: Ja, ja, du nimmst beim Sex ohnehin nie Rücksicht auf meine Wünsche!

Partner 2: Ich nehme dauernd Rücksicht, sonst wäre in unserem Liebesleben mehr los!

Partner 1: Das mußte ja wieder kommen. Ich bin also schuld!

Partner 2: Was wäre denn, wenn ich nicht immer wieder versuchen würde, dich zu verführen?

Partner 1: Dann ginge es mir besser!

Partner 2: Warum sind wir dann überhaupt noch zusammen?

Partner 1: Wenn du lieber jemand anderen willst, dann geh doch!

Es ist notwendig, daß Sie Ihrem Gegenüber mitteilen, was er nicht wissen kann. Nur Sie wissen, wie Sie sich fühlen, was Sie sich vom anderen wünschen, was Sie denken und so weiter. Nur wenn Sie das auch sagen, ist ein anderer in der Lage, auf Ihre Erwartungen zu reagieren.

Erwartungen genau zum Ausdruck bringen

- Würdest du bitte das Radio leiser stellen. Ich kann dann besser telefonieren.
- Ich bin traurig. Nimm mich bitte in den Arm!
- Nach der Tagesschau möchte ich gerne mit dir über unseren Streit vom Vormittag noch einmal reden.
- Ich möchte jetzt einfach nur mit dir kuscheln, sonst nichts!
- Mich interessiert, wie deine Besprechung bei der Bank heute verlaufen ist.
- Wenn du so ein brummiges Gesicht machst wie jetzt, sag mir bitte, warum!
- Würden Sie mir bitte helfen, den Kinderwagen aus dem Bus zu heben?
- Wenn ich mit Kunden spreche, möchte ich von euch Kollegen nicht unterbrochen werden!

■ Ich würde mich freuen, wenn Sie im Laufe des Tages Zeit für ein Gespräch hätten!

Wer darin ungeübt ist, Erwartungen genau auszusprechen, sollte unausgesprochene Erwartungen notieren. Dabei sollte jeder Erwartung eine Möglichkeit gegenübergestellt werden, wie genau und deutlich gesagt werden kann, was ein Gegenüber erfahren soll. Diese Notizen sollten einmal täglich durchgelesen werden, damit das klare und deutliche Äußern von Erwartungen immer mehr in Fleisch und Blut übergeht. Bessere Ausdrucksmöglichkeiten für Erwartungen lassen sich auch in Phantasien und Rollenspielen erproben.

Auch wenn Sie etwas mitgeteilt haben, können Sie bei zukünftigen Gelegenheiten nicht wie selbstverständlich davon ausgehen, daß der andere das Gesagte wissen muß. Wenn er es weiß, ist das schön, wenn nicht, ist das kein Grund, zukünftig erneut in Schweigen zu verfallen oder sich von dem Gegenüber zurückzuziehen oder Beziehungskrisen heraufzubeschwören. Solche Auseinandersetzungen werden oft eingeleitet mit Aussagen wie: Ich habe dir schon hundertmal gesagt, daß du ...!, oder: Wie oft muß ich Ihnen noch sagen, daß Sie ...!

Häufig wird dabei nicht beachtet, daß ein anderer viele Gründe dafür haben kann, warum er momentan nicht bedenkt, was er schon einmal gesagt bekommen hat. Wird sogleich angenommen, daß er gemein, egoistisch oder rücksichtslos ist, einen ärgern oder enttäuschen will, einem gegenüber gleichgültig ist usw., ist das Denken zu einseitig. Wichtig ist es hier, von einem voreiligen einseitig negativen zu einem ausgewogenen Denken zu gelangen, in dem auch andere Möglichkeiten, warum jemand im Augenblick gerade nicht an das denkt, was man ihm mitgeteilt hat, Platz haben.

Jeder hat die Freiheit, zu entscheiden

Andere «müssen» sich nicht für Ihre Gefühle, Gedanken und Pläne interessieren, sie «müssen» Ihnen nicht helfen oder Ihnen Zuwendung geben, sie «müssen» sich keine Zeit für Sie nehmen und nicht an Ihre Erwartungen denken und so weiter. Ob sie all dies und anderes tun oder lassen, das entscheiden sie selbst. Zwar können Sie versuchen, Einfluß auf ihre Entscheidungen zu nehmen, jedoch entscheiden letztlich die anderen.

Im günstigen Fall stimmt das, was andere für sich entscheiden, mit dem überein, was Sie sich erhoffen. Dieser Fall kann, muß aber nicht eintreten. Wollen Sie andere in Ihrem Sinne umpolen, müßten Sie sie umerziehen. Dies ist jedoch meist unmöglich und von vornherein zum Scheitern verurteilt. Sie sollten es also erst gar nicht versuchen, sondern akzeptieren, daß andere ebenfalls eigenständige Menschen sind.

Vielleicht läßt sich z.B. ein anderer Partner finden, der sich mehr für Ihre Gefühle und Gedanken interessieren möchte, der mehr Rücksicht auf Ihre Wünsche nehmen will, der gewillt ist, mehr von sich preiszugeben, der mehr Zeit mit Ihnen verbringen und Ihnen mehr Unterstützung geben möchte, der auch lieber Spaziergänge machen will als bei Verwandten zu sitzen, der auch gerne schmust usw.

Jeder kann entscheiden, mit wem er warum zu welchem Zeitpunkt Kontakt haben möchte. Niemand ist gezwungen, mit Menschen, die er einmal mehr flüchtig oder auch sehr nah kennengelernt hat, für den Rest seiner Tage eine Beziehung zu haben. Dies gilt für Nachbarn, Kollegen, Bekannte ebenso wie für Freunde und sogar für Lebenspartner oder Eltern und Kinder. Niemand hat etwas davon, wenn Beziehungen auf Biegen und Brechen, ungeachtet aller auftretenden Schwierigkeiten, aufrechterhalten werden. Es ist und bleibt im Leben wichtig, manche Kontakte aufzugeben und neue Kontakte zu suchen. Führen erlebte Enttäuschungen mit anderen dazu, daß Sie sich einigeln oder von der Menschheit zurückziehen, verbauen Sie sich selbst die Chance, mehr Übereinstimmung sowie mehr Gleichgewicht zwischen Geben und Nehmen und damit mehr Zufriedenheit im Kontakt zu anderen erleben zu können.

Anderen Menschen vertrauen

Anderen in passendem Maß vertrauen zu können ist ein wichtiger Bestandteil von Beziehungen. Vielen Menschen fällt es schwer, ein hilfreiches Maß an Vertrauen aufzubauen. Oft sind zwei Extreme zu finden: Entweder ist Vertrauen übertrieben, so daß fraglos vertraut wird, oder Mißtrauen ist übertrieben, wenn zu keinem Zeitpunkt Vertrauen geschenkt wird. Vertrauen kann in Mißtrauen umschlagen. Dies z.B., wenn jemand grenzenloses Vertrauen hatte, dann in seinem Vertrauen von anderen enttäuscht wurde und daraus den Schluß zieht, niemandem jemals wieder über den Weg trauen zu können, weil er erneut enttäuscht werden könnte. Sowohl bei einem Zuviel als auch bei einem Zuwenig an Vertrauen kann Streß entstehen.

Angemessenes Vertrauen zu Mitmenschen aufbauen
- Vertrauen zu erhalten oder jemandem Vertrauen zu schenken ist freiwillig!
- Weder hat man Anspruch darauf, daß andere einem vertrauen, noch haben andere Anspruch darauf, daß man ihnen traut!
- Jeder kann lernen, anderen in passendem Maß zu vertrauen!
- Vertrauen zu Mitmenschen kann sich nur schrittweise aufbauen, indem man mit der Zeit Erfahrungen im Umgang mit anderen sammelt!

- Vertrauen, das man jemandem schenkt, kann man ihm auch wieder entziehen, wenn sich zeigt, daß er es nicht erfüllen kann oder will!
- Vertrauen gibt es nicht ein für allemal!
- Vertrauen zu jemandem muß nicht allumfassend sein!
- Man kann einem anderen bei einzelnen Angelegenheiten und zu bestimmten Zeitpunkten vertrauen, bei anderen Angelegenheiten oder zu anderen Zeiten jedoch auch nicht!
- Ob und wobei man anderen trauen kann, das sollte für einzelne Personen von Zeit zu Zeit neu überprüft werden. Die Dinge und andere Menschen können sich im Verlauf der Zeit verändern, so daß auch das Vertrauen, das man ihnen schenkt, zu- oder abnehmen kann!

Welchen Menschen Sie bei welcher Sache zu welcher Zeit vertrauen können, dafür gibt es keine festen Regeln. Es läßt sich nur mit der Zeit durch Erfahrungen im Zusammensein mit anderen herausfinden. Auch enge Beziehungen schließen nicht notwendigerweise ein, daß Sie dem anderen allumfassend vertrauen können müssen. Daher ist es zweckmäßig, zu beobachten, wem Sie wann wobei Vertrauen schenken können. Das ist nicht gemein oder hinterhältig. Es gibt Mitmenschen, die Sie mit zuviel Vertrauen, das Sie ihnen entgegenbringen, vielleicht überfordern oder mit zuwenig Vertrauen kränken oder verletzen. Notwendig ist es, bei «Testbeobachtungen» einige Regeln zu beachten.

Was bei Testbeobachtungen zu beachten ist

- Wenn Sie an andere eine Bitte herantragen, sollten Sie deutlich sagen, was Sie sich wünschen. Unklare oder mißverständliche Aufgaben bringen die Gefahr mit sich, daß andere, obwohl sie sich bemühen, die Aufgaben nicht erfüllen können.

- Sie sollten Ihr Gegenüber nicht überfordern, sonst kann es passieren, daß er sich zwar bemüht und guten Willens ist, aber dennoch dem Wunsch nicht entsprechen kann.
- Testbeobachtungen sollten von Zeit zu Zeit, aber nicht ständig durchgeführt werden. Ständiges Beobachten läßt andere ärgerlich werden. Dies mag dazu führen, daß sie irgendwann genug von Ihnen haben, Ihren Wünschen nicht mehr nachkommen oder sich ganz abwenden.
- Wenn Sie jemanden um etwas bitten, sollte besprochen werden, ob er die Bitte erfüllen kann. Sieht sich der andere von vornherein dazu nicht in der Lage, sind Testbeobachtungen sinnlos.

Werden andere ständig oder mit unklaren Wünschen oder unerfüllbaren Aufgaben auf die Probe gestellt, hat dies nichts mit der Suche nach einem hilfreichen Maß an Vertrauen zu tun.

Um herauszufinden, ob Sie anderen trauen können, ist es wichtig zu beobachten, ob andere gegebene Zusagen einhalten. Welche Testbeobachtungen Sie anstellen, ist davon abhängig, was Ihnen wichtig ist zu wissen und was der andere zusagt zu tun.

Sinnvolle Testbeobachtungen

- Ich hatte meine Frau gebeten, einen Arzttermin für mich zur Vorsorgeuntersuchung zu vereinbaren. – Hat sie es gemacht?
- Ich hatte meinen Lebensgefährten gebeten, am kommenden Samstag keine Verabredung mit seinen Kegelkameraden zu treffen, sondern sich nachmittags zwei Stunden für ein Gespräch mit mir Zeit zu nehmen. – Hat er sich Zeit genommen?
- Ich hatte meine 30 Jahre alte Tochter gebeten, mich in den nächsten beiden Wochen montags und donnerstags um 10 Uhr zur Massagepraxis zu fahren. – Hat sie es gemacht?

- Ich hatte meine Mutter, die bei uns im Haus lebt, gebeten, mich abends, nachdem ich von der Arbeit gekommen bin, zunächst eine halbe Stunde in meinem Zimmer alleine zu lassen. – Hat sie sich daran gehalten?

- Ich hatte meinen Vater gebeten, wenn ich weine, nicht zu sagen, daß ich damit aufhören soll. – Hat er es nicht gesagt?

- Ich hatte den Kollegen gebeten, während der halbstündigen täglichen Dienstbesprechung in meinem Büro nicht zu rauchen. – Hat er nicht geraucht?

- Ich hatte meine Nachbarin gebeten, meinen Sohn am nächsten Mittwoch mittags aus dem Kindergarten mitzubringen. – Hat sie ihn mitgebracht?

- Ich hatte meinen Hausarzt gebeten, den Internisten, den ich wegen meiner Herzbeschwerden aufsuchen soll, anzurufen, um schnell einen Termin zu bekommen. – Hat er angerufen?

Geben und Nehmen

In Beziehungen sollte ein ungefähres Gleichgewicht bestehen zwischen dem, was man für andere tut, und dem, was man von ihnen bekommt. Dies betrifft das Geben und Nehmen von z.B. Hilfe und Unterstützung, Nettigkeiten und Annehmlichkeiten, Fürsorge und Geborgenheit, Aufmunterung und Gesprächsbereitschaft, Aufmerksamkeit und Wertschätzung.

Ein ungefähres Gleichgewicht des Gebens und Nehmens fördert Zufriedenheit im Kontakt zu anderen, wohingegen Streß entsteht, wenn über längere Zeit ein Ungleichgewicht herrscht. Manche Menschen sind in all ihren Beziehungen diejenigen, die mehr geben, als sie bekommen. Für andere Menschen gilt das Gegenteil. Zwischen diesen beiden Extremen gibt es alle möglichen Mischungen bzw. Übergänge.

Nicht alle Beziehungen, in denen ein Ungleichgewicht herrscht, wird man aufkündigen wollen oder können. Denn manche dieser Beziehungen sind aus unterschiedlichen Gründen trotzdem wichtig. Bevor Beziehungen abgebrochen werden, ist es zweckmäßig, das Geben und Nehmen für die jeweilige Beziehung abzuwägen. Dies ermöglicht oft auch das Auffinden anderer Wege, um zu mehr Zufriedenheit zu gelangen. Solche Überprüfungen sollten regelmäßig erfolgen, um nicht irgendwann festzustellen, daß man sich seit Jahren aufopfert oder eigentlich schon zu lange gutmütig war.

Bei der Prüfung von Geben und Nehmen sollten Sie jeweils für eine Person diese beiden Aspekte gegenüberstellen. Beim Geben ist all das zu berücksichtigen, was eine bestimmte Person von Ihnen bekommt (Zeit, Unterstützung, Gedanken, die Sie sich um sie und ihre Angelegenheiten machen ...) sowie das, was Sie wegen des anderen vielleicht zurückstellen (eigene Bedürfnisse und Ziele, andere Menschen ...). Unter Nehmen fällt all das, was Sie von dem anderen erhalten (Zuwendung, Sicherheit ...) sowie alle Vorteile, die Sie durch den Kontakt zu der betreffenden Person haben (z.B. eine günstige Wohnmöglichkeit, Kontaktmöglichkeiten). Die dabei gewonnenen Erkenntnisse sollen Ihnen zunächst nur bewußt machen, wie es mit Ihren Beziehungen steht.

Warum es wichtig ist, Geben und Nehmen abzuwägen, wenn das Gleichgewicht zu eigenen Ungunsten verschoben scheint

- Es ist frühzeitig möglich, etwas zu verändern, um die Beziehung zu verbessern.
- Die Auflistung des Gebens bietet Hinweise darauf, zukünftig weniger zu geben, wenn Sie sich unangemessen viel zumuten.
- Indem Sie bei der Durchsicht des Nehmens feststellen, was

Sie gerne hätten, aber zuwenig bekommen, können Sie dem anderen genauer mitteilen, was Sie sich erhoffen.

■ Zeigt sich, daß Sie jemandem zwar viel geben, aber selbst wenig bekommen, fällt es leichter, diese Beziehung ohne schlechtes Gewissen aufzukündigen, wenn Veränderungen nicht erreichbar sind. Kommt ein schlechtes Gewissen zu einem späteren Zeitpunkt dennoch auf, können Sie immer wieder in der Auflistung anschauen, warum Sie sich so entschieden haben.

■ Die Gegenüberstellung von Geben und Nehmen kann Ihnen zeigen, wie wichtig Ihnen das, was Sie von dem anderen bekommen, ist. Wird Ihnen die Wichtigkeit dessen, was der andere gibt, klar, hilft dies, Unzufriedenheit zu mildern.

Auch für Menschen, die dauerhaft mehr bekommen als sie geben, ist es wichtig, sich regelmäßig zu verdeutlichen, wie es mit dem Gleichgewicht zwischen Geben und Nehmen in unterschiedlichen Kontakten bestellt ist. Dies kann wieder durch die Gegenüberstellung von Geben und Nehmen für einzelne Beziehungen geschehen.

 Warum es wichtig ist, Geben und Nehmen abzuwägen, wenn das Gleichgewicht zu eigenen Gunsten verschoben scheint

■ Es ist möglich, Gegenmaßnahmen einzuleiten, bevor sich andere beklagen oder sich zurückziehen und es zu Auseinandersetzungen kommt.

■ Sie können feststellen, ob die von anderen geäußerte Unzufriedenheit und negative Kritik berechtigt ist. Wenn Sie einsehen, daß Sie anderen vergleichsweise wenig bieten, fällt es leichter, daran etwas zu verändern.

■ Sie können abschätzen, was genau Sie mehr für andere tun

könnten, ohne dabei erhebliche Nachteile in Kauf nehmen zu müssen. So vermeiden Sie, daß Sie aus schlechtem Gewissen anfangen, zuviel für andere zu machen, was Anlaß dafür sein kann, irgendwann alles wieder einzustellen, weil Sie sich überfordert haben.

■ Bekommen Sie viel von anderen, kann das zur Selbstverständlichkeit werden. Indem Sie sich das Nehmen anschauen, sehen Sie klarer, was andere wirklich für Sie tun. Damit wird es zugleich leichter, andere mehr zu schätzen.

Manche mögen es als gemein oder berechnend ansehen, Beziehungen so zu «prüfen». Dabei sollten Sie bedenken, daß Einsichten häufig zu Beziehungsverbesserungen führen, indem frühzeitig ein Ungleichgewicht von Geben und Nehmen erkannt und verändert wird. Die Befürchtung, daß dadurch Beziehungen auseinanderbrechen, ist unbegründet. Eine Beziehung, die in Ordnung ist, hält solchen Prüfungen stand.

Störende Einstellungen beim Abwägen des Gebens und Nehmens überdenken

■ Welchen triftigen Grund gibt es für mich, den so wichtigen Bereich meiner Beziehungen zu anderen nicht ebenso aufmerksam und genau zu beleuchten, wie ich dies bei vergleichsweise nebensächlichen Dingen häufig tue (wenn ich mir ein neues Jackett kaufe, eine Versicherung abschließe ...)?

■ Gibt es andere Möglichkeiten, Störungen des Gleichgewichts zwischen Geben und Nehmen zu erkennen?

■ Wem füge ich durch eine solche Betrachtung meiner Kontakte wirklich Schaden zu und welchen?

■ Wen geht es etwas an, auf welchem Wege ich für mich kläre, wie meine Beziehungen zu anderen beschaffen sind?

■ Wer hat das Recht, mir vorzuschreiben, wie ich für mich herausfinde, warum ich im Zusammenhang mit Kontakten zu anderen in Streß gerate und was ich dagegen tun kann?

Müssen Beziehungen «märchenhaft» sein?

Märchenhafte Vorstellungen von Beziehungen können in ihrem Allgemeingültigkeitsanspruch, in ihrer Unklarheit oder Einseitigkeit sowie mit ihren Verboten, Katastrophengedanken und Muß-Gedanken mehr Schaden als Nutzen bringen.

«Märchenhafte» Einstellungen für Beziehungen

■ Ich muß jederzeit für den anderen da sein.
■ Wenn ich etwas ohne meinen Partner tue, ist das ein Zeichen dafür, daß es in unserer Beziehung nicht stimmt.
■ Wir müssen immer gleicher Meinung sein.
■ Zwei Menschen, die sich wirklich lieben, streiten sich nie.
■ Wenn ich mal nicht für einen Freund da sein kann, bin ich ein schlechter Mensch.
■ Seinen Partner muß man immer gleichermaßen lieben.
■ Ein Partner, der nicht immer alles für mich tut, ist es nicht wert, daß ich ihn liebe.
■ Wenn mein Partner eine andere anschaut, ist unsere Beziehung kaputt.
■ Ich darf neben meiner Freundin keine anderen guten Freundinnen haben.

Solche «Beziehungsmärchen» können Kontakte zu anderen erheblich stören, da sie übertriebene und unerfüllbare Erwartungen an das Verhalten der Beteiligten stellen. Daher ist es notwendig, unrealistische Erwartungen zu überprüfen und in realistische umzuwandeln. Dazu ist es hilfreich, Vor- und Nachteile einzelner Verhaltensregeln zu klären. Meist zeigt sich, daß die Nachteile die Vorteile weit übersteigen, wodurch die Sinnlosigkeit unbedingter und allumfassender Einhaltung der betreffenden Beziehungsmärchen offensichtlich wird. Sollen Verhaltensregeln verändert werden, ist es notwendig, zugrundeliegende störende Denkmuster zu überprüfen. Dies sind hier besonders die übertriebenen Verallgemeinerungen, unklaren Gedanken, einseitigen Gedanken, Verbote, Katastrophengedanken und Muß-Gedanken.

Eine Beziehung lebt von Gemeinsamkeiten und Unterschieden

In Beziehungen, ob in Partnerschaften oder Freundschaften, sollte es sowohl Gemeinsamkeiten als auch Unterschiede geben. Wird eine Beziehung eingegangen, geschieht dies, um mit einem anderen Menschen Dinge zu teilen, nicht aber um sich selbst sowie eigene Ziele, Meinungen und Wünsche aufzugeben. Jeder, der eine Beziehung eingeht, sollte ein eigenständiger Mensch mit eigenen Interessen, Meinungen, Wünschen und Zielen bleiben. Es mag zufällig passieren, daß dabei weitgehende Übereinstimmung herrscht; dies ist jedoch eine eher seltene Ausnahme.

Der gefährliche Anspruch, es müsse in einer Beziehung zwischen zwei Menschen völlige Übereinstimmung herrschen oder wenigstens im Laufe der Zeit aufzubauen sein, verlangt von einem oder beiden Partnern, aufzugeben, was nicht zu dem anderen paßt. Dies wiederum bedeutet, einen Teil von sich selbst abzulegen oder zumindest dauerhaft in den Hintergrund zu drängen. So kann es beispielsweise geschehen, daß ein Freundes- und Bekanntenkreis aufgegeben wird, Hobbys vernachlässigt oder berufliche Ziele nicht mehr verwirklicht werden, Gefühle dauerhaft runtergeschluckt und Meinungen zurückgehalten werden. Streß und Unzufriedenheit mit der Beziehung sind damit vorprogrammiert.

Um es dazu nicht kommen zu lassen, ist es wichtig, sowohl Übereinstimmungen als auch ausreichend Freiräume zu haben. Erreichbar ist dies, indem für Gemeinsamkeiten Vor- und Nachteile geklärt werden.

 Den Wunsch nach «unbedingten» Gemeinsamkeiten prüfen

- Könnte es auch Vorteile haben, wenn wir nicht alles gemeinsam erleben?
- Welche Dinge würde ich selbst gerne ohne meinen Partner tun?
- Wer gibt mir das Recht, von meinem Partner zu fordern, alles, was nicht meine Sache ist, aufzugeben?
- Wer gibt meinem Partner das Recht, von mir unbedingte Anpassung an seine Wünsche, Interessen, Meinungen u.a. zu verlangen?
- Was bedeutet es tatsächlich genau für die Beziehung, wenn einer von uns beiden auch eigene Interessen verfolgt?
- Kenne ich andere Beziehungen, die in Ordnung sind, obwohl die Beteiligten auch eigene Wege gehen?
- Wie geht es mir selbst, wenn ich eigene Interessen, Wünsche u.a. nicht mehr verwirklichen kann?
- Bin ich tatsächlich zufriedener in der Beziehung, wenn ich meine Bedürfnisse und Meinungen, die nicht mit denen meines Partners übereinstimmen, zurückhalten muß?
- Ist es schon einmal vorgekommen, daß wir Zeit nicht gemeinsam verbracht haben, die Beziehung deshalb aber nicht gestört war?

- Bin ich tatsächlich immer dann zufrieden, wenn wir all unsere Zeit gemeinsam verbringen?
- Hat es schon einmal Schwierigkeiten in der Beziehung gerade deshalb gegeben, weil wir uns nicht zugestanden haben, eigenen Interessen nachzugehen oder Zeit ohne den anderen zu verleben?
- Ist es schon einmal vorgekommen, daß wir uns gegenseitig auf die Nerven gegangen sind, wenn wir nur mit uns alleine waren?

Selbstverständlich bedarf eine Partnerbeziehung einer gemeinsamen Basis (z.B. Treue), und selbstverständlich ist es in Beziehungen auch notwendig, Kompromisse einzugehen. Es dürfen jedoch keine «faulen» Kompromisse sein. Angemessene Kompromisse sind solche, die geeignet sind, für beide Partner mehr Zufriedenheit und Wohlbefinden zu bringen; sie sind durch gemeinsames Problemlösen zu finden.

Mit dem unbedingten Streben nach Gemeinsamkeit ist oft verbunden, daß ein Teil eines Freundes- und Bekanntenkreises vernachlässigt oder ganz aufgegeben wird. Dies hat zur Folge, daß der Partner verstärkt für das Wohlergehen des anderen verantwortlich gemacht wird, z.B. soll er für alles Verständnis haben, jederzeit Unterstützung anbieten oder gesprächsbereit sein, sich mit allem auskennen, für alle Sorgen ein offenes Ohr haben, alle Gefühle und Interessen mit einem teilen. Damit ist er mit Sicherheit überfordert. Gleichzeitig gerät derjenige, der solche Forderungen stellt, in Abhängigkeit von dem anderen und damit in Streß. Ein breiterer Freundes- und Bekanntenkreis hilft, es nicht soweit kommen zu lassen.

Wenn man sich nur auf den Partner stützt, kann der Gedanke, daß der Partner geht oder stirbt, zur «Katastrophe» werden. Es treten berechtigte Befürchtungen auf: irgendwann einmal ganz alleine dazustehen, keinen Gesprächspartner mehr zu haben, keine Unterstützung mehr zu finden. Somit muß ein Gegenüber mit allen Mitteln daran gehindert werden, zu gehen. Übersteigerte Eifersucht, andauerndes Mißtrauen gegenüber dem, was der andere tut, und ständige Kontrollen des anderen sind oft die Folgen. Dies zermürbt die beteiligten Personen und belastet das Miteinander. Dabei wird oft beklagt, daß der andere immer weniger gibt und immer weniger zu schätzen weiß, was er von einem bekommt. Warum sollte er sich aber Mühe geben? Er bekommt, was er möchte und noch mehr. Sich Mühe geben ist nur erforderlich, wenn ein anderer einem nicht auf ewig sicher ist. Wenn jemand von einem abhängig ist, besteht keine Gefahr, daß er abtrünnig werden könnte. Ähnlich verhält es sich mit der Wertschätzung dessen, was man von jemandem erhält. Was derjenige, der abhängig ist, gibt, wird leicht zur Selbstverständlichkeit, weil es immer, auch ohne Gegenleistung, eher zuviel als zuwenig kommt und daher nichts Besonderes mehr darstellt und unerwähnt bleibt. Vermeiden Sie also totale Abhängigkeit.

Wenn Sie neben einem Partner oder guten Freund auch andere Menschen näher kennen, bietet dies die Gelegenheit, den Wert desjenigen immer wieder zu erkennen, zu dem eine enge Beziehung besteht. Manchmal zeigt sich, daß es Menschen gibt, die mehr Verständnis zeigen, unterhaltsamer sind, mehr ähnliche Interessen haben, einem mehr Wertschätzung zeigen und so weiter. Dies ist jedoch nur eine Möglichkeit. Häufig lassen solche Vergleiche erkennen, daß Sie Ihren Partner oder Freund gut ausgesucht haben. Ebenso verhält es sich umgekehrt, denn nur wenn der Partner oder Freund andere Menschen näher kennt, ist es ihm möglich zu sehen, was Sie ihm wert sind.

Streiten, aber richtig

Streiten mit anderen fällt leichter, wenn Sie die positiven Funktionen von Ärger bedenken: Ärger macht darauf aufmerksam, daß einem etwas mißfällt und etwas nicht in Ordnung ist. Er stellt Energie bereit, um etwas zu unternehmen, damit das Ärgergefühl aus der Welt kommt. Über den Ärgerausdruck erfahren andere, daß einem etwas mißfällt.

Bei den verschiedensten Gelegenheiten gibt es Anlässe für Ärger im Kontakt zu anderen, z.B. weil der Partner ständig die Wochenenden auf dem Fußballplatz verbringt, der Kollege alle schwierigen Arbeiten abwälzt, die Partnerin ständig über die Stammtischkumpel herzieht, die Schwiegermutter in alles reinreden will, der Nachbar die Ausfahrt blockiert, die Kinder nicht im Traum daran denken, ihre dreckige Wäsche im Wäschekorb abzulegen. Ärger läßt sich also nicht umgehen.

Weil das Streiten oft als etwas «Verbotenes» angesehen wird, wissen viele Menschen nicht mehr, wie man sich richtig streitet. Streiten wird oft verwechselt mit bösartigen und gewalttätigen Auseinandersetzungen, manchmal tagelang dauerndem eisigem Schweigen oder unsinnigen Diskussionen mit gegenseitigem Austausch von Vorwürfen, Rechtfertigungen und zunehmend mehr an den Haaren herbeigezogenen Argumenten. All dies hat mit einem richtigen Streit nichts zu tun. Es handelt sich um übersteigerten Ärgerausdruck oder Formen eines Machtkampfs.

Einige Streitregeln

■ Das Ziel besteht zunächst darin, sich Entlastung zu verschaffen, indem Ärger in Worten und Taten ausgedrückt und die mit dem Ärgergefühl bereitgestellte Energie abreagiert wird, so daß etwas Entspannung einkehrt.

- Ärger wird von den Beteiligten in einem angemessenen Maß zum Ausdruck gebracht und beachtet.
- Ein Streit ist keine unendliche Geschichte, sondern dauert nur wenige Minuten.
- Der Streit bezieht sich auf einen umschriebenen Anlaß, nicht auf Dinge, die lange zurückliegen oder mit dem Anlaß überhaupt nichts zu tun haben.
- Der Ärger der Beteiligten ist in ihrer Stimme, ihren Worten und ihrem Verhalten deutlich erkennbar. Dabei wird beispielsweise die Stimme laut, es werden Schimpfworte benutzt, die nicht bösartig sind (z.B. Depp, Ziege, Esel), und Bewegung kommt ins Spiel (z.B. Aufstampfen, mit der Faust oder der Zeitung auf den Tisch hauen, eine Tür zuschlagen).
- Fällt es schwer, mit Worten einen Streit einzuleiten, bieten sich Kissen-, Wasser-, Papier- und Schneeballschlachten an, um einen Anfang zu finden. Oft ist es leichter, einem Gegenüber ein Kissen oder eine Papierkugel zuzuwerfen, als mit Worten einen Streit zu beginnen. Auch können Balgereien oder Neckereien es erleichtern, anzufangen, indem der andere z.B. mit dem Arm oder dem Knie angestupst, sanft in die Nase, den Po oder die Backe gekniffen oder gekitzelt wird. All dies funktioniert jedoch nur dann, wenn die Bedeutung abgesprochen ist.
- Am Ende eines Streits gilt es, sich zu versöhnen (z.B. durch kleine Geschenke, Übernahme sonst unüblicher Pflichten, Nettigkeiten oder Zärtlichkeiten).
- Wenn wieder Ruhe eingekehrt ist, sollte ein Gespräch eingeleitet werden, in dem gemeinsam Wege gesucht werden, wie der Anlaß für den Streit zukünftig beseitigt werden kann.

Probleme gemeinsam lösen

Nur gemeinsames Problemlösen erlaubt es, annehmbare und tragbare Kompromisse zu finden, gemeinsam zu planen und Streitfragen zu klären.

Besteht ein Problem, hat man oft den Wunsch, sofort in einem einzelnen Gespräch, das nicht selten auch noch zwischen Tür und Angel geführt wird, eine Lösung zu finden. Dies ist bei umfassenden Problemen oft zum Scheitern verurteilt. Das Finden von sachdienlichen und für alle Beteiligten annehmbaren Lösungen gelingt am besten, wenn man sich Zeit nimmt, vielleicht auch mehrere Gespräche führt und sich jeder zwischen den Gesprächen für sich selbst mit der Sache befaßt.

Gemeinsames Problemlösen läßt sich nur in Gang bringen, wenn es allen Beteiligten gelingt, eigene Interessen, Meinungen und Bedürfnisse mitzuteilen.

Zu Beginn sollte eine gemeinsame Beschreibung des Problems gesucht werden (z.B. Wie wollen wir unsere Wochenenden gestalten?). Oft kommt es vor, daß bereits verschiedene Meinungen darüber herrschen, wie die gegenwärtige Lage ist. Es ist dann sinnvoll, zunächst eine Beobachtungszeit (z.B. zwei Wochen, einen Monat) festzulegen, in der jeder für sich beobachten kann, wie der Istzustand zu beschreiben ist. Dazu können Fragen gestellt werden (z.B. Was genau tun wir an den nächsten vier Wochenenden?), auf die jeder während der Beobachtungszeit eine Antwort finden kann. Es sollte schriftlich festgehalten werden, was wen stört, damit die störenden Punkte weiterhin berücksichtigt werden.

Wochenendplanung (Istzustand)

Person 1	Person 2
Mich stört: 1. daß wir an Wochenenden nur selten etwas mit anderen unternehmen 2. daß wir sonntags ständig im Haus bleiben	Mich stört: 1. daß ich an Wochenenden nicht vor dem Fernseher sitzen soll 2. daß der andere dauernd meckert, wenn ich vor dem Fernseher sitze
Den anderen stört: 1. daß ich an Wochenenden öfter etwas unternehmen möchte 2. daß ich öfter nörgele, wenn der andere sich zu nichts aufraffen kann	Den anderen stört: 1. daß ich an Wochenenden gerne fernsehen will 2. daß wir samstags selten Freunde einladen oder zu anderen gehen

Dann ist der Sollzustand genau zu beschreiben. Dabei sollten Interessen und Wünsche aller Beteiligten Beachtung finden. Jeder für sich sollte notieren, was denkbare eigene Ziele sind und welche Ziele von dem anderen genannt werden.

Wochenendplanung (Zielesammlung)

Person 1	Person 2
Meine möglichen Ziele sind: 1. an einem Tag des Wochenendes öfter gemeinsam Ausflüge machen	Meine möglichen Ziele sind: 1. an einem Tag am Wochenende Zeit für mich zu haben

Person 1	Person 2
2. an Samstagen mal Freunde einladen	2. mit dem anderen einen Film anschauen
Mögliche Ziele des anderen sind:	Mögliche Ziele des anderen sind:
1. daß er am Wochenende auch Zeit für sich hat	1. am Wochenende öfter einen Ausflug machen
2. gemeinsam fernsehen	2. zusammen mit Freunden etwas machen

Nun sind gemeinsam Lösungsmöglichkeiten zu überlegen, wobei alle Beteiligten ihre Ideen zu denkbaren Lösungen äußern, die zusätzlich notiert werden. Dann folgt die Bewertung jedes Lösungsvorschlags, indem jeweils gemeinsam eine Analyse der Vor- und Nachteile durchgeführt wird. Gemeinsam zu wählen ist der Lösungsweg, der bei der geringsten Nachteilen den höchsten Gewinn für die Beteiligten verspricht.

Um gemeinsame Veränderungen herbeizuführen, sollte jeder etwas dazu beitragen. Jeder für sich kann zunächst überlegen, was er selbst tun kann und was er sich wünscht, das der andere tun sollte. Bevor Sie Aufgaben übernehmen, ist es sinnvoll, für sich zu prüfen, ob Sie sie tatsächlich erfüllen können, ohne dadurch in Streß zu geraten. Zeigt sich, daß Aufgaben übernommen werden können, ist schriftlich festzuhalten, was Sie selbst tun wollen und was Sie sich vom anderen bei der Umsetzung der gefundenen Problemlösung wünschen. Ob der andere dem nachkommen will, kann nur er entscheiden. Ergebnisse dieser Überlegungen sollten ohne Zeitdruck in einem Gespräch offengelegt werden, um so einen gemeinsamen Plan zu entwickeln, der angibt, wer zukünftig was tun wird. Auch dies kann schriftlich festgehalten werden.

«Sado-Maso» abbauen

Mit «Sado-Maso» (Sadismus und Masochismus) ist gemeint, daß Menschen sich gegenseitig quälen oder sich selbst quälen. Besonders Menschen, die früh enttäuscht oder gequält worden sind, neigen zu Verhaltensweisen, die quälend und selbstschädigend sind.

 Neigen Sie zu Sado-Maso-Verhalten?
- Opfern Sie sich auf?
- Reagieren Sie passiv-aggressiv (z.B. indem Sie sich verweigern oder Dinge «vergessen», die Sie zugesagt hatten)?
- «Testen» Sie Ihre Mitmenschen (Ist er mir auch dann zugetan, wenn ich häßlich zu ihm bin? – Nur dann liebt er mich wirklich!)?
- Lassen Sie Beziehungen immer wieder scheitern, um sich nicht tiefer in sie einzulassen (je tiefer Sie sich einlassen, um so verletzlicher werden Sie)?
- Rechtfertigen Sie sich ständig für alle möglichen Kleinigkeiten?
- Sind Sie eifersüchtig?
- Verweigern Sie Versöhnungen?
- Wollen Sie alles kontrollieren, alles im Griff haben?
- Lassen Sie sich erniedrigen, um den Partner nicht zu verlieren?
- Verweigern Sie Sexualität (oft mit Ausreden wie Kopfschmerzen)?
- Betäuben Sie sich durch Alkohol, Rauchen, Arbeiten (Flucht in die Arbeit dient der Flucht vor dem Partner)?

- Wehren Sie jeden Genuß ab (das Leben muß eine Qual sein, das Leben ist ein Jammertal ...)?
- Lassen Sie sich von Sekten quälen?
- Machen Sie sich selbst häßlich?
- Sind Sie überempfindlich, leicht beleidigt und nachtragend?

Oft wechseln «Sados» und «Masos» ihre Rolle von Situation zu Situation und über den Tagesverlauf.

Meist hatten diese Menschen in der Kindheit, besonders in der Beziehung zu wichtigen Bezugspersonen, keine Gelegenheit, ein positives Selbstbild aufzubauen und eigene Wünsche, Bedürfnisse und Rechte aktiv zum Ausdruck zu bringen. Sie sind oft erheblich verunsichert über den eigenen Wert als Person und sehen sich, so wie sie es gelernt haben, als schlecht an. Dabei werden negative Seiten des Selbst überbetont und positive Seiten nicht wahrgenommen. Indem sich diese Menschen oft für andere aufopfern, sich erniedrigen lassen und ständig um Zustimmung anderer kämpfen, versuchen sie, einen eigenen Wert zu erlangen und Gefühle der Leere zu überwinden. Dieses so geschaffene Selbstbild ist jedoch nicht echt, nicht beständig und bedarf andauernd neuer Bestätigung durch andere. Es ermöglicht kein unabhängiges und selbständiges Handeln und Denken. Die Abhängigkeit bleibt bestehen, und der Gedanke, den anderen zu verlieren, wird zur Bedrohung für das eigene Selbst. Gleichzeitig besteht meist erhebliche Angst vor zu starker Nähe zu anderen. Denn je mehr Nähe oder Intimität aufgebaut wird, um so bedrohlicher wird die Vorstellung, vom anderen verlassen oder fallengelassen zu werden. Nähe bedeutet im Erleben dieser Menschen Gefahr, die eigene Persönlichkeit ganz aufzugeben, sich also im anderen zu verlieren und das eigene Selbst nur noch über ihn definieren zu können. Dieser Wechsel zwischen Abhängigkeit und Abwehr von zu starker Nähe schlägt sich nieder in wechselnden Sado- und Maso-Rollen, die hier gewissermaßen als Selbstschutz dienen.

Sollen «Sados» und «Masos» verändert werden, ist es notwendig, zunächst ein gesundes Selbstvertrauen aufzubauen und den eigenen Wert, unabhängig von anderen, zu klären. Es ist nach positiven Seiten des Selbst zu forschen. Nur so läßt sich quälendes und selbstquälerisches Verhalten und Denken abbauen. Ein negatives Selbstbild führt dazu, sich selbst zu bestrafen oder das weiterzuführen, was früher andere getan haben. Bei einem positiven Selbstbild sind solche Bestrafungen nicht erforderlich. Zugleich verhilft ein angemessen positives Selbstbild dazu, Abhängigkeitserleben abzubauen.

Erst im nächsten Schritt ist es sinnvoll, Sado- und Maso-Verhalten dahingehend zu prüfen, ob es wirklich dem Erreichen eigener Ziele dient, z.B. sich des eigenen Werts bewußt zu sein, selbständig zu handeln, eigene Bedürfnisse auszudrücken und Rechte zu vertreten, befriedigende Beziehungen zu führen, Enttäuschungen vorzubeugen. Überprüfungen können vorgenommen werden, indem für einzelne Verhaltens- und Denkmuster Analysen der Vor- und Nachteile durchgeführt werden. Überwiegen die Nachteile, sollten bessere Verhaltens- und Denkmuster überlegt werden, die z.B. helfen: eigene Gefühle zum Ausdruck zu bringen, eigene Erwartungen an einen Partner zu klären, ein Gleichgewicht zwischen Geben und Nehmen in einer Beziehung herzustellen. Um neues Verhalten und Denken einzuüben und immer mehr zur Selbstverständlichkeit werden zu lassen, ist es zweckmäßig zu notieren, welches Verhalten und Denken sich als störend oder ungeeignet erwiesen hat und durch was es ersetzt werden soll. Diese Liste sollte täglich einmal durchgelesen und als Gedächtnisstütze an einem privaten Ort aufgehängt werden, bis anderes Verhalten und Denken zur Gewohnheit geworden ist.

Anderen gegenüber aufgeschlossen sein

Im Kontakt zu anderen trifft jeder mit seinen Einstellungen, Meinungen und Verhaltensweisen auf Einstellungen, Meinungen und Verhalten anderer. Streß entsteht dabei sowohl für den einzelnen als auch in der Beziehung dann, wenn es nicht gelingt, in passendem Maß aufgeschlossen zu sein.

Es gibt zwei Extreme: entweder totale Bejahung des anderen, wobei eigene Einstellungen und Verhaltensweisen zurückgehalten werden oder totale Ablehnung des Gegenübers mit seinen Gedanken und seinem Handeln, wobei eigene Gedanken, Meinungen und Handlungen als die einzig richtigen angesehen werden. Solche Extreme ergeben sich, wenn andere im Vergleich zum eigenen Selbstwert übergebührlich verherrlicht oder abgewertet werden.

Aufgeschlossenheit

- Andere Meinungen und Einstellungen anhören, ohne diese sogleich als falsch, unpassend oder komisch abzutun oder sie fraglos zu übernehmen!
- Andere Verhaltensweisen beobachten, ohne sogleich mißbilligend den Blick abzuwenden oder sie fraglos ins eigene Handeln zu übernehmen!
- Zunächst prüfen, ob es nützlich ist, von dem, was Sie bei anderen hören und sehen, etwas für sich zu übernehmen!
- Gehörtes und Beobachtetes zunächst einmal nur als andere Möglichkeit bewerten und erst dann ablehnen, wenn es wirklich schädlich ist!

Dies läßt sich am besten verwirklichen, wenn Sie über ein gesundes Selbstwertgefühl verfügen, mit dem Sie sich im Vergleich zu anderen weder erniedrigen noch überhöhen, und wenn Sie andere angemessen einschätzen, sie also weder einseitig abwerten noch einseitig verherrlichen.

Einsamkeit überwinden

In mehr oder minder starkem Maße kennt wohl jeder Einsamkeitsgefühle, die auftreten, wenn Kontakte zu anderen fehlen oder man nichts mit sich anzufangen weiß. Nicht die Einsamkeitsgefühle sind das Problem, sondern das, was damit angefangen wird. Man kann in Grübeleien, Selbstmitleid und allerlei anderes Quälendes verfallen, was am Alleinsein und den Einsamkeitsgefühlen nichts ändert.

Einsamkeitsgefühle helfen, indem sie darauf aufmerksam machen, daß man nicht alleine sein möchte, und Energie (meist spürbar in Form von innerem Druck oder Getriebensein) zur Verfügung stellen, um das Alleinsein zu überwinden. Wer unter – noch nicht zu starker – Einsamkeit leidet, sollte sich dies regelmäßig vor Augen führen.

Vorhandene Beziehungen aktivieren

Um die positiven Funktionen von Einsamkeitsgefühlen zu nutzen, ist es wichtig, diese Gefühle erst gar nicht zu stark werden zu lassen, sondern gleich, nachdem Sie sie bemerkt haben, aktiv zu werden; denn je stärker diese Gefühle werden, um so mühsamer wird es, sich aufzuraffen.

Bei starker Einsamkeit kann es sein, daß Lust und Antrieb, sich zu etwas aufzuraffen, fehlen. Ähnlich wie jemand, der verhungert, Hungergefühle vielleicht nicht mehr spürt, kann Lust auf Kontakte und Unternehmungen demjenigen vergangen sein, der sich einsam fühlt. Der Verhungernde muß durch langsames Wiederheranführen an Nahrung – manchmal sogar durch künstliche Ernährung – an Essen gewöhnt, auf den Geschmack gebracht werden, wodurch sich auch Hungergefühle wieder einstellen. Ähnlich verhält es sich bei starken Einsamkeitsgefühlen. Schrittweise Wiederaufnahme von Kontakten und Unternehmungen ist erforderlich, auch wenn es schwerfällt. Nur so ist das Bedürfnis nach mehr Kontakt wieder zu wecken.

Fühlen Sie sich oft einsam, empfiehlt es sich, alte Adreßbücher zu durchforsten. Vielleicht finden sich darin Menschen, die Sie schon lange mal wieder anrufen oder besuchen wollten, mit denen Sie schon lange nicht mehr geplaudert haben, die Sie spontan besuchen können, mit denen sich ohne großartige vorausgehende Planung etwas unternehmen läßt. Alle gefundenen Namen, Adressen und Telefonnummern können auf einem Zettel notiert werden, der dort aufzubewahren ist, wo er Ihnen oft in den Blick fällt, wenn aufkommende Einsamkeitsgefühle zu lähmen drohen. Gerade dann sollen diese Notizen helfen, aktiv zu werden. Sie sollten Kontakt zu den verzeichneten Personen nicht nur dann suchen, wenn Sie einsam sind. Die anderen würden sich sicher sonst bald als Lückenbüßer vorkommen.

Unternehmungen planen

Vorbeugend helfen auch mancherlei Unternehmungen gegen Einsamkeit. Das kann etwas sein, was Sie alleine oder mit anderen tun möchten.

Unternehmungen gegen Einsamkeit planen

- Was unternehme ich gerne?
- Was hat mir früher Spaß gemacht?
- Was tun andere, wenn sie alleine sind? – Was von dem könnte mir auch gefallen?
- Was habe ich früher getan, um nicht einsam zu sein?
- Was möchte ich mit den Menschen unternehmen, die ich in meiner Liste finde?
- Was wollte ich schon immer mal machen, zu dem ich ansonsten keine Zeit oder Ruhe finde?
- Was von dem, was ich sonst mit anderen unternehme, könnte mir auch alleine Freude machen?
- Welche Veranstaltungen sind in der Tageszeitung zu finden?
- Was hat der monatliche Veranstaltungskalender der Stadt zu bieten?
- Was sagt der Kinoansagedienst?
- Was bietet die Volkshochschule?
- Werden im Gemeindeblatt Veranstaltungen angekündigt?
- Was kann ich tun, um es mir zu Hause alleine gemütlich zu machen?

Flüchtige Kontakte im Alltag annehmen

Bei unterschiedlichen Gelegenheiten sind oft gleiche Personen anzutreffen (beim morgendlichen Brötchenholen, im Bus während der Fahrt zur Arbeit, auf dem Firmenparkplatz ...). Solche Kontaktmöglichkeiten zu nutzen, bedeutet nicht, daß dabei gleich tiefgreifende Gespräche zu führen sind. Es reicht für den Anfang aus, ein paar Worte über Belanglosigkeiten zu wechseln. In jeder Situation gibt es Gesprächsstoff, der naheliegt.

Um zu üben, sich bietende Kontaktmöglichkeiten mehr zu nutzen, sollten Sie Situationen festlegen, in denen Sie es ausprobieren können. Hierfür bietet es sich an, die Ideen schriftlich festzuhalten.

Kontaktmöglichkeiten im Alltag zukünftig nutzen

- Wenn ich morgens zur Bushaltestelle komme, grüße ich die anderen, die dort schon warten.
- Im Bus versuche ich, mit meinem Sitznachbarn ins Gespräch zu kommen (mögliche Themen: Verkehr, Betrieb im Bus, Fahrkünste des Busfahrers, was aus dem Fenster zu sehen ist ...).
- Wenn ich im Supermarkt, im Schwimmbad, vor der Kasse am Bahnhof, Kino und anderswo mit anderen in der Schlange stehe, versuche ich, meinen Vorder- oder Hintermann anzusprechen (wieder Themen, die in der Situation naheliegen).
- Nachbarn, die mir im Treppenhaus begegnen, will ich regelmäßig zu grüßen versuchen.
- Auf dem Spielplatz versuche ich, mich zu jemand auf eine Bank zu setzen, statt mir eine leere Bank zu suchen; dabei probiere ich mit der Person ins Gespräch zu kommen (mögliche Themen: Zustand des Spielplatzes, Kinder, andere Spielplätze, Strickzeug oder Zeitschrift, die der andere mit sich führt ...).
- Von der Kassiererin im Supermarkt, von unserem Hausmeister im Betrieb und anderen Personen, denen ich beim Verlassen eines Ortes regelmäßig begegne, möchte ich mich verabschieden.
- Menschen, die ich vom Sehen her kenne, möchte ich, egal, wo ich sie treffe, grüßen oder wenigstens anlächeln.

■ Wenn ich in ein Café gehe, versuche ich, mich zu jemand an den Tisch zu setzen und den anderen anzusprechen (mögliche Themen: was der andere ißt, trinkt oder gerade liest, Speisekarte, Auslagen in der Kuchentheke, angebotene Speisen und Getränke, was aus dem Fenster zu sehen ist, Atmosphäre, andere Cafés ...).

Diese Übungen helfen nicht nur alltägliche Kontakte besser zu nutzen, sondern auch Ängste vor der Kontaktaufnahme zu mildern und im Umgang mit wenig vertrauten Personen sicherer zu werden. Dies nicht zuletzt dadurch, daß störende Denkmuster und Selbstgespräche überprüft werden können. Denken Sie daran: Das Leben besteht aus Erfahrungen. Erfahrungen helfen Fertigkeiten aufzubauen (Wie spreche ich jemanden an? Welche Themen bieten sich in welcher Situation an? Was kann ich tun, wenn mir der Gesprächsstoff ausgeht? Was kann ich tun, wenn sich tatsächlich jemand belästigt fühlt?). In Phantasien und Rollenspielen können neue Kontaktmöglichkeiten erprobt werden.

Einen Bekannten- und Freundeskreis aufbauen oder erweitern

Jeder braucht Menschen, mit denen er Spaß haben und etwas unternehmen kann, mit denen er über Probleme sprechen oder über Politik, das Weltgeschehen, Sport, Gentechnik sowie über vieles andere diskutieren kann, von denen er Unterstützung erhält, die in Gesprächen behilflich sein können, störende Denkmuster zu überprüfen und Ideen für Problemlösungen zu finden, mit denen er Gesellschaftsspiele spielen, Feste feiern sowie Gefühle teilen kann. Auch braucht man andere, denen man selbst helfen kann, die einen ansprechen, wenn sie Probleme haben, weil sie einem vertrauen und so weiter. Etwas für andere tun zu können, ist wichtig, um zu spüren, daß man für andere wertvoll ist und gebraucht wird.

Flüchtige Kontakte können sich mit der Zeit zu Bekanntschaften oder sogar Freundschaften ausweiten, wenn Sie etwas dafür tun (eine flüchtige Bekannte vom Spielplatz fragen, wann sie wieder dasein wird, damit man das Gespräch wieder aufnehmen kann, das Gespräch mit dem Bekannten, der täglich im gleichen Bus fährt, in der Eisdiele fortsetzen, den Kollegen, der erzählt hat, daß er gerne Monopoly spielt, zu einem Monopolyabend einladen ...). Es bieten sich jedoch auch andere Möglichkeiten an, mit anderen näher in Kontakt zu kommen, die ähnliche Interessen, Hobbys, Fragen, Probleme, Lebenslagen, Glaubensrichtungen ... haben. Bei der Suche nach neuen Bekannten sollten im Vorfeld einige Überlegungen angestellt werden:

Welche Kontakte möchte ich haben?

- Wie alt sollten diese Menschen sein? Ist es mir wichtig, welches Geschlecht neue Bekannte haben? Welche Hobbys und Interessen sollten sie haben?
- Was erwarte ich von Menschen, die ich zu meinem Bekanntenkreis zählen möchte? Was bin ich selbst bereit zu tun, um mehr Bekannte zu finden? Was möchte ich selbst dafür tun, daß eine Bekanntschaft fortbesteht?
- Wieviel Zeit möchte ich mit Bekannten verbringen?

Haben Sie diese Fragen geklärt, können Sie verschiedene Gelegenheiten nutzen, um Ihre Wünsche zu verwirklichen.

Gelegenheiten, andere Menschen zu treffen

- Private Beziehungen zu Kollegen erproben (sich regelmäßig zu Kollegen in der Kantine oder im Pausenraum setzen, Betriebsfest organisieren, Kollegen nach Hause einladen auch ohne konkreten Anlaß, Kollegenstammtisch ins Leben rufen oder bei einem bereits bestehenden mitmachen ...);
- in einen Verein oder andere Gruppierung eintreten (Sportverein, Spielmannszug, Karnevalsverein, Kirmesverein, Schützenverein, Gesangsverein, Fanclub, Theatergruppe ...);
- sich für eine Sache engagieren und in einer entsprechenden Gruppierung mitarbeiten (Bürgerinitiative, politische Partei, Elternbeirat, Betriebsrat, Kirchengemeinderat, ehrenamtliche Tätigkeit in Wohlfahrtsverbänden, Gremium eines Berufsverbandes, Gewerkschaft ...);
- selbst Gruppierungen für gemeinsame Unternehmungen gründen (Kegelclub, Spielgruppe, Band ...);
- an Kursen teilnehmen (Tanzkurs, Computerkurs, Töpferkurs, Sprachkurs, Fotokurs, Fortbildungsveranstaltungen und Lehrgänge im Beruf, Entspannungskurs, Kochkurs ...);
- an Veranstaltungen des Stadtteils teilnehmen (Straßenfeste, Bürgerversammlungen ...);
- Angebote der Kirchengemeinde wahrnehmen (Gesprächskreise, Kirchenchor, Mitarbeit bei kirchlichen Aktivitäten ...);
- Angebote für bestimmte Personengruppen nutzen (Seniorentreffs, Selbsthilfegruppen, Singlegruppen, Mütterzentren, Still- und Krabbelgruppen, Herzsportgruppen, Seniorentanz ...);
- Reiseangebote wahrnehmen (Seniorenreisen, Cluburlaub, Studienfahrten ...).

Auch Kontaktanzeigen sind oft eine gute Möglichkeit, andere Menschen kennenzulernen. Trotz verbreiteter negativer Einstellungen zu diesem Weg haben so schon viele Menschen tragfähige Bekanntschaften und Freundschaften geknüpft. Mit Kontaktanzeigen verhält es sich wie mit den meisten Dingen im Leben, sie können negative, aber auch positive Erfahrungen ergeben. Ohne selbst probiert zu haben, was für Sie dabei herauskommt, sollten Sie diesen Weg nicht verwerfen.

Beim Aufgeben einer Kontaktanzeige besteht oft ein Problem, sie zu formulieren, weil überhöhte Ansprüche blockieren. Eine einfache Anzeige, die sagt, wer wen zu welchem Zweck sucht, reicht aus, um Echo zu bekommen. Mit leichten Veränderungen lassen sich die folgenden Beispiele vielleicht auch von Ihnen nutzen.

Kontaktanzeigen zum Aufbau eines Bekanntenkreises

- Rüstige Ruheständlerin (67 J.) möchte mehr aus ihrem Leben machen und sucht dafür Gleichgesinnte, die Lust haben zum Tanzen, Reisen, Plaudern, Wandern, Basteln usw., gerne lachen und noch nicht zum alten Eisen gehören wollen. Auf Zuschriften freut sich Chiffre ...

- Fußballfan (35 J.), Anhänger des FC Bayern, sucht zwecks Fanclubgründung (gemeinsame Fahrten zu Spielen, Fachsimpeln ...) nette Bayern-Fans, keine Rowdys. Bis bald. Chiffre ...

- Eltern eines krebskranken Sohnes (8 J.) suchen Eltern mit krebskranken Kindern, gerne auch Selbsthilfegruppe, zum Erfahrungsaustausch. Chiffre ...

Sich anderen Menschen öffnen

«Innere» Einsamkeit kann entstehen, obwohl Sie Freunde, Verwandte oder auch einen Partner haben, flüchtige Kontakte im Alltag nutzen und viel unternehmen. Es ist ein Zustand, bei dem man mit Sorgen und Nöten, Freuden und Erfolgen und anderem, das einen bewegt, alleine ist und versucht, es alleine mit sich selbst auszumachen. In diesem Sinne heißt Einsamkeit überwinden, andere in die eigene Gedankenwelt und das eigene Gefühlsleben einzubeziehen.

Wer innere Einsamkeit abbauen will, der kann nur selbst den Anfang machen. Andere sind keine Hellseher und können deshalb nicht wissen, daß sich jemand innerlich einsam fühlt und dies ändern möchte. Sie sollten prüfen, welche Menschen Sie an Ihren Gedanken und Gefühlen teilhaben lassen wollen. Schauen Sie Ihre Kontakte an, lassen sich sicherlich Menschen finden, bei denen es Ihnen leichter fällt als bei anderen, sich nach und nach immer etwas mehr zu öffnen. Bei diesen Menschen sollten Sie damit anfangen, auszuprobieren, wie es Ihnen geht, wenn Sie dieses oder jenes mit ihnen besprechen.

Positive Erfahrungen

- Reden Sie mit anderen über das, was Sie bewegt. Es bringt oft Erleichterung, auch dann, wenn dadurch schwierige Situationen nicht sogleich beseitigt oder belastende Gefühle verarbeitet sind.
- Oft können Sie erfahren, daß Dinge, die Sie bewegen, anderen Menschen bekannt sind; andere sich über ähnliche Angelegenheiten auch schon den Kopf zerbrochen haben; andere schon in ähnlichen Situationen waren; andere sich gerade mit ähnlichen Fragen befassen oder gegenwärtig in einer ähnlichen Lage sind; andere vergleichbare belastende oder schöne

Erfahrungen gemacht haben usw. Dies zeigt Ihnen, daß Sie mit Ihren Gedanken und Gefühlen nicht alleine dastehen, Sie mit dem, was Sie bewegt, kein Sonderling sind, daß schwierige Situationen vielleicht doch bewältigbar sind und vieles mehr.

■ Sie können meist feststellen, daß Mitmenschen durchaus bereit sind, sich mit dem zu befassen, was Sie ihnen mitteilen. Vielleicht erfahren Sie so z.B., daß andere sich doch nicht belästigt fühlen, wenn Sie mit Ihren Sorgen zu ihnen kommen, Sie wegen Ihres Frohsinns doch nicht belächeln, verstehen, warum Sie eine vermeintliche Nichtigkeit traurig macht, andere doch nicht so eigenbrötlerisch, uninteressiert, unnahbar oder egoistisch sind, wie es Ihnen erschien, sie sich vielleicht sogar darüber freuen, daß Sie ihnen persönliche Dinge anvertrauen oder sie um Rat und Unterstützung bitten, sie doch gute Zuhörer sind, sie Ihnen sogar gerne hilfreich zur Seite stehen.

■ Andere können Ihnen helfen, eigene Gedanken zu überprüfen oder Ideen für Problemlösungen zu finden, indem sie Ihnen z.B. erzählen, welche Erfahrungen sie in ähnlichen Situationen gemacht haben und was sie tun oder versuchen würden, wenn sie an Ihrer Stelle wären.

■ Sie spüren, wie gut es z.B. tut, wenn Sie jemand in den Arm nimmt, mit Ihnen einen Freudentanz aufführt oder Ihnen ein Taschentuch reicht, um Tränen zu trocknen, wenn jemand einfach anwesend ist, während Sie eine schwierige Situation durchzustehen haben, wenn Sie merken, da ist jemand, der sich für Ihre Gedanken und Gefühle interessiert und sich Mühe gibt, Sie zu verstehen, an Ihrem Leben teilzuhaben und zu helfen.

Diesen Erfahrungsmöglichkeiten sollte sich niemand verschließen. Fällt es schwer, mit vertrauten Personen über Persönliches zu sprechen, ist es vorteilhaft, sich zunächst an Personen oder Stellen zu wenden, die dazu da sind, Ratschläge zu geben (z.B. Telefonseelsorge, Pfarrer, Psychotherapeut, Arzt). Mit mehr Übung sollten Sie es zunehmend auch bei Personen in Ihrem Umfeld versuchen.

Sind Sie dabei, sich mehr mitzuteilen, sollten Sie unbedingt einige Gesprächstechniken (vgl. S. 208) beachten. Denn kommt es zu Mißverständnissen, kann es leicht passieren, daß Sie enttäuscht sind oder sich darin bestätigt fühlen, daß es doch keinen Sinn hat, andere an Ihren Gedanken und Gefühlen teilhaben zu lassen. So kommt es erneut zu innerer Einsamkeit, wobei wegen der negativen Erfahrung vielleicht eine noch dickere Mauer um eigene Gedanken und Gefühle aufgebaut wird.

Mit chronischer Krankheit und Behinderung leben

Chronische Krankheiten und Behinderungen sind, je nach dem Ausmaß der Beeinträchtigungen, verbunden mit Einschränkungen und Veränderungen des gewohnten Lebens. Somit erfordert jede andauernde Krankheit und Behinderung eine Neuanpassung. Der Weg von der Diagnosestellung bis zum Erreichen dieser Neuanpassung stellt einen Prozeß dar.

 Schrittweise Anpassung an eine chronische Erkrankung oder Behinderung

■ *Die Tatsachen akzeptieren*
Auf die Diagnosestellung folgt häufig so etwas wie: nicht

wahrhaben wollen, was der Arzt gesagt hat, Schreck, Entsetzen, es nicht glauben können, Aufsuchen anderer Ärzte, die vielleicht etwas anderes feststellen, Verleugnung des Befundes. Wichtig ist es, die Krankheit oder Behinderung als unumstößliche Tatsache zu sehen und sich zu verdeutlichen, was sich im Alltag verändern wird, was nicht mehr oder nicht mehr so wie vorher geht.

■ *Gefühle ausleben*
Mit Beeinträchtigungen der Gesundheit kommt es zu Veränderungen und Einschränkungen in verschiedenen Bereichen des Lebens. So ist es verständlich, daß vielfältige Gefühle aufkommen; diese können sein: Trauer, Ärger, Scham, Hilflosigkeit, Verzweiflung, Enttäuschung usw. Werden sie unterdrückt, ist ein Mißlingen oder wenigstens eine Verzögerung der Neuanpassung vorprogrammiert. Wichtig ist es, aufkommende Gefühle wahrzunehmen und auszuleben.

■ *Notwendige Veränderungen prüfen*
Im dritten Schritt gilt es, sich neu zu orientieren, trotz Krankheit oder Behinderung Selbstvertrauen aufzubauen sowie notwendige Veränderungen des gewohnten Lebens zu prüfen und in die Tat umzusetzen.

Gerät dieser Prozeß ins Stocken (z.B. weil eine Diagnose verleugnet wird, Sie sich an die Hoffnung, ein anderer Arzt stelle vielleicht doch noch etwas anderes fest, klammern, es nicht gelingt, Gefühle auszuleben, keine neuen Lebenspläne aufgebaut werden) kommt es zu einer Fehlanpassung, die Streß bringt.

Viele chronische Erkrankungen rufen Streß hervor und werden in ihrem Verlauf durch Streß nachteilig beeinflußt. So kann ein Teufelskreis entstehen: eine Erkrankung läßt uns in Streß geraten, Streßreaktionen führen zu einer Verschlechterung der bestehenden Erkrankung oder bringen zusätzlich andere Körperbeschwerden hervor, Verschlechterungen des Gesundheitszustands führen zu noch mehr Streß, der sich wiederum negativ auf den Gesundheitszustand auswirkt. Zu einem Teufelskreis kommt es besonders dann, wenn die notwendige Neuanpassung nicht gelingt.

Was für ein erfolgreiches Durchlaufen des Anpassungsprozesses wichtig ist

Bei einer chronischen Erkrankung oder Behinderung kommt es oft zu chronischem Krankheitsverhalten. Dies liegt vor, wenn man sich übertrieben in die Krankenrolle begibt. Auch das Gegenteil, sich nichts anmerken zu lassen, sich zusammenzureißen, sein gewohntes Leben wie vorher weiterzuführen – also insgesamt so zu tun, als sei nichts geschehen –, ist ungünstig.

In beiden Fällen entspricht das Verhalten nicht den Einschränkungen, notwendigen Veränderungen, erforderlichen Hilfen und medizinischen Maßnahmen. Beim chronischen Krankheitsverhalten kommen Streßreaktionen durch Unterforderung zustande. Wird eine Krankheit oder Behinderung verleugnet, führt Überforderung zu Streß.

Die Schritte der Neuanpassung an eine chronische Erkrankung oder Behinderung stellen den Betroffenen vor verschiedene Aufgaben, die es zu bewältigen gilt. Damit dies gelingen kann, sollten unterschiedliche Fertigkeiten aufgebaut werden.

Was angemessenen Umgang mit Krankheit und Behinderung erleichtert

- Sich informieren über die Krankheit oder Behinderung.
- Mit Einrichtungen der medizinischen Versorgung (Ärzten, Krankenhäusern ...) selbstsicher umgehen und eine kritische Auswahl treffen.
- Vertrauen zu sich selbst und zum Körper wiederfinden.
- Ein der persönlichen Lage angemessenes Maß an Schonung und Aktivität finden bzw. die eigene Belastbarkeit einschätzen lernen.
- Veränderungen herbeiführen, die in einem angemessenen Maß bei der Bewältigung des Alltags helfen.
- In angemessenem Maß Hilfen in Anspruch nehmen.
- Die Krankheit oder Behinderung als einen Teil der eigenen Person sehen, die aber weiterhin Vater oder Mutter, Ehemann oder Ehefrau, Kollege oder Kollegin, Freund oder Freundin ... ist.
- Trotz der Krankheit oder Behinderung erreichbare Lebensziele finden.
- Weiterhin Kontakte pflegen.
- Lebensfreude und -zufriedenheit erleben können, soweit dies eben möglich bleibt.

Allgemein läßt sich sagen, daß folgende Grundgedanken eine erfolgreiche Neuanpassung erleichtern:

Chronische Krankheit oder Behinderung bewältigen

- Das Vorliegen einer chronischen Krankheit oder Behinderung sagt nichts über den Wert eines Menschen aus!
- Krankheit oder Behinderung sind Teil der Person, nicht aber gleichzusetzen mit der Persönlichkeit!

■ Ein Mensch, der chronisch krank oder behindert ist, ist zwar in bestimmten Alltagsbereichen eingeschränkt, verfügt aber über eine Fülle anderer positiver Seiten!

■ Bei bestimmten Dingen Unterstützung zu benötigen, bedeutet nicht, anderen unterlegen zu sein. Wer wegen einer Krankheit oder Behinderung Hilfe braucht, kann anderen Menschen in bestimmten anderen Dingen überlegen sein!

■ Hilfe in Anspruch zu nehmen, heißt nicht gleichzeitig, von anderen abhängig zu sein!

■ Wenn ich, mehr als es notwendig ist, die Rolle als Kranker oder Behinderter annehme und in Passivität verfalle, bringe ich mich selbst ins Abseits!

Informiert sein

Wichtig ist es, über die neue Lebenslage genau informiert zu sein, denn Informationen ermöglichen es Ihnen: sich auf Ihre Lage einzustellen, Ihren Alltag angemessen zu gestalten, dem Arzt genaue Fragen zu stellen, Ihre Lebensplanung der Krankheit oder Behinderung anzupassen, zu sehen, was Sie trotz der Krankheit oder Behinderung auch weiterhin können, zu verstehen, was beim Arzt und Krankenhaus warum mit Ihnen geschieht, selbst geeignete Vorsichtsmaßnahmen zu ergreifen, anderen zu erklären, was es mit der Krankheit auf sich hat, sich um notwendige Hilfen und Unterstützung zu kümmern usw.

Bei der Suche nach Informationen sollte sorgfältig ausgewählt werden. Es eignen sich z.B. allgemeinverständliche Sachbücher, Informationsmaterialien von Selbsthilfeorganisationen, verschiedene Gesundheitssendungen im Rundfunk und Fernsehen. Als sachkundigen Gesprächspartner können Sie den Arzt heranziehen. Im Gespräch mit dem Arzt ist darauf zu achten, daß Sie verstehen, was er sagt. Oft ist es erforderlich, dazu weitere klärende Fragen zu stellen. Zweckmäßig ist es, sich auf ein solches Gespräch vorzubereiten. Dabei können Sie Ihre Fragen notieren und zum Gespräch mitnehmen. Das ist nicht peinlich, komisch oder unpassend. Es hilft, wenn Sie aufgeregt sind, nicht zu vergessen, was Sie klären wollten. Der Hausarzt kann bei der Suche nach einem geeigneten Facharzt oder einer Klinik behilflich sein. Informationen über finanzielle Unterstützung oder andere Hilfen (z.B. Geräte, Haushaltshilfe) bieten Kranken- und Rentenversicherer, Versorgungs- und Sozialämter. Über berufliche Möglichkeiten können Sie sich bei Rehastellen der Arbeitsämter sowie bei Rentenversicherern erkundigen.

Um Informationsquellen nutzen zu können, ist es notwendig, die Krankheit oder Behinderung so zu nehmen, wie sie ist. Lassen Sie sich dagegen in die Krankenrolle hineinfallen oder verstecken Sie Ihre Beeinträchtigungen, sind Sie in Gefahr, hilfreiche Informationen nicht oder unzureichend zu suchen. Auch ist es anderen (z.B. Angehörigen, dem Arzt, dem Sachbearbeiter bei der Krankenkasse) dann kaum möglich, wirklich weiterzuhelfen. Nur wenn Sie wissen, welche Einschränkungen bestehen und mit welchen Veränderungen Sie leben müssen, kann es gelingen, bei den zuständigen Stellen genau die passenden Informationen zu bekommen.

Umgang mit Einrichtungen medizinischer Versorgung

Sie sollten in jedem Fall im Umgang mit allen Einrichtungen der medizinischen Versorgung (Krankenhaus, Arzt, Psychotherapeut ...) Ihren Gestaltungsspielraum soweit wie möglich nutzen; dies beugt Gefühlen wie Hilflosigkeit und Ausgeliefertsein vor.

Wichtig ist ein Arzt, dem Sie vertrauen und mit dem Sie reden können, bei dem Sie sich gut aufgehoben fühlen, ohne sich zu sehr an ihn zu klammern. Der Arzt sollte deshalb sorgfältig ausgesucht werden. Sie sollten sich zunächst überlegen, welche Erwartungen Sie an ihn haben. Im Gespräch mit dem Arzt können Sie Ihre Vorstellungen äußern. Ein Arzt ist kein Hellseher, der ahnen könnte, was Ihre Erwartungen sind. Nur wenn Sie Ihre Vorstellungen mitteilen, hat er die Möglichkeit, Ihren Erwartungen entgegenzukommen. Wenn er Ihren Vorstellungen dann nicht entspricht, zögern Sie nicht, einen anderen Arzt aufzusuchen. Auch bei Aufenthalten im Krankenhaus oder in der Rehaklinik können Sie eigene Wünsche und Vorstellungen mitbringen.

Bei den verschiedensten Krankheiten stoßen Sie immer wieder auf neue Behandlungsmethoden. Selbstverständlich ist es sinnvoll, sich über Behandlungsmöglichkeiten zu informieren, nachzufragen, was es mit Gehörtem auf sich hat. Im Übermaß betrieben erschwert dies jedoch das Akzeptieren der Beeinträchtigungen. Es wird mehr Energie auf die Suche nach Behandlungsmöglichkeiten verwandt als darauf, das eigene Leben neu in den Griff zu bekommen. Manchmal klammert man sich mühsam auch an fragwürdigen Behandlungsmethoden fest. Oft hat man auch mit immer neuen Enttäuschungen zu kämpfen, weil es doch wieder nicht die richtige Therapie war. Bei jeder vorgeschlagenen Behandlungsmaßnahme ist es wichtig, zusammen mit dem Arzt Risiken und Nutzen zu prüfen.

Wenn störende Denkmuster blockieren

Streß bei chronischer Krankheit oder Behinderung kommt oft zustande durch störende Denkmuster und Selbstgespräche. Daher sollten sie unbedingt aufgespürt und verändert werden. Dazu dienen folgende Überlegungen, die zugleich Schritt für Schritt zu Neuanpassung führen, indem sie helfen, sich realistisch vorzustellen, wie das Leben mit einer Krankheit oder Behinderung aussehen kann.

Auf dem Weg zur Neuanpassung

- Mit welchen Einschränkungen muß ich jetzt leben?
- Welche Einschränkungen werden wahrscheinlich zu einem späteren Zeitpunkt noch eintreten?
- Was ändert sich für mich voraussichtlich im Beruf?
- Welche berufliche Aufgaben kann ich weiterhin erfüllen?
- Bei welchen Tätigkeiten in meinem Beruf benötige ich Hilfe?
- Welche beruflichen Tätigkeiten kann ich nicht mehr erfüllen?
- Gibt es Arbeitsplätze, die jetzt besser für mich geeignet sind?
- Möchte ich noch einen anderen Beruf erlernen, den ich mit meiner Krankheit oder Behinderung besser ausüben kann?
- Was möchte ich tun, wenn ich wegen meiner Krankheit oder Behinderung nicht mehr berufstätig sein kann?
- Was wird sich in der Familie verändern?
- Welche Pflichten in der Familie kann ich nicht mehr erfüllen?
- Bei welchen familiären Aufgaben benötige ich zukünftig Unterstützung?
- Woran wird sich in der Familie nichts ändern?
- Welchen Hausarbeiten kann ich nicht mehr nachkommen und bei welchen bin ich eingeschränkt?
- Welche Hilfen kann ich im Haushalt bekommen?
- Was kann ich selbst tun, um weiteren Verschlechterungen meines Gesundheitszustands vorzubeugen?
- Wieviel Schonung tut mir gut?
- Welche meiner Wünsche kann ich mir trotzdem erfüllen?
- Welche meiner Lebensziele kann ich weiterhin verfolgen?

- Welche Lebenspläne sollte ich verändern?
- Welche Freizeitbeschäftigungen kann ich weiterhin ausüben?
- Welche Freizeitmöglichkeiten gibt es, die für Menschen mit meiner Krankheit oder Behinderung geeignet sind?
- Welche Reisen bieten sich für Menschen mit meiner Krankheit oder Behinderung an?
- Welche meiner Urlaubspläne kann ich trotzdem noch verwirklichen?
- Wie finde ich notwendige Hilfen öffentlicher Einrichtungen?
- Welche Menschen in meinem privaten Umfeld werden mich unterstützen?
- Was kann ich meinen Mitmenschen trotz meiner Erkrankung oder Behinderung bieten?
- Wo finde ich andere Betroffene, mit denen ich mich austauschen kann?
- Welche Hilfsmittel gibt es, die es mir erleichtern, möglichst selbständig den Alltag (im Beruf, in der Freizeit ...) zu bewältigen?
- Wie möchte ich leben, wenn sich mein Zustand so verschlechtert, daß ich mehr als jetzt fremde Hilfe benötige?
- Wer könnte für mich sorgen, wenn sich mein Gesundheitszustand noch mehr verschlechtert?
- Wie kann ich meinen Mitmenschen helfen, mit meiner Krankheit oder Behinderung leichter umgehen zu können?

Selbstvertrauen aufbauen

Für die Neuanpassung ist es wichtig, sich als einen zwar in manchen Bereichen eingeschränkten, aber dennoch vollwertigen Menschen zu sehen, der ebenso wie andere Menschen Stärken und Schwächen hat. Sie benötigen ein Selbstbild, in dem positive und negative Seiten, bestehende Einschränkungen und bereits aufgebaute Fähigkeiten, damit umzugehen, ihren Platz haben. Die Krankheit oder Behinderung gehört zur Person, macht jedoch nicht die ganze Persönlichkeit aus. Obwohl jemand beispielsweise durch einen Unfall erblindet sein kann, muß sich dadurch nicht seine Persönlichkeit geändert haben. Er mag ein fürsorglicher Vater, ein humorvoller Freund, ein hilfsbereiter Nachbar und vieles mehr sein. Wichtig ist es, sich dies immer wieder klarzumachen. Nach dem Eintritt einer chronischen Erkrankung oder Behinderung gilt es, das Selbstwertgefühl wieder zu stärken, indem einseitig negatives Denken vermieden und nach positiven Seiten geforscht wird, um sie fest im Selbstbild zu installieren. Wichtig ist, sich deutlich vor Augen zu führen, daß positive Seiten trotz der Krankheit oder Behinderung fortbestehen und vielleicht sogar neue hinzugekommen sind. Auch gilt es zu lernen, den von der Krankheit oder Behinderung betroffenen Körperteil so zu akzeptieren, wie er jetzt ist.

Bei zuviel Schonung besteht kaum Gelegenheit zu erkennen, wozu der Körper noch in der Lage ist. Oft wird der Körper dann gesehen als: lahm, zu nichts mehr tauglich, nur schonungsbedürftig, zum alten Eisen gehörend. Solche Sichtweisen erschweren den Aufbau von Selbstvertrauen. Aber auch körperliche Überforderung kann Vertrauen in die Funktionstüchtigkeit des Körpers und seine Akzeptanz stören. Werden dem Körper im Übermaß Beanspruchungen zugemutet, stellen sich Beschwerden oder vielleicht sogar weitergehende Gesundheitsschäden ein. Diese können wiederum Anlaß dafür sein, den Körper in seinem gegenwärtigen Zustand weniger zu akzeptieren, seiner Funktionstüchtigkeit nicht mehr zu trauen oder sich minderwertig zu fühlen.

Es sollten zusammen mit dem behandelnden Arzt und anderen Fachleuten (z.B. Krankengymnasten, medizinischen Bademeistern) die dem Gesundheitszustand entsprechenden Belastungsgrenzen festgestellt werden; zugleich gilt es aber auch, ein angemessenes Maß an körperlicher Anstrengung festzulegen. Spezielle Angebote im sportlichen Bereich für bestimmte Einschränkungen der Belastbarkeit oder Beweglichkeit (z.B. Herz- oder Seniorensportgruppe, Seniorentanz) sollten genutzt werden.

Krankheit als Herausforderung

Manche Erkrankung können Sie betrachten als ein Warnsignal oder einen Hilfeschrei des Körpers, der darauf aufmerksam macht, daß Sie sich zuviel zumuten und sich in schädlichem Dauerstreß befinden. So gesehen kann eine Erkrankung dazu veranlassen, Veränderungen vorzunehmen. So mag es beispielsweise sein, daß jemand, der einen Herzinfarkt erlitten hat, erkennt, daß er: seinen ständigen Zeitdruck durch einen andauernd überladenen Terminkalender abbauen sollte, sein Streben, alles 150prozentig erledigen zu müssen, des Guten zuviel ist und er sich mehr Erholung gönnen sollte.

Manchmal ergeben sich Entlastungen durch eine Krankheit: von Verpflichtungen befreit werden, von anderen mehr Zuwendung und Unterstützung erhalten, sich unter Berufung auf eine Krankheit mehr Erholung gönnen, Gefühle zeigen, Forderungen anderer ablehnen, Arbeiten mal bis zum nächsten Tag liegenlassen, öfter mal eine Pause einlegen und so weiter. Diese positiven Folgen einer Krankheit können als Krankheitsgewinn bezeichnet werden. Indem Sie überlegen, was der Körper Ihnen mit dem Auftreten einer Krankheit zeigen will, erhalten Sie vielleicht Anhaltspunkte dafür, was Sie zukünftig beachten sollten.

Gelingt es, eine Erkrankung als Herausforderung zu sehen,

fällt es leichter, auch mit einer schweren Krankheit zukünftig ein zufriedeneres Leben zu führen. Dies gilt besonders dann, wenn Sie im Laufe der Neuanpassung feststellen können, daß Sie durch eine Erkrankung nicht nur Einschränkungen in Kauf zu nehmen haben, sondern auch manches neu erlernen können (z.B. eigene Wünsche mehr verwirklichen, neuen Hobbys nachgehen, Menschen finden, mit denen Sie über Sorgen sprechen können).

Inwieweit verschiedene Behinderungen eine Herausforderung sein können, eine positive Lebensphilosophie zu entwickeln, ist von den besonderen Umständen des Einzelfalles abhängig.

Hilflosigkeit überwinden

Nicht zu stark ausgeprägte Hilflosigkeitsgefühle haben positive Funktionen. Sie zeigen, daß man mit etwas nicht zurechtkommt, veranlassen dazu, sich Hilfe zu suchen, und stellen dafür die notwendige Energie bereit. Auch zeigen sie anderen, daß man vorübergehend Hilfe braucht. So wird klarer, daß dieses Gefühl keineswegs dazu veranlaßt, in eines der beiden Extreme zu gleiten: a) nichts selbst zu können und bei allem der Unterstützung durch andere zu bedürfen, womit Verantwortung für sich und das eigene Leben anderen übertragen wird; oder b) alles selbst können zu müssen und keine Hilfe von anderen in Anspruch nehmen zu dürfen; sich helfen zu lassen wird gesehen als ein Zeichen von Schwäche oder als Beweis für die eigene Unfähigkeit. Beide Extreme können sich abwechseln, z.B. dann, wenn jemand feststellt, daß er dem Anspruch, alles selbst können zu müssen, nicht gerecht wird, und daraus den Schluß zieht, unfähig und auf andere angewiesen zu sein.

Indem Sie lernen, eigenverantwortlich zu denken und zu handeln, umgehen Sie die beiden Extreme.

Eigenverantwortliches Denken und Handeln

- Erkennen Sie, wie Sie das, was Ihnen täglich begegnet, selbst und mit Hilfe anderer günstig beeinflussen können!
- Nutzen Sie eigenes Wissen und vorhandene Fähigkeiten bei der Bewältigung alltäglicher Angelegenheiten!
- Entscheiden Sie selbst, bei welchen Angelegenheiten Sie in welchem Maß welchen anderen Menschen Verantwortung für sich übertragen wollen!
- Erkennen Sie, wobei Sie Hilfe brauchen!
- Entscheiden Sie, welche Art der Unterstützung durch andere Ihnen zu einem bestimmten Zeitpunkt bei einer bestimmten Angelegenheit am besten weiterhilft!
- Suchen Sie geeignete Hilfen und nehmen Sie diese an, ohne dadurch an Selbstwert zu verlieren!
- Erweitern Sie mit der Hilfe anderer Ihr Wissen über einzelne Angelegenheiten oder Sachverhalte und bauen Sie neue Fertigkeiten auf!

Eigenverantwortung bedeutet also, je nach Lage der Dinge entscheiden zu können, was Sie in welchem Maß selbst tun können und wollen, und wobei Sie sich in welchem Maß helfen lassen sollten oder wollen.

Wer dazu neigt, Verantwortung im Übermaß abzugeben, sollte sich vor Augen führen, bei wem die Verantwortung wirklich liegt.

Verantwortung für sich und das eigene Leben klären
- Welchen triftigen Grund sollten andere haben, sich mehr als ich selbst für mich verantwortlich zu fühlen?
- Welchen triftigen Grund gibt es dafür, daß ich weniger Verantwortung für mich selbst übernehme, als ich anderen übertrage?
- Welchen triftigen Grund habe ich, anzunehmen, daß sich die Umstände zum Positiven verändern, ohne daß ich selbst etwas dazu beitrage?
- Warum sollten sich andere mehr um mein als um ihr eigenes Wohl sorgen?
- Wer ist in erster Linie für mich verantwortlich?
- Wer sollte bereit sein, mehr für mein Wohlbefinden zu sorgen als ich selbst?

Verantwortung übernehmen bedeutet nicht, sich selbst die Schuld daran zu geben, daß Streß droht oder bereits besteht. Auch ist es nicht das Ziel, in der Vergangenheit herumzuwühlen, um Schuldige dafür zu finden, daß Sie in einer schwierigen Situation sind. Der Blick zurück mit der Frage: Welchen Anteil habe ich selbst daran, daß ich mich jetzt in dieser Lage befinde? ist nur dann sinnvoll und hilfreich, wenn er dazu dient, aus Fehlern zu lernen und Ansatzpunkte aufzuzeigen, wie Sie eigenverantwortlich aktiv werden können, um Ihre Lage zu verbessern.

Verantwortung übernehmen mildert Hilflosigkeit

Hilflosigkeitsgefühle entstehen oft, wenn jemand meint, an dem, was stört oder gar quält, nichts ändern zu können. Zwar gibt es Schicksalsschläge (chronische Erkrankungen, Verlust des Partners ...), dennoch unterliegt es Ihrem Einfluß, wie Sie damit umgehen. Wenn zuviel Verantwortung für sich

und das eigene Leben abgegeben wird, verstärken sich Hilflosigkeitsgefühle.

Für viele Menschen ist Verantwortung gleichbedeutend mit
Belastung. Hilfreich ist jedoch eine Sicht, in der Verantwortung
als Chance gesehen wird, als Chance, Einfluß zu nehmen und so
aktiv positive Veränderungen zu erreichen. Verantwortung zu
übernehmen, kann kurzfristig anstrengend sein: beispielsweise
dann, wenn es gilt, sich Problemen zu stellen, Beziehungen zu
Mitmenschen zu klären, Informationen zu suchen, die helfen,
mit einer Krankheit besser zu leben, nach der Trennung von
einem Partner dem eigenen Leben wieder Sinn zu geben. Wenn
Sie zuviel Verantwortung für sich anderen übertragen, ist das
vielleicht kurzfristig einfacher, weniger anstrengend oder auch
bequemer. Auf Dauer bringt dies jedoch mit Sicherheit mehr
Anstrengung und Hilflosigkeitsgefühle mit sich als die Übernahme von Verantwortung.

 Prüfen, ob Verantwortung eine Chance darstellt

■ Habe ich schon einmal erlebt, daß ich mich weniger hilflos
  gefühlt habe, wenn ich mehr Verantwortung selbst übernommen habe?

■ Gab es schon Situationen, in denen es zunächst anstrengend
  war, mehr Verantwortung selbst zu übernehmen, ich aber auf
  längere Sicht gerade dadurch Positives für mich erreicht
  habe?

■ Kenne ich Situationen in meinem Leben, in denen ich mich
  hilflos gefühlt habe, weil ich zuviel Verantwortung an andere
  abgegeben habe?

■ Habe ich schon erlebt, daß ich Verantwortung abgegeben
  habe, weil mir dies zunächst einfacher erschien, dies aber später bereut habe?

Um herauszufinden, ob es zweckmäßig ist, Verantwortung für sich abzugeben oder mehr Verantwortung selbst zu übernehmen, können die Vor- und Nachteile jeweils in einer Analyse der Vor- und Nachteile abgewogen werden.

Verantwortung teilweise abgeben

Verantwortung für sich selbst zu übernehmen, bedeutet nicht, anderen den Rücken zu kehren, sich für alles nur noch alleine verantwortlich zu fühlen und nützliche Hilfen und Unterstützung auszuschlagen. Im Miteinander mit anderen sollten Sie bewußt entscheiden, welche Verantwortung Sie übernehmen können und welche Verantwortung Sie wem übertragen möchten.

Welche Verantwortlichkeiten abgeben?
- Wo ist es sinnlos, daß ich mich verantwortlich fühle, weil andere Menschen den Lauf der Dinge kontrollieren?
- Wo ist es tatsächlich, auch auf längere Sicht, vorteilhaft, anderen Verantwortung zu übertragen?
- Welchen Menschen möchte ich bei welcher Gelegenheit in welchem Maß Verantwortung übergeben?

Geschieht das Abgeben von Verantwortung bewußt, beugt dies Hilflosigkeitsgefühlen vor, weil Sie trotz Verantwortungsabgabe die Fäden in der Hand behalten. Sie übergeben lediglich bestimmte Aufgaben in bestimmtem Maß an andere, weil es ihnen sinnvoll, hilfreich oder notwendig erscheint. So verfallen Sie nicht in Passivität und lassen sich nicht vom Lauf der Dinge und vom Tun anderer überrollen. Statt dessen gestalten Sie aktiv mit und nutzen sinnvoll Hilfen, ohne sich auszuliefern. Verantwortung, die Sie anderen in einem Moment bewußt übertragen haben, können Sie ihnen ebenso bewußt wieder entziehen; dies beispielsweise dann, wenn Sie Fertigkeiten erlernt haben, die es erlauben, selbst mehr Einfluß zu nehmen, Sie genug Informationen haben, um bei einer Sache selbst aktiv zu werden, sich Ihr Gesundheitszustand gebessert hat, so daß Sie sich um Ihre Angelegenheiten wieder mehr selbst kümmern können.

Sich Fähigkeiten bewußt machen

Besonders, wenn Hilflosigkeit über längere Zeit bestand und Verantwortung für sich selbst fast gewohnheitsmäßig an andere abgegeben wurde, ist zu beobachten, daß eigene Fähigkeiten unterschätzt werden. Dies führt zu Hilflosigkeitserleben, weil nicht mehr erkannt wird, was selbst getan werden kann. Auch stellen sich Hilflosigkeit fördernde Denkmuster ein (z.B.: Ich kann nichts! Andere können alles besser!).

 Welche Fähigkeiten habe ich?
- Was gelingt mir meist in meinem Alltag?
- Was habe ich in meinem bisherigen Leben schon geschafft?
- Welche schwierigen Situationen oder Lebenslagen habe ich in meinem bisherigen Leben bewältigt?
- Was habe ich geschafft, obwohl ich vorher dachte, daß ich es nicht hinkriegen würde?
- Mit welchen Themen oder Sachverhalten kenne ich mich aus?

Notieren Sie Ihre Antworten in einer «Fähigkeitenliste». Um diese immer mehr zu erweitern, sollten Sie täglich auf das achten, was Sie schaffen, und dabei auch vermeintliche Kleinigkeiten nicht aus dem Blick verlieren.

Eine «Fähigkeitenliste»

- Lesen
- mich freuen
- mit einem Blutdruckmeßgerät umgehen
- bei politischen Diskussionen mitreden
- schwimmen
- öfter als früher meine Meinung gegenüber meinen Eltern vertreten
- meinem Arzt wichtige Fragen stellen
- bei einer Selbsthilfegruppe mitmachen
- mich bei der Krankenkasse über Hilfen der Pflegeversicherung für meine Mutter informieren
- Straßenschilder und -karten lesen
- kochen
- mit Diabetes ein zufriedenes Leben führen
- fremde Menschen öfter mal ansprechen
- beim Fußball manchmal Tore schießen
- mit Kunden erfolgreiche Verkaufsgespräche führen
- meinen Kindern Geschichten erzählen
- Geschenke hübsch verpacken
- Pflanzen pflegen
- mir notwendige Hilfen holen
- Freunden Tips für ihre Partnerschaft geben
- Genüsse erkennen
- surfen
- Kontoauszüge sortieren

Mit eingeschränkten Fähigkeiten umgehen

Schauen wir uns zunächst einen Bruchteil der Fülle all dessen an, mit dem die meisten im Alltag zu tun haben: Säuglingspflege, Kindererziehung, Haushalt, Gartengestaltung und

Gartenpflege, Umweltschutz, Kredite und Geldanlagen, Miet-
und Steuerrecht, Wohnungsgestaltung, Straßenverkehrsord-
nung, öffentliche Verkehrsmittel, Versicherungen, Gesprächs-
führung, Telekommunikation, Mode, Körperpflege, Kosmetik,
Verletzungen, Behinderungen und Erkrankungen, Medikamente und unterschiedliche Einrichtungen medizinischer Versorgung, Tod, Gefühle, Kontakte zu anderen, Fremdsprachen,
Sitten und Bräuche anderer Kulturen, Sexualität, Kultur, Sport,
Politik, Medien, handwerkliche Tätigkeiten, Elektrizität, Partnerschaft und Ehe, Vereine, Tierhaltung, Glaubensfragen ... Obwohl nur einige Beispiele genannt sind, wird deutlich, daß der
Anspruch, sich mit allem auskennen und alles beherrschen zu
müssen, jeden maßlos überfordern würde. Niemand kann auf
allen Gebieten Fachmann sein bzw. über ausreichendes Wissen
und ausreichende Fähigkeiten verfügen. Jeder braucht also zu
bestimmten Zeiten bei bestimmten Dingen Hilfe.

Wichtig ist es, mit dem, was nicht gelingt, und mit einem
Mangel an Wissen über bestimmte Sachverhalte angemessen
umzugehen. Das ist leichter, wenn Sie sich im klaren darüber
sind, welches Wissen und welche Fähigkeiten Sie haben. Dafür
ist ausgewogenes Denken wichtig, in dem sowohl vorhandene
Fähigkeiten und verfügbares Wissen als auch Mängel Platz haben. Sehen Sie nur das, was Sie nicht können und nicht wissen,
fühlen Sie sich hilflos und unfähig. Deshalb ist es erforderlich,
sich vorhandene Fähigkeiten vor Augen zu führen. Dabei hilft
die Fähigkeitenliste.

Manches, was Sie nicht beherrschen, haben Sie nie gelernt
oder regelmäßig anderen übertragen, so daß Sie nicht mehr beurteilen können, ob Sie es wirklich nicht schaffen. Möglicherweise haben Sie nie versucht, dieses oder jenes selbst zu tun.
Vielfach lohnt es sich deshalb, zunächst zu überprüfen, ob Sie zu

Hilflosigkeitsgedanken überprüfen

Hilflosigkeitsgedanken	*Übungen zur Überprüfung*
Ich bin handwerklich total unbegabt!	Versuchen, einen Nagel in die Wand zu schlagen.
Ich kann politischen Diskussionen nicht folgen!	Im Fernsehen fünf Minuten lang bei einer politischen Diskussion zuhören und dem Partner erzählen, worüber gesprochen wurde.
Ich kann niemanden um Hilfe bitten!	Einen Passanten fragen, wo sich das nächste Postamt befindet.
Ich weiß nichts über Brustkrebs!	Alles, was einem zum Thema «Brustkrebs» einfällt, notieren oder einer anderen Person erzählen.
Ich kann keinen Ärger offen zeigen!	Laut über etwas (das trübe Wetter, die komplizierte Steuererklärung) schimpfen.
Ich schaffe es nicht, mich länger in der Nähe eines fremden Menschen aufzuhalten!	In der Eisdiele einen Tisch aussuchen, an dem eine Person sitzt, sie fragen, ob ein Platz frei ist, und eine halbe Stunde verweilen.
Ich kann keinen Zugfahrplan lesen!	Am Bahnhof auf dem Fahrplan herausfinden, wann werktags Züge nach München abfahren und wann sonntags Züge aus Bonn ankommen.

etwas nicht in der Lage sind oder sich mit etwas nicht auskennen. Dazu sollten Sie notieren, was Sie erproben können, um die Wirklichkeit zu testen.

Für das, was Sie tatsächlich nicht können, gilt es zu prüfen, ob es sich lohnt, es zu erlernen. Zeigt sich, daß es nützlich ist, bestimmte Fähigkeiten neu zu erwerben, ist im nächsten Schritt eine genaue Zielklärung erforderlich. Wichtig ist es dabei, angemessene Ziele zu finden. Denn bei überhöhten Ansprüchen besteht die Gefahr, daß Sie Ziele nicht erreichen und sich das Hilflosigkeitserleben noch verstärkt. Besonders dann, wenn Sie anspruchsvolle Fähigkeiten erlernen möchten, gilt es zu bedenken, daß dies nur schrittweise möglich ist.

 Planen, neue Fertigkeiten zu lernen
- Was genau möchte ich lernen?
- Was kann und weiß ich bereits, was mir hilft, das Ziel zu erreichen?
- Welche Hilfen benötige ich bei meinem Vorhaben?
- Wo kann ich mich darüber informieren, welche Hilfen es gibt?
- Wer kann mir helfen, mein Ziel zu erreichen?
- In welche Teilziele sollte ich das, was ich lernen möchte, unterteilen?

Stellt sich bei der Planung heraus, daß ein Ziel zu hoch gesteckt ist, sollte es so verändert werden, daß es für Sie doch erreichbar ist.

Hilfe suchen und annehmen

Besonders für Menschen, die sich oft oder über lange Zeit hilflos fühlen, ist es wichtig, sich die folgenden Grundgedanken immer wieder vor Augen zu führen.

Hilfe annehmen

- Jeder Mensch braucht bei bestimmten Dingen Hilfe!
- Bei manchem brauche ich Hilfe, bei anderem kann ich anderen Menschen weiterhelfen!
- Sich helfen lassen zu können, gehört zu einem gesunden Selbstvertrauen!
- Um Hilfe bitten heißt nicht, schwach und unfähig zu sein!
- Wer seine Schwächen zugibt, ist stark!

Weder zuviel Hilfe noch zuwenig Hilfe bringt einen weiter. Wichtig ist, sich in passendem Maß helfen zu lassen. Um dieses Maß zu finden, sollten Sie sich zunächst darüber im klaren sein, welche Hilfen Sie auswählen können. Sie können: mit der Hilfe anderer Ihr Wissen über bestimmte Sachverhalte erweitern; neue Fähigkeiten aufbauen; Dinge, die Sie selbst zwar tun könnten, aber nicht tun wollen, von anderen erledigen lassen; Dinge anderen übertragen, die Sie nicht erlernen möchten; andere bitten, einfach nur bei Ihnen zu sein. Um die Hilfe zu finden, die gerade jetzt bei einer bestimmten Sache die beste ist, können folgende Fragen beantwortet werden.

Geeignete Hilfe suchen
(X = die Sache, bei der Sie Hilfe brauchen)

- Was genau weiß ich selbst zu diesem Zeitpunkt über X?
- Was genau möchte ich jetzt von anderen über X erfahren?
- Wo kann ich mich darüber informieren, wer mir das, was ich über X wissen möchte, sagen kann?
- Was genau kann und will ich jetzt selbst tun, um X zu bewältigen?
- Was genau kann und will ich jetzt lernen, damit ich mit X besser umgehen kann?

■ Wo kann ich mich jetzt darüber informieren, wo ich genau diese Fertigkeiten erlernen kann?

■ Wer kann mir jetzt am besten helfen zu lernen, was ich lernen möchte?

■ Was genau kann oder will ich jetzt bei X nicht selbst tun?

■ Was genau sollten andere jetzt für mich bei X erledigen? – Wen kenne ich, der dies bei X übernehmen könnte?

■ Wobei genau wünsche ich mir jetzt jemanden, der einfach nur bei mir ist? – Wen möchte ich gegenwärtig bei X bei mir haben?

Bei Angelegenheiten, mit denen Sie längere Zeit oder im Laufe der Zeit immer wieder zu tun haben, sollten Sie von Zeit zu Zeit neu prüfen, ob einmal gewählte Hilfen später noch geeignet sind. Denn es kann z.B. sein, daß: Sie mehr selbst versuchen möchten, wenn Sie neues Wissen erworben oder Ihre Fertigkeiten erweitert haben; Sie Dinge, die Sie zunächst selbst erledigt haben, anderen übertragen möchten, weil Sie sich zuviel zugemutet haben; sich die Situation, für die Sie die Fragen geklärt hatten, im Laufe der Zeit so verändert, daß Sie mehr oder weniger Unterstützung benötigen.

Bei genauer Klärung passender Hilfe sehen Sie sowohl das, was Sie können, als auch das, wobei andere Ihnen helfen sollten. So gelangen Sie zu einer ausgewogenen Sicht, in der sowohl eigene Fähigkeiten als auch geeignete Hilfen Platz haben. Falls störende Denkmuster und Selbstgespräche es erschweren, geeignete Hilfen zu suchen und diese anzunehmen, sollten sie verändert werden.

Auch bietet es sich an, aufzulisten, welche Person Sie genau um welche Hilfe bitten möchten. Zusätzlich ist zu vermerken, wie schwer dies fällt. Der Schwierigkeitsgrad ist einzustufen, indem der Bitte um Hilfe, die am schwierigsten ist, die Zahl 100 und der Bitte um Hilfe, die am leichtesten fällt, die Zahl 10 zugeordnet wird. Die aufgelisteten Situationen dienen zur Vorbereitung in Gedanken oder Rollenspielen. In Phantasien und Rollenspielen sollte die reale Situation so genau wie möglich geübt werden. So haben Sie Gelegenheit, verschiedene Möglichkeiten auszuprobieren, wie Sie jemanden um Hilfe bitten können, denkbare Reaktionen eines Gegenübers zu überlegen und eigene Reaktionen darauf zu erproben; dabei sollten verschiedene denkbare Abläufe durchgespielt werden.

Einflußmöglichkeiten erkennen, nutzen und erweitern

Hilflosigkeit kann dadurch entstehen, daß man sich über den eigenen Einfluß nicht im klaren ist. Zur Klärung können Sie einzelne Situationen, in denen Sie sich momentan hilflos fühlen, genauer anschauen. Am besten geschieht dies schriftlich. Jede Situation setzt sich aus unterschiedlichen Bedingungen zusammen. Manche von ihnen unterliegen dem eigenen Einfluß, andere sind hinzunehmen. Für jede Situation können diese Bedingungen unterschieden werden. So zeigt sich, wo Sie mehr Einfluß nehmen können.

Einflußmöglichkeiten überprüfen
- Bei welchen Gelegenheiten habe ich heute ausreichend Verantwortung für mich selbst übernommen?
- Wobei hätte ich heute mehr Verantwortung für mich selbst übernehmen können?
- Welche triftigen Gründe gab es heute dafür, daß ich es bei bestimmten Gelegenheiten unterlassen habe, mehr Verantwortung für mich zu übernehmen?

- Bei welchen Gelegenheiten war es heute sinnvoll, Verantwortung abzugeben?
- Was hätte ich heute anders machen können, um mehr Einfluß zu nehmen?
- Welche zusätzlichen Informationen, Fertigkeiten usw. haben mir heute gefehlt, um mehr Verantwortung selbst tragen zu können?
- Was habe ich in anderen Situationen bei vergleichbaren Bedingungen unternommen, um selbst Einfluß zu nehmen? – Hätte mir dies heute auch helfen können?

So fällt es leichter, eigene Einflußmöglichkeiten besser zu erkennen, Wege zu finden, mehr Verantwortung selbst zu übernehmen oder in angemessenem Maß Verantwortung abzugeben und Hilfe zu suchen.

Hilfloses Verhalten als Einflußmöglichkeit

Es kommt vor, daß Menschen einerseits unter ihrer Hilflosigkeit leiden, andererseits aber auch Vorteile durch ihre Hilflosigkeit zu haben scheinen. Solche Vorteile können beispielsweise sein: mehr Aufmerksamkeit und Zuwendung von anderen, selteneres Alleinsein, mehr Unterstützung bei alltäglichen Pflichten oder Befreiung von diesen.

Hilflosigkeit zu überwinden und selbständiger zu werden, ist dann oft in Gedanken mit der Gefahr verbunden, Vorteile zu verlieren. Solche Gedanken stören den Aufbau von mehr Selbständigkeit. Um dem zu begegnen, ist es notwendig, Vor- und Nachteile von mehr Eigenverantwortung zunächst genau abzuwägen und aufzuschreiben. Die vermutete Gefahr, daß Beziehungen dadurch vielleicht lockerer werden, Unterstützung, Zuwendung und Aufmerksamkeit von anderen weniger werden könnten usw., gehören zu den Nachteilen. Ergibt sich, daß es sich lohnt, die eigene Hilflosigkeit zu mildern, sollte das Ergebnis der Analyse regelmäßig durchgelesen werden, wenn auf dem Weg zum Ziel neuerlich Verunsicherung zustande kommt, weil der eingeschlagene Weg vielleicht doch zu gefährlich erscheint.

Hilfreich ist es auch, die ängstigenden Gedanken zu überprüfen. Es bietet sich an, in kleinen Schritten Tests durchzuführen.

Sinnvolle Tests

- Alleine zum Arzt fahren, um zu sehen, ob sich die Kinder dann nicht mehr für Ihren Gesundheitszustand interessieren und wirklich noch seltener mit Ihnen reden;
- den Großeinkauf alleine erledigen, um festzustellen, ob der Partner dann tatsächlich länger im Büro bleibt und Ihnen im Haushalt in der nächsten Zeit nicht mehr zur Hand geht;
- Probleme, die Sie am Arbeitsplatz hatten, statt mit dem Partner mit einem Freund besprechen, um festzustellen, ob der Partner dann kein Interesse mehr an Ihren beruflichen Angelegenheiten zeigt.

Über einen längeren Zeitraum (z.B. zwei Wochen) sollte bei unterschiedlichen Gelegenheiten mehr Selbständigkeit gezeigt und beobachtet werden, was mit den Beziehungen zu anderen geschieht. Häufig läßt sich dabei die Erfahrung machen, daß sich die ursprünglichen Befürchtungen nicht bestätigen. Dies auch deshalb, weil andere Gemeinsamkeiten neu entstehen. Vielleicht stimmt es, daß der Partner, wenn er beim Einkaufen nicht mehr als Begleiter zur Verfügung zu stehen braucht, Überstunden macht. Es mag aber sein, daß er bereit ist, sich an einem anderen Tag mal früher frei zu nehmen, um mit Ihnen an einen Badesee zu gehen. Vielleicht reden die Kinder tatsächlich seltener über Ihre Krankheit mit Ihnen, wenn Sie weniger auf ihre Hilfe zurückgreifen. Möglicherweise bieten sie aber andere Gesprächsthemen an, indem sie z.B.: mehr von ihren Freunden erzählen; Ihren Rat einholen, wie die nächste Fete am besten geplant werden könnte; öfter mal danach fragen, was Sie mit Ihren Freunden unternehmen. Solche Erfahrungen helfen, die Befürchtung abzulegen, bei mehr Selbständigkeit von anderen verlassen oder an die Seite gestellt zu werden. Auch können Sie bei weniger Hilflosigkeit ganz neue Anlässe für Gemeinsamkeiten finden und vereinbaren.

Sollten Sie jedoch bei Ihrer Überprüfung zu dem Ergebnis kommen, daß Ihre Hilflosigkeit der einzige Grund dafür ist, daß sich andere mit Ihnen befassen, ist es geboten zu prüfen, ob Sie sich zukünftig gerade auf Beziehungen zu diesen Menschen beschränken wollen.

Für sich selbst mehr Verantwortung zu übernehmen, hat nichts damit zu tun, isoliert zu sein, sich nicht mehr bei anderen anlehnen oder auch mal ausweinen zu dürfen. Denn niemand möchte wirklich auf Dauer ohne Bindung an seine Mitmenschen leben, ohne Hilfe und Unterstützung auskommen oder auf Zuwendung und Anteilnahme verzichten.

Kontrollbedürfnis verringern

Ein gesundes Kontrollbedürfnis hilft den Alltag zu bewältigen: Es macht darauf aufmerksam, daß Risiken bestehen. Über Reaktionen des Körpers stellt es Energie zur Verfügung. Es treibt an, mit Hilfe dieser Energie etwas zu unternehmen, um den Risiken zu begegnen.

Sind Kontrollbedürfnisse übertrieben, entsteht Streß. Das

Leben und jeder einzelne Tag scheinen von Risiken, die es auszuschalten gilt, übersät zu sein. Immer mehr und ausgefeiltere
Absicherungen scheinen notwendig zu werden, um diesen Risiken zu begegnen. Menschen mit übertriebenem Kontrollbedürfnis versuchen, jedwedes Risiko auszuschließen, alles im
Griff zu haben, sich für alles verantwortlich zu fühlen und absolute Sicherheit zu erreichen. Damit verlangen sie schier Unmögliches von sich und stehen deshalb ständig unter erheblichem
Druck.

Daß es trotz aller Bemühungen nicht gelingt, auf alles optimal vorbereitet zu sein, alles im Griff zu haben, keinen Schaden
zu nehmen usw., führt bei Menschen mit übertriebenem Kontrollbedürfnis meist dazu, daß sie sich immer noch mehr an-
strengen, um wenigstens in der Zukunft noch besser gewappnet
zu sein oder die Dinge selbst noch mehr im Griff zu haben. Mit
solchen, meist übertriebenen Ansprüchen ist ein Scheitern bereits vorprogrammiert. Denn es wird dabei z.B. vergessen: daß
die Streßbelastung immer mehr zunimmt, neue Risiken aufkommen, nicht alles beeinflußbar ist, andere Menschen eigene
Vorstellungen haben. Ein Teufelskreis kommt in Gang.

**Risiken klären, die sich durch ein Übermaß an Kontrolle
ergeben (X = der Bereich, in dem Kontrolle ausgeübt wird)**

- Wo gehe ich welche anderen Risiken gerade deshalb ein, weil
  ich bei X im Übermaß Kontrolle ausübe (bei meiner Gesundheit, in der Partnerschaft, bei meinen Hobbys, im Beruf ...)?
- Welche Risiken gehe ich ein, wenn ich andere wichtige Dinge
  (z.B. in der Familie, in der Freizeit, für meine Gesundheit ...)
  nicht tun kann, weil ich bei X zuviel Kontrolle ausübe?
- Auf welche angenehmen Dinge verzichte ich oft, weil ich bei
  X zuviel Kontrolle ausübe?

- Welche Gefühle schlucke ich dauernd herunter, weil ich bei X übermäßig Kontrolle ausübe?
- Mit welchen anderen Menschen bekomme ich oft Ärger, weil ich bei X zuviel Kontrolle ausübe?
- Welche Risiken gehen andere Menschen ein, die bei X ein zu starkes Kontrollbedürfnis haben?
- Welche triftigen Gründe habe ich, Risiken dadurch in Kauf zu nehmen, daß ich bei X ein Übermaß an Kontrolle ausübe?

Bei übertriebenem Kontrollbedürfnis wird zumeist vergessen, daß es keine absolute Kontrolle gibt. Um sich darüber klarer zu werden, sollten folgende Grundsätze bedacht werden.

Einem übertriebenen Kontrollbedürfnis begegnen

- Egal, wie sehr man sich bemüht, absolute Sicherheit gibt es nicht!
- Egal, wie stark man sich anstrengt, es läßt sich nicht jedes Risiko ausschalten!
- Es gibt größere und kleinere, wichtigere und unwichtigere Risiken!
- Es ist unmöglich, auf alle Eventualitäten des Lebens vorbereitet und für sie gewappnet zu sein!
- Alles im Griff haben zu wollen, bringt für jeden eine erhebliche Überforderung mit sich!
- Andere Menschen haben das Recht, eigenständig zu denken und zu handeln, daher ist es unmöglich, sie im Griff zu haben!
- Es gibt Ereignisse im Leben, auf die man keinen Einfluß hat!
- Es gibt Gutes und Schlechtes in der Welt!
- Man sollte das Schicksal nicht herausfordern, aber man kann es auch nicht ausschalten!

Menschen mit übertriebenem Kontrollbedürfnis sollten ihre Grundannahmen über die Schlechtigkeit der Welt und anderer Menschen überprüfen. Wichtig ist es, die einseitige in eine ausgewogene Sicht zu überführen.

Die «Schlechtigkeit» der Welt/der Menschen überprüfen

- Bei welchen Gelegenheiten habe ich bisher Menschen in meinem Umfeld vertrauen können?
- Bei welchen Menschen habe ich bisher die Erfahrung gemacht, daß sie mir gut gesonnen sind?
- Welche angenehmen und nützlichen Dinge hat das Leben bisher für mich bereitgehalten?
- Welche angenehmen und nützlichen Dinge sind bisher in meinem Leben geschehen, ohne daß ich darum kämpfen mußte?
- Aus welchen triftigen Gründen sind andere Menschen in dieser Welt nicht dauernd auf der Hut? – Welche dieser Gründe könnten bei mir auch zutreffen?
- Aus welchen triftigen Gründen sollte ich annehmen, daß die Welt, in der es Gutes und Schlechtes gibt, für mich nur das Schlechte bereithält?

Bei der Betrachtung der Wirklichkeit sollte auch geklärt werden, welchen Einfluß Sie tatsächlich auf den Lauf der Dinge haben. Dazu sind folgende Fragen zu beantworten: Was kann im Leben eines Menschen geschehen, auf das er trotz größter Anstrengung keinerlei Einfluß hat? Welche Dinge unterliegen z.T. meinem Einfluß und z.T. anderen Einflüssen? Was kann es im Leben eines Menschen geben, das nur durch ihn selbst zu beeinflussen ist? Die Antworten sollten notiert werden, um sie sich immer wieder vor Augen führen zu können. So gelingt es leichter, frühzeitig zu erkennen, wo Sie übermäßig Kontrolle ausüben. Wahrscheinlich werden sich die meisten Antworten bei der zweiten Frage finden. Denn es gibt nur wenige Dinge, auf die Sie entweder keinerlei Einfluß haben oder die nur Sie alleine – unabhängig von anderen Menschen und äußeren Umständen – beeinflussen können.

Ein richtiges Maß an Kontrolle finden

Beim Abbau eines übertriebenen Kontrollbedürfnisses ist es wichtig, schrittweise vorzugehen und einzelne Bereiche nacheinander zu verändern.

Um zu klären, ob es sich bei einer bestimmten Sache lohnt, wie bisher Kontrolle auszuüben, ist es hilfreich, eine Analyse der Vor- und Nachteile für dieses Maß an Kontrolle durchzuführen. Das Maß, in dem Kontrolle tatsächlich hilfreich ist, läßt sich finden, indem z.B. folgende Fragen für eine bestimmte Sache beantwortet werden.

Ein angemessenes Maß an Kontrolle finden
(X = die Sache, bei der im Übermaß Kontrolle ausgeübt wird)
- Welche Sicherheit kann ich unter Berücksichtigung meiner Voraussetzungen (Fähigkeiten, Wissen über etwas, verfügbare Unterstützung durch andere ...) bei X tatsächlich genau erreichen?
- Welche Risiken genau kann ich bei X nicht ausschließen?
- Welche für mich erreichbare Sicherheit sollte ich bei X anstreben?
- Welche tatsächlichen Risiken kann ich bei X in Kauf nehmen?
- Welche Risiken bin ich bei X bereit zu tragen, um meinen Streß zu reduzieren?
- Gehört X tatsächlich zu den Dingen, die so wichtig sind, daß

es sich lohnt, jedes Risiko genau zu durchdenken und auszuschalten?

- Würden andere Menschen, die ich für verantwortungsbe-
  wußt halte, X ebenso wichtig nehmen? – Könnte ich diese
  Menschen danach fragen?
- Welche Risiken nehmen andere verantwortungsbewußte
  Menschen bei X in Kauf?
- Habe ich schon einmal miterlebt, daß andere trotz einiger
  Risiken bei X keinen Schaden nehmen oder vielleicht sogar
  Vorteile erlangen?
- Warum können es sich andere verantwortungsbewußte Men-
  schen leisten, bei X diese Risiken einzugehen? – Welche
  Gründe könnten auch bei mir zutreffen?
- Aus welchen triftigen Gründen sollte gerade ich solche Risi-
  ken, die andere verantwortungsbewußte Menschen tragen,
  bei X nicht eingehen?
- Bin ich selbst schon einmal bei X oder ähnlichen Gelegenheiten Risiken eingegangen, ohne dadurch Schaden zu nehmen?
- Habe ich schon einmal erlebt, daß ich Vorteilhaftes (z.B. für
  meine Gesundheit, im Umgang mit anderen, beim Erledigen
  beruflicher Aufgaben) gerade dadurch erlangt habe, daß ich
  bei X mein Kontrollbedürfnis zurückgestellt habe?
- Welche anderen verantwortungsbewußten Menschen könnten mir helfen, bei X ein angemessenes Maß an Kontrolle zu
  finden?
- Wem könnte ich bei X mehr Verantwortung übertragen?

Die Antworten können auch genutzt werden, um störende
Denkmuster und Selbstgespräche zu überprüfen und zu verändern.

Menschen mit übermäßigem Kontrollbedürfnis fällt es

schwer, Wichtiges von Unwichtigem sowie kleine von großen Risiken zu unterscheiden. So werden manchmal Dinge im Alltag zu einem Kampf, die von anderen spontan – ohne sie zu planen, ohne sie in allen Einzelheiten zu durchdenken, ohne sich umfassend zu informieren und langfristige Folgen zu überlegen – entschieden oder erledigt werden. Jeder hat im Alltag andauernd größere und kleinere Entscheidungen zu treffen, sich auf kleinere oder größere Neuerungen einzustellen, leichtere und schwerere Aufgaben zu bewältigen. Wird bei kleinen Angelegenheiten ebensoviel überlegt, geplant, gewichtet und abgewogen wie bei großen, kostet dies unnötig viel Zeit und Energie.

Sinnvollen Aufwand klären

- Welche Entscheidungen gibt es in meinem Alltag, die ich spontan treffen sollte?
- Bei welchen Entscheidungen habe ich schon erlebt, daß ich es später bereut habe, nicht ohne große Vorüberlegung entschieden zu haben?
- Welche Entscheidungen treffen andere verantwortungsbewußte Menschen spontan? – Wobei könnte ich dies auch versuchen?
- Welche Entscheidungen gibt es in meinem Alltag, die aus triftigen Gründen das Sammeln von Informationen, Überlegungen zu langfristigen Folgen, gezielte Anwendung von Entscheidungstechniken erfordern?
- Welche kleinen Neuerungen können mir begegnen, auf die ich mich ohne zusätzliche Informationen und weitreichende Überlegungen einstellen sollte?
- Ist es schon vorgekommen, daß ich Nachteile in Kauf genommen habe, weil ich mich nicht ohne großen Aufwand auf Neuerungen eingestellt habe?

- Auf welche Neuerungen sollte ich mich durch mehr Überlegung, mit mehr Planung und durch Einholen von mehr Informationen einstellen?
- Welche meiner Aufgaben kann ich ohne viel Planung und vorhergehende Überlegungen erledigen?
- Welche Aufgaben erledigen andere verantwortungsbewußte Menschen mit weniger Überlegung und Planung als ich? – Bei welchen Aufgaben könnte ich dies auch ausprobieren?
- Bei welchen Aufgaben nehme ich Nachteile gerade deshalb in Kauf, weil ich zuviel plane und überlege?
- Welche Aufgaben gibt es in meinem Alltag, bei denen es mir Vorteile bringt, wenn ich mit viel Planung und Überlegung an sie herangehe?

Gelegenheiten, bei denen Sie zukünftig versuchen möchten, weniger Kontrolle auszuüben, können Sie in einer Liste festhalten, wobei Sie gleichzeitig notieren, was Sie dann anders machen möchten. Zusätzlich können Sie durch Zahlen von 10–100 angeben, wie schwer Ihnen die jeweilige Veränderung fällt. Wenn Sie Veränderungen in der Wirklichkeit umsetzen, hilft dies, Risiken besser einzuschätzen, in passendem Maß Vertrauen zu anderen aufzubauen und die Vorteile und Annehmlichkeiten von weniger übertriebener Kontrolle zu entdecken. Die Umsetzung des Notierten gelingt leichter, wenn Sie sich in der Phantasie vorstellen, wie es sein wird, wenn Sie bei einer Gelegenheit weniger Kontrolle ausüben.

Mögliche Veränderungen

- Wenn ich traurig bin, weine ich mich bei einem Freund ein bißchen aus, statt mich zusammenzureißen;
- nach der Arbeit nehme ich gemütlich ein warmes Bad, statt

mir diesen Wunsch zu verkneifen, weil die Wasserrechnung höher ausfallen könnte;

- wenn etwas Lustiges passiert, lache ich von ganzem Herzen, statt in mich hineinzugrinsen;
- während einer Dienstbesprechung gehe ich zur Toilette, wenn die Blase drückt, statt mich anzustrengen, um bis zum Ende der Besprechung auszuhalten;
- an einem Urlaubstag drehe ich mich zur üblichen Aufstehzeit nochmals rum und schlafe ein Stündchen weiter, statt mich aus dem Bett zu quälen;
- beim Fernsehen wähle ich abends öfter mal nach Lust und Laune aus, statt wie sonst nach möglichst informativen Sendungen zu suchen;
- den Zahnarzt bitte ich, mir eine Spritze zu geben, statt nach dem Prinzip «Ein Indianer kennt keinen Schmerz!» zu handeln.

Perfektionismus abbauen

Bei den verschiedensten Aufgaben ist es wichtig, Fehler zu vermeiden, um möglichem Schaden vorzubeugen. Daher erledigt man vieles sorgfältig und gewissenhaft, genau und vollständig. Die positiven Funktionen der Gewissenhaftigkeit helfen, Ihnen Ihre Verantwortung bewußt zu machen. Die mit Gewissenhaftigkeit verbundenen Körperreaktionen stellen Energie zur Verfügung, vermeidbaren Fehlern zu begegnen. Sie treibt an, aufmerksam zu sein, sich auf das, was Sie tun, zu konzentrieren und sich sorgfältig mit etwas zu befassen. Konzentration wird in Mimik und Körperhaltung sichtbar, so daß andere sie bemerken und sich darauf einstellen können.

Bei übertriebenem Streben nach Fehlerlosigkeit entsteht Streß, weil das Leben aus lauter Pflichten und Druck zu bestehen scheint, man überall und andauernd vor Fehlern, die scheinbar nur schreckliche Katastrophen nach sich ziehen können, auf der Hut sein muß. Um solchem Streß zu begegnen, ist es notwendig, zunächst die Wirklichkeit genauer anzuschauen. Dazu gehört bei perfektionistischen Menschen, sich klarzumachen, daß gerade durch das Streben nach Perfektion Schaden entstehen kann.

Nachteile klären, die sich durch Perfektionismus ergeben

- Welche Aufgaben habe ich in der Vergangenheit deshalb nicht begonnen oder zu einem Ende gebracht, weil ich mich mit übermäßiger Genauigkeit und einem zu hohen Anspruch selbst überfordert habe?
- Bei welchen Gelegenheiten habe ich bisher erlebt, daß andere mit dem, was ich geleistet habe, deshalb wenig oder nichts anfangen konnten, weil ich mich zu ausführlich mit etwas befaßt habe?
- Bei welchen Gelegenheiten bin ich bislang selbst schon zu dem Schluß gekommen, daß weniger Genauigkeit und Vollständigkeit besser gewesen wären?
- Ist es schon vorgekommen, daß ich mich später selbst darüber geärgert habe, etwas übermäßig sorgfältig erledigt zu haben?
- Wobei sind Fehler gerade deshalb aufgetreten, weil ich durch mein übermäßiges Bemühen um Gewissenhaftigkeit unter starkem Druck gestanden habe?
- Welche Nachteile hat mir mein Streben, perfekt zu sein, bisher gebracht (z.B. für meine Gesundheit, in der Partnerschaft, im Kontakt zu Freunden, im Kollegenkreis)?

- Was habe ich bisher durch meinen übermäßigen Perfektionismus vernachlässigt (z.B. in Beziehungen zu wichtigen Menschen, bei meinen Hobbys, bei der Gesundheitsvorsorge)?
- Auf welche angenehmen Dinge verzichte ich oft, weil ich meine, perfekt sein zu müssen?
- Mit welchen anderen Menschen bekomme ich wegen meines Perfektionismus oft Ärger?
- Aus welchen triftigen Gründen sollte ich mein Perfektionsstreben zukünftig verringern?
- Habe ich schon erlebt, daß ich durch übermäßigen Perfektionismus (z.B. bei wiederholten Kontrollen) zunehmend unsicherer geworden oder gar in Panik geraten bin?
- Gibt es Gelegenheiten, bei denen ich mir selbst deshalb immer weniger zutraue, weil ich Dinge aus Angst von anderen erledigen lasse?
- Warum raten mir andere zu weniger Perfektionismus?

Die Antworten sollten schriftlich festgehalten werden, damit die Nachteile übermäßigen Perfektionsstrebens nicht sogleich wieder in Vergessenheit geraten.

Die Realität akzeptieren
- Jeder Mensch hat Schwächen und macht Fehler!
- Egal, wie sehr man sich anstrengt, absolute Fehlerlosigkeit ist nicht zu erreichen!
- Auch bei allergrößtem Bemühen ist es unmöglich, jedwede negative Kritik zu vermeiden!
- Es gibt viele unwichtige und nur wenige folgenschwere Fehler!
- Bei manchen Angelegenheiten ist mehr und bei manchen Angelegenheiten ist weniger Sorgfalt vorteilhaft!

- Nur wenige Fehler führen tatsächlich zu einer Katastrophe!
- Manche Fehler oder Schäden kommen oft gerade durch Perfektionsstreben zustande!
- Wer perfekt sein will, kann an diesem Anspruch nur scheitern!
- Es gibt Dinge, bei denen weniger mehr ist!
- Übermäßige Vorsicht steigert Unsicherheit, Angst und Panikgefühle!

Diese Grundgedanken sollten jeden Morgen durchgelesen werden. Zusätzlich sollten sie auf einem Zettel oder einem Stoppschild notiert werden, das dort niedergelegt wird, wo Sie sich oft aufhalten, wenn Sie nach Perfektion streben.

Gestörtes Selbstvertrauen und Perfektionismus – ein Teufelskreis

Störungen des Selbstvertrauens gehen oft einher mit dem Bemühen, Selbstsicherheit durch Perfektionismus zu erreichen.

Menschen, die unter Minderwertigkeitsgefühlen leiden, versuchen durch ihr Streben nach Perfektion das auszugleichen, wofür sie sich minderwertig fühlen (z.B. eine Körperbehinderung durch besondere berufliche Leistungen, einen geringen Selbstwert aufgrund des Daseins als Hausfrau durch das Bemühen, eine perfekte Mutter zu sein), und streben danach, Erwartungen anderer optimal gerecht zu werden. Sie geraten mit ihrem Perfektionsstreben leicht in einen Teufelskreis, weil sie sich Unmögliches vorgenommen haben, so daß Mißerfolge bereits vorprogrammiert sind: Bereits kleine Fehler oder Mißerfolge werden als schwergewichtiges Versagen gesehen, dies wiederum führt zu Selbstvorwürfen und -zweifeln und damit zu verstärkten Minderwertigkeitsgefühlen, die dann wiederum durch noch perfektere Leistungen, noch perfekteres Aussehen ... ausgeglichen werden sollen.

 Den Teufelskreis von Minderwertigkeitsgefühlen und Perfektionismus unterbrechen

- Konnte ich Minderwertigkeitsgefühle bisher dauerhaft dadurch abbauen, daß ich mich bemüht habe, perfekt zu sein?
- Welche triftigen Gründe habe ich anzunehmen, daß ich meine Minderwertigkeitsgefühle zukünftig durch Perfektionismus abbauen kann?
- Habe ich schon einmal erlebt, daß sich Minderwertigkeitsgefühle dadurch verstärkt haben, daß es mir nicht gelungen ist, bei etwas perfekt zu sein?
- Erreichen Menschen, die sich nicht minderwertig fühlen, dies durch Perfektionismus?
- Habe ich bei anderen schon einmal erlebt, daß sie an ihrem Streben, perfekt zu sein, gescheitert sind und sich deshalb noch minderwertiger gefühlt haben?
- Habe ich schon einmal ausprobiert, nach etwas anderem als nach Perfektion zu streben, um mich weniger minderwertig zu fühlen?
- Was hat mir beim Abbau von Minderwertigkeitsgefühlen bisher mehr geholfen als Perfektionismus?
- Habe ich mich schon einmal gerade deshalb selbstbewußt gefühlt, weil ich auf übermäßigen Perfektionismus verzichtet habe?

Wer zu Selbstherrlichkeit neigt, hat das Bedürfnis, von anderen als etwas Besonderes gesehen und behandelt zu werden, Großartiges zu leisten und durch Herausragendes aufzufallen. Um dies zu erreichen, wird oft auch nach Perfektion gestrebt. Werden überhöhte Ziele in der Wirklichkeit nicht erreicht, führt dies meist zu schwerwiegenden Kränkungen und Selbstzweifeln, die durch noch mehr Perfektionsstreben auszugleichen versucht werden. Dabei ist erneutes Scheitern an unrealistischen Ansprüchen immer wahrscheinlicher, so daß erneut Kränkung und Selbstzweifel das Erleben dieser Menschen beherrschen, und so setzt sich der Teufelskreis fort.

Ein richtiges Maß an Sorgfalt und Gewissenhaftigkeit finden

Je mehr Bereiche vom Perfektionismus betroffen sind, um so mehr ergibt sich maßlose Überforderung. Jeder Bereich ist gesondert anzuschauen, wenn das Streben nach Perfektion überprüft wird und Veränderungen geplant werden.

Sollen Veränderungen vorgenommen werden, sollte erst einmal der Ausgangszustand, also das, was verändert werden soll, klar sein. Dabei kann z.B. gefragt werden, was sich genau hinter dem Streben verbirgt: eine perfekte Hausfrau sein, sich in einem Vorstellungsgespräch perfekt verhalten, auf eine Konferenz perfekt vorbereitet sein, einen perfekten Bericht über die Wohnsituation alter Menschen erstellen. Manchmal wird bereits dadurch klarer, daß ein solches Ziel in Wirklichkeit nicht erreichbar ist oder das Streben danach Nachteile mit sich bringt, die es sich nicht in Kauf zu nehmen lohnt.

Überwiegen die Nachteile, sollte geklärt werden, welche Veränderungen möglich sind. Dazu ist herauszufinden, in welchem Maß Sorgfalt und Gewissenhaftigkeit bei der jeweiligen Angelegenheit tatsächlich hilfreich sind.

Ein angemessenes Maß an Sorgfalt und Gewissenhaftigkeit erreichen
(X = die Sache, bei der danach gestrebt wird, perfekt zu sein)

- Was kann ich bei X tatsächlich erreichen, wenn ich meine Ansprüche nach meinen Voraussetzungen richte (Fähigkeiten, Gesundheitszustand, Unterstützung durch andere ...)? – Was sollte ich anstreben, das tatsächlich nützlich für mich ist?
- Welche Fehler kann ich bei X, trotz größten Bemühens, nicht ausschließen?
- Welche Fehler könnte ich bei X in Kauf nehmen, um weniger in Streß zu geraten? – Was brauche ich nicht so genau zu beachten?
- Ist X tatsächlich wichtiger als andere Dinge, die ich deswegen vernachlässige?
- Gehört X tatsächlich zu den Dingen, bei denen es sich lohnt, in einem solchen Maß gewissenhaft zu sein, daß ich mich selbst überfordere?
- Würden andere sorgfältige Menschen, die sich in einer ähnlichen Lage wie ich befinden, X ebenso wichtig nehmen?
- Welche Fehler nehmen diese Menschen bei X in Kauf?
- Welche triftigen Gründe haben diese Menschen, solche Fehler bei X in Kauf zu nehmen? – Welche dieser Gründe können auch für mich gelten?
- Aus welchen triftigen Gründen sollte gerade ich bei X Fehler vermeiden, die andere gewissenhafte Menschen dabei in Kauf nehmen?
- Welche Ziele würden andere, in meinen Augen sorgfältige Menschen, die ähnliche Voraussetzungen haben wie ich, bei X anstreben?
- Habe ich schon miterlebt, daß andere bei X nicht fehlerlos waren, aber keinen Schaden erlitten haben?

■ Aus welchen Gründen können sich andere bei X Fehler zuge-
stehen, ohne sich deshalb minderwertig, schuldig, unfähig ...
zu fühlen? – Welche dieser Gründe könnten es auch mir erleichtern, bei X weniger in Streß zu geraten?

■ Habe ich bei X oder ähnlichen Gelegenheiten schon Fehler
gemacht, ohne deshalb Schaden zu nehmen?

■ War ich früher bei X weniger sorgfältig, ohne deshalb Schaden zu nehmen? – Könnte es heute auch so sein?

■ Welche anderen, in meinen Augen gewissenhaften Menschen
könnten mir helfen, bei X ein passendes Maß an Gewissenhaftigkeit zu finden?

■ Was ließe sich bei X tun, um eventuellen Schaden rückgängig
zu machen?

■ Welche übermäßigen Vorsichtsmaßnahmen im Umgang mit
X haben mich zunehmend unsicherer und ängstlicher gemacht?

■ Bei welchen übertriebenen Vorsichtsmaßnahmen bei X habe
ich selbst schon öfter gedacht, daß meine Vorsicht (wieder-
holte Kontrollen, zunehmend häufigeres Händewaschen,
Rückversicherungen bei anderen ...) sinnlos sind?

■ Welche Vorsichtsmaßnahmen habe ich ergriffen, bevor ich
bei X ängstlich oder unsicher geworden bin? – Welche triftigen Gründe gibt es dafür, heute deutlich sorgfältiger zu sein?

Die Antworten sollten zugleich genutzt werden, um die Denkmuster und Selbstgespräche, die Perfektionismus fördern, zu
verändern.

Die Antworten helfen, realistische Ziele zu finden und zu
einer angemessenen Unterscheidung von Situationen zu gelangen, bei denen mehr oder weniger Sorgfalt vorteilhaft ist. Wollen
Sie bei allen Gelegenheiten gleichermaßen sorgfältig sein, wird

der Alltag zu einem Kampf, in dem Sie sich überfordern. Um dem zu begegnen, ist es wichtig, zu überlegen, in welchen Situationen mehr oder weniger Sorgfalt bei einer bestimmten Sache nützlich ist. Die Ergebnisse dieser Überlegungen sollten Sie für die verschiedenen Bereiche notieren.

Situationen unterscheiden, die mehr oder weniger Sorgfalt erfordern
Schriftliche Arbeiten
a) Situationen, in denen ich schriftliche Arbeiten sorgfältig erledigen möchte:
1. wenn ich einen Arbeitsbericht erstelle, mit dem ich mich für einen höheren Posten in der Firma empfehlen möchte
2. schriftliche Dinge, die einer Öffentlichkeit zugänglich gemacht werden sollen
3. Aufstellung meiner Finanzmittel für den Kreditantrag bei der Bausparkasse
4. Überarbeitung von Mitschriften meiner Fortbildung, die ich später zur Prüfungsvorbereitung nutzen möchte.

b) Situationen, in denen weniger Sorgfalt bei schriftlichen Arbeiten ausreichend ist:
1. private Post an Verwandte, Freunde und Bekannte
2. Aktennotizen
3. Entschuldigungen, die ich für die Schule schreibe, wenn meine Kinder krank sind
4. Einkaufszettel.

Perfektionismus abzubauen fällt leichter, wenn Sie sich genau überlegen und notieren, was Sie zukünftig ändern möchten.

Perfektionismus abbauen

Situation	*Was ich zukünftig anders machen möchte*
Ich möchte frische Brötchen zum Frühstück holen	Katzenwäsche machen, mich überkämmen, in den Jogginganzug und in Turnschuhe steigen, statt zuerst zu duschen, die Haare zu waschen und zu fönen, Hemd, Krawatte, Anzug anzuziehen
Ich bin morgen zu einer Party eingeladen und habe einen Eiterpickel auf der Nase	Den Eiterpickel lassen wie er ist und so auf die Party gehen, statt ihn mühevoll zu bearbeiten
Ich verlasse zusammen mit meinem Mann die Wohnung	Ich sehe einmal nach, ob der Herd ausgeschaltet ist, statt mehrmals nachzuschauen
Ich möchte mit meinem Mann bei dem angenehmen Wind zum Surfen gehen	So lange auf dem Wasser bleiben, wie ich Spaß am Surfen habe, und aufhören, wenn ich merke, daß ich erschöpft bin, statt mich zu zwingen, so lange durchzuhalten wie mein Mann

Überforderung frühzeitig erkennen

Oft wird Überforderung erst erkannt, wenn schwerwiegende Beeinträchtigungen des Wohlbefindens scheinbar wie aus heiterem Himmel auftreten. Vorboten werden nicht ernstgenommen oder gar von vornherein übersehen. Irgendwann kam vielleicht der Zusammenbruch am Arbeitsplatz; davor war es häufiges Herzrasen und Übelkeit, dann gab es noch viele schlaflose Nächte und Appetitlosigkeit, die Freizeit wurde immer knapper, die Gedanken kreisten ständig um die Arbeit.

Reaktionen als Warnsignale nutzen

Beim Abbau von Überforderung besteht ein wesentlicher Schritt darin, Überforderungsanzeichen – am besten schon die leisen Warnsignale – frühzeitig zu erkennen. Es kann sich dabei um Verhalten, Gedanken, Gefühle und Körperreaktionen handeln.

Um Anzeichen für Überforderung zu erkennen, ist Selbstbeobachtung wichtig, wobei das Streßtagebuch genutzt werden kann.

 Häufige Warnsignale in Überforderungssituationen
- Das Gedächtnis scheint zu streiken,
- jeder Absatz muß mehrfach gelesen werden, bis der Inhalt verstanden ist,
- Tippfehler häufen sich,
- die Gedanken schweifen ab,
 - der Arbeitsplatz wird immer häufiger zwischendurch verlassen, um etwas zum Trinken oder etwas Eßbares herbeizuschaffen,

- Arbeitsmittel (z.B. Werkzeuge, Zeichenstifte, Nähnadeln) scheinen nicht mehr gehorchen zu wollen,
- die Augen fangen an zu brennen,
- der Körper sinkt immer tiefer in den Schreibtischstuhl,
- Gedanken drehen sich im Kreis,
- in der Wohnung herrscht Chaos,
- sonst übliche Essenszeiten werden übergangen,
- gewohnte Freizeitbeschäftigungen kommen zu kurz,
- Kontakt zu Freunden oder Bekannten ist auf ein Minimum beschränkt,
- die Muskeln verspannen sich,
- gegessen wird im Stehen,
- das Zähneputzen gerät in Vergessenheit,
- der Jogginganzug wird zur ständigen Freizeitbekleidung,
- das Herz klopft bis zum Hals,
- wichtige Termine werden vergessen,
- Arztbesuche werden auf den Sankt-Nimmerleins-Tag verschoben,
- die Blutzuckerwerte und andere Körperreaktionen scheinen verrückt zu spielen,
- geringfügige Anforderungen haben immer schneller Erschöpfung zur Folge,
- sich reif für die Insel fühlen.

Notieren Sie bei sich auftretende «leise» Überforderungsanzeichen. Die Liste kann helfen, frühe Anzeichen schwerwiegender Überforderung und Vorboten gravierender Beeinträchtigungen frühzeitig zu erkennen und Gegenmaßnahmen einzuleiten. Sind Warnsignale erkannt, fällt es einem schwerer, diese trotzdem noch zu übergehen.

Anzeichen für Überforderung sollten Sie veranlassen, einen

Moment innezuhalten, um zu prüfen, ob Ihnen andere Wege einfallen, mit dem umzugehen, was zur Überforderung werden kann. Wie wäre es z.B. mit: mehr Pausen während der Prüfungsvorbereitungen, einem Gespräch mit dem Partner oder Freund, der vielleicht eine Idee hat, wie die schwierige Situation mit dem Kollegen geregelt werden könnte, der Überprüfung der Vor- und Nachteile, unbedingt das aufwendigste Modellflugzeug im Club basteln zu wollen?

Auslöser von Überforderung erkennen

Die Warnsignalliste kann auch helfen aufmerksam zu werden, unter welchen Bedingungen die notierten Vorboten auftreten. Dabei können Sie auf äußere Bedingungen, Gedanken, Gefühle, eigenes Verhalten sowie auf Körperreaktionen treffen.

Anzeichen sich ankündigender Überforderung, Bedingungen, unter denen sie auftreten, ungünstige Strategien im Umgang mit diesen Bedingungen sowie besser geeignete Möglichkeiten, mit solchen Bedingungen zurechtzukommen, sollten schriftlich festgehalten werden. Eine solche Übersicht ist aus zweierlei Gründen sinnvoll: Sie unterstützt frühzeitiges Erkennen sich anbahnender Überforderung und zeigt bessere Wege auf, um mit bestimmten äußeren oder inneren Bedingungen so umzugehen, daß Überforderung möglichst nicht auftritt oder rasch wieder abnimmt.

Auch für diese Übersicht gilt, daß sie nur helfen kann, wenn Sie ihren Inhalt im Kopf oder vor Augen haben. Also jeden Morgen die Übersicht durchschauen und zusätzlich möglichst dort aufbewahren, wo sie gut sichtbar ist und die Überforderung oft vorkommt.

Arbeit und Freizeit planen

Es gibt mannigfaltige berufliche und private Vorhaben, die sich nicht von jetzt auf gleich erledigen lassen.

Schwierigkeiten ergeben sich, wenn man sich während der Beschäftigung mit aufwendigen Vorhaben keine Freizeit mehr gönnt und alle Tage von morgens bis in die Nacht hinein mit Arbeit vollpackt, oder sich zuviel Müßiggang gönnt, so daß später Zeitdruck entsteht oder Arbeiten daran scheitern, daß Termine versäumt werden.

Nun gibt es Menschen, die besonders gut unter Zeitdruck arbeiten können, andere können Zeitdruck absolut nicht gebrauchen. Weil es diese Unterschiede gibt, sollte jeder für sich selbst prüfen, welche Form des Arbeitens ihm am besten liegt. Allgemeine Regeln gibt es dafür nicht.

Um Streß vorzubeugen und abzubauen, ist es wichtig, einen Rahmen zu schaffen, in dem das Vorhaben, aber auch Freizeit und Erholung ihren Platz haben. Ein angemessenes Gleichgewicht zwischen Aktivität und Passivität bzw. zwischen Anspannung und Entspannung sollte angestrebt werden. Mehr Struktur läßt sich durch geplantes Vorgehen, das sowohl Überforderung als auch Müßiggang vermeidet, erreichen.

Fragen zum Arbeitsplan
Bevor der Plan erstellt wird
- Welches Vorhaben will ich bis zu welchem Termin verwirklichen?
- In welche Schritte kann ich mein Vorhaben unterteilen, um nach und nach meinem Ziel näherzukommen?
- Wie viele Tage stehen mir bis zu dem gesetzten Abschlußtermin zur Verfügung?

- Welchen Termin für die Beendigung meines Vorhabens kann ich mir selbst setzen?
- Wie viele und welche Tage sollte ich als Reservezeiten vorsehen, falls ich krank werde oder etwas anderes Unerwartetes geschieht, ich für einzelne Schritte mehr Zeit aufwende oder länger Erholung brauche, als geplant war?
- Welche Tage sind bereits für andere Dinge (Verpflichtungen, Erholung ...) verplant?
- Wie viele und welche Tage sollte ich für Erholung freihalten?
- Wieviel Zeit mindestens benötige ich nach meiner bisherigen Erfahrung, um einzelne Schritte zu erledigen?
- Wie lange möchte ich mich an welchen Tagen mit meinem Vorhaben befassen?
- Sollte ich eher so planen, daß mit hoher Wahrscheinlichkeit keinerlei Zeitdruck entsteht, oder bin ich jemand, der kurzzeitig etwas Zeitdruck ganz gut brauchen kann?

Nachdem der Plan vorliegt

- Ermöglicht mir der Plan, freie Tage vor Augen zu haben, damit nicht der Eindruck entsteht, mir nichts anderes gönnen zu dürfen, keine Erholung mehr zu finden oder andere wichtige Dinge zu vernachlässigen?
- Kann ich aus meinem Plan ersehen, wie weit ich bereits vorangekommen bin, damit ich eventuell rechtzeitig Veränderungen meiner Zeit- oder Zielplanung vornehmen kann?

Sind alle vorbereitenden Überlegungen angestellt, kann der Plan gestaltet werden. Darin wird für jeden bis zum Abschlußtermin verfügbaren Tag eingetragen, wofür er genutzt werden soll.

Erstreckt sich ein Vorhaben über mehrere Wochen oder Monate, kann zunächst ein grober Arbeitsplan erstellt werden, in dem notiert wird, was bis zum Abschluß des Vorhabens mit wieviel Zeitaufwand in welcher Reihenfolge zu tun ist, wieviel Zeit für Urlaub, als Reservezeit oder für anderes einzuplanen ist. Darauf aufbauend kann am Ende jeder Woche ein Zeit- oder Arbeitsplan für die jeweils kommende Woche erstellt werden.

Mehr von arbeitsfreien Tagen haben

Arbeitsfreie Tage bringen manchmal mehr Streß als Arbeitstage mit sich. Dies kann unterschiedliche Ursachen haben. Vielfach wird all das, was an Arbeitstagen an privaten Angelegenheiten liegenbleibt, auf arbeitsfreie Tage verschoben. Aber auch berufliche Dinge, die während der üblichen Arbeitszeit nicht erledigt sind, werden von vielen Menschen in die sogenannte Freizeit mitgenommen. So geschieht es oft, daß arbeitsfreie Tage nicht der Erholung dienen. Um dem zu begegnen, sollten diese Tage oder auch Urlaubswochen bewußter geplant werden. Immerhin handelt es sich um etwa 130 arbeitsfreie Tage im Jahr, wenn man von 5 Arbeitstagen pro Woche ausgeht.

Verpflichtungen in arbeitsfreien Zeiten begrenzen
Wochenenden

- Wieviel Zeit möchte ich am Wochenende für Verpflichtungen (berufliche Arbeiten, privater Schriftverkehr, Reparaturarbeiten, Einkaufen ...) verwenden?
- Welchen anstehenden Verpflichtungen sollte ich am kommenden Wochenende unbedingt nachkommen? – Wieviel Zeit sollte ich dafür veranschlagen?
- Was könnte ich auch an einem Werktag in der nächsten Woche machen?

- Was möchte ich am Wochenende zu meiner Erholung tun?
- Wieviel Zeit sollte ich mir für Erholung unbedingt nehmen?

Urlaub
- Welchen Verpflichtungen sollte ich im Urlaub nachkommen? – Wieviel Zeit möchte ich dafür verwenden?
- Was möchte ich im Urlaub für meine Erholung tun? – Wie viele meiner Urlaubstage sollte ich unbedingt dafür nutzen?
- Wie stelle ich mir einen schönen Urlaub vor?
- Ist es möglich, den kommenden Urlaub zeitlich so einzuteilen, daß ich genügend Erholsames verwirklichen kann?

Streß an arbeitsfreien Tagen kann auch entstehen, wenn diese Tage vollgestopft werden mit allerlei Freizeitunternehmungen, für die im Arbeitsalltag anscheinend kein Platz war: um endlich alles Versäumte nachzuholen, um sich endlich mal was zu gönnen, um wenigstens an Wochenenden oder im Urlaub etwas vom Leben zu haben, um mit anderen gleichzuziehen, die sich solche Unternehmungen bereits gegönnt haben. Hier entsteht Freizeitstreß, der mit Erholung oft kaum etwas zu tun hat.

Freizeitstreß vorbeugen
- Wie viele freie Tage stehen mir zur Verfügung?
- Was möchte ich während dieser Tage gerne erleben und für meine Erholung tun? – Wieviel Zeit sollte ich mir für jede gewünschte Aktivität nehmen, um sie wirklich genießen zu können?
- Welche der gewünschten Aktivitäten kann ich auf das kommende Wochenende oder den nächsten Urlaub verschieben, ohne dabei den Eindruck zu haben, etwas zu versäumen?

- Was bringt mir das Wochenende oder der Urlaub für meine Erholung, wenn ich zwar viel erlebt und unternommen habe, aber fix und fertig bin?
- Habe ich an Arbeitstagen wirklich nie Zeit, etwas von dem zu unternehmen, mit dem ich mir arbeitsfreie Tage so vollstopfe, daß es zuviel des Guten wird?

Streß an Wochenenden oder Urlaubstagen kann auch dadurch kommen, daß jene Zeiten zuwenig mit Inhalt gefüllt sind, ein Gefühl der Leere oder quälenden Langeweile entsteht, weil Tage scheinbar sinnlos verstreichen. Auch dem sollte vorgebeugt werden, indem arbeitsfreie Tage nicht zuwenig Inhalt bekommen.

Leere- und Sinnlosigkeitsgefühlen an arbeitsfreien Tagen vorbeugen

- Was möchte ich mir gerne gönnen?
- Was wollte ich schon immer mal gerne erleben, zu dem ich an Arbeitstagen keine Zeit habe?
- Gibt es Verpflichtungen, denen ich an arbeitsfreien Tagen besser nachkommen kann, weil ich mehr Zeit habe?
- Was tun andere Menschen an Wochenenden oder Urlaubstagen? – Was könnte auch mir gefallen?
- Was wird am Wochenende an meinem Wohnort oder in der Nähe angeboten (Kino, Theater, Konzerte, Sportveranstaltungen, Vorträge, Zirkus, Zeltfeste, Ausstellungen ...)?
- Was würde mich reizen, wenn ich in einem Katalog mit Angeboten zu Wochenendfahrten blättern würde?
- Was könnte mich interessieren, wenn ich Kataloge mit Urlaubsreisen anschauen würde?
- Was habe ich früher an Wochenenden und im Urlaub gerne getan? – Was würde mir auch heute noch guttun?

■ Welche Bekannten, Freunde oder Verwandten möchte ich gerne mal wiedersehen?

Den Tag gestalten

Das tägliche Gleichgewicht von Aktivität und Ruhe ist wichtig, damit die Organe ihre Funktionen angemessen erfüllen können.

Sowohl bei zu vollen als auch bei zu leeren Tagen kann Streß entstehen.

Jeden Tag gibt es vielerlei zu tun: Dinge, die vorhersehbar sind, aber auch solche, die auf einen einstürzen und oft alles durcheinanderbringen. Dies geschieht besonders dann, wenn der Tag ohnehin schon so vollgepackt ist, daß nichts Neues mehr dazwischenkommen darf.

Überlegen Sie einmal, wie Sie sich den heutigen Tag mit all dem, was wichtig ist, vorstellen. Dabei können Sie sich fragen, welche Anteile der zur Verfügung stehenden 24 Stunden Sie für die Bereiche: Schlaf, Beruf, Familie, Freunde und Bekannte, Freizeitaktivitäten und anderes, das Ihnen wichtig ist, verwenden wollen. Zu diesem Zweck können Sie einen Kreis auf ein Blatt Papier malen und ihn wie eine Torte in unterschiedlich große Ausschnitte unterteilen, wobei jeder Ausschnitt für einen Bereich steht. Die Größe der Ausschnitte richtet sich danach, wieviel Zeit Sie gern für den jeweiligen Bereich aufwenden würden. Um zu prüfen, ob Ihre gegenwärtige Tagesgestaltung diesen Vorstellungen entspricht, ist es hilfreich, einen weiteren Kreis aufzuzeichnen, in dem wiederum durch Unterteilung dargestellt wird, wieviel Zeit Sie tatsächlich welchem Bereich einräumen. So erhalten Sie einen Vergleich zwischen Soll- und Istzustand.

Stimmen die Aufteilungen beider Kreise nicht überein, ist zu prüfen, ob eine Annäherung der gewünschten und der gegenwärtig gegebenen Zeiteinteilung erreichbar ist.

Sie können für jeden Tag am Vorabend Ziele notieren, die Sie an diesem Tag erreichen wollen. Solche Ziele sollten alles beinhalten, was Ihnen wichtig ist. Dabei kann es sich um das Erledigen beruflicher oder privater Pflichten ebenso handeln wie um Dinge, die Sie zur Entspannung, zum Vergnügen, zur Förderung der Gesundheit, zur Bereinigung von Konflikten, zur Steigerung des Selbstvertrauens oder für was sonst auch immer tun.

Eine Zieleliste hilft, an Tagen, an denen allerlei von außen auf Sie einstürzt, zwischen Wichtigem und Unwichtigem zu unterscheiden, weil Ziele durch Aufschreiben weniger schnell aus dem Blick geraten. So können Sie bei von außen einstürmenden Anforderungen deren Wichtigkeit im Vergleich zu geplanten Tageszielen prüfen, statt sich fraglos von dem Einstürmenden überrollen zu lassen. Auch kann durch das Aufschreiben von Zielen vorgebeugt werden, daß Sie Tage nur verstreichen lassen.

Beim Aufstellen von Tageszielen ist zu beachten, daß die Ziele angemessen sind. Es kann also notwendig sein, sich zunächst mit Teilzielen zufrieden zu geben. Jedes für einen Tag unangemessen große Ziel ist in Schritte zu unterteilen. Bei längerfristigen Aufgaben ergibt sich so eine Art Arbeitsplan, der täglich herangezogen werden kann, um dem angestrebten Ziel Tag für Tag einen Schritt näherzukommen.

Ruhe und Aktivität im Tagesablauf richtig planen

Weil Sie jeden Tag möglichst ein Gleichgewicht von Aktivität und Ruhe bzw. von Anspannung und Entspannung benötigen, sollte der Tagesablauf so gestaltet sein, daß ein angemessener Wechsel von Aktivität und Ruhe gewährleistet ist.

Auch sollten Schwankungen der Leistungsfähigkeit bei der Tagesgestaltung berücksichtigt werden. Im Durchschnitt kann davon ausgegangen werden, daß die Leistungsbereitschaft am frühen Morgen ansteigt, während des Vormittags am höchsten ist, gegen Nachmittag absinkt, am frühen Abend nochmals ansteigt und gegen 20 Uhr ein zweites, jedoch nicht so ausgeprägtes Hoch wie am Vormittag erreicht und anschließend absinkt bis zum erneuten Anstieg am frühen Morgen des folgenden Tages. Bei diesem Rhythmus gibt es individuelle Unterschiede, z.B. zwischen Morgen- und Abendmenschen. Bei Morgenmenschen, die früher aufstehen und früher ins Bett gehen als Abendmenschen, ist die Leistungskurve am Vormittag und gegen Mittag am höchsten, um anschließend abzusinken. Abendmenschen sind hingegen morgens weniger leistungsfähig; bei ihnen steigt die Leistungsfähigkeit bis zum Abend an.

Bevor mit der Tagesplanung begonnen wird, kann es vorteilhaft sein, sich einen Überblick über eine gesamte Woche zu verschaffen.

Auf dieser Grundlage können sowohl diejenigen, die sich an einem Tag leicht überfordern, als auch diejenigen, die die Stunden des Tages einfach so verstreichen lassen, eine Struktur in den Tag bringen.

Fragen zum Tagesplan
Bevor der Plan erstellt wird

- Was steht für diesen Tag im Wochenplan?
- Was von dem, das ich an vorhergehenden Tagen nicht geschafft habe, möchte ich an diesem Tag erledigen?
- Mit welchen aufwendigen Vorhaben befasse ich mich gerade, mit denen ich heute einen Schritt weiterkommen möchte?
- Welche weiteren Verpflichtungen sollte ich erledigen?

- Was möchte ich zur Erholung tun?
- Zu welcher Zeit möchte ich mir kleine Pausen gönnen?
- Wieviel Zeit benötige ich meiner Erfahrung nach für das Erledigen von Verpflichtungen?
- Wieviel Zeit sollte ich mir für kleine Pausen nehmen?
- Wieviel Zeit sollte ich für Freizeitaktivitäten und Erholung einplanen?
- Wieviel Zeit sollte ich für Unvorhersehbares als Reserve- oder Pufferzeit einkalkulieren?
- Zu welcher Tageszeit kann ich was am besten tun?

Zur Prüfung des erstellten Plans
- Habe ich meinen Tag so geplant, daß ich ihm in Ruhe entgegensehen kann?
- Kann ich meiner Erfahrung nach das Geplante tatsächlich schaffen?
- Habe ich daran gedacht, die für einzelne Angelegenheiten veranschlagte Zeit eher großzügig als zu knapp zu kalkulieren?
- Läßt mein Plan einen Wechsel von Aktivität und Passivität bzw. Anspannung und Entspannung erkennen?

Nicht alles, das unvorhergesehen eintritt, muß sogleich in Angriff genommen werden. Sie sollten sich zunächst die für den Tag festgehaltenen Ziele anschauen, um zu klären, ob das Neue wirklich wichtiger ist. Ist Neues wichtiger, ist zu überlegen und schriftlich festzuhalten, was von dem für diesen Tag Geplanten später getan werden kann. Zeigt sich, daß Neues aufschiebbar und weniger wichtig als das ursprünglich Geplante ist, kann es ebenfalls notiert werden. Diese Notizen erlauben es, bei der Planung der folgenden Tage in Ruhe zu überlegen, was wann getan werden kann.

Lustlosigkeit und Antriebsmangel überwinden

Bei Antriebsmangel orientiert man sich mehr an den kurzfristigen als an den langfristigen Folgen des Verhaltens, weil diese frühzeitiger erlebbar sind. Die kurzfristigen Folgen des Aufraffens scheinen oft unangenehm, wohingegen die kurzfristigen Folgen des Sich-Nicht-Aufraffens meist angenehm scheinen. Umgekehrt verhält es sich mit den längerfristigen Folgen. Diese sind beim Aufraffen meist positiv, beim Nicht-Aufraffen negativ.

Um Antriebsmangel und Lustlosigkeit zu überwinden, sollten Sie sich besonders die langfristigen Folgen des Aufraffens und Nicht-Aufraffens vor Augen führen.

 Welches sind positive und negative Folgen einer geplanten Betätigung X?
(X = jeweils geplante Betätigung)

Positive Folgen

- Wie ist es, wenn ich zufrieden und erleichtert bin, nachdem ich X getan habe?
- Wie habe ich mich früher bei und nach der Betätigung X gefühlt?
- Warum war X gut für meinen Körper?
- Wie ging es mir neulich, als ich für X gelobt wurde?
- Wie war das neulich, als ich wegen X später stolz auf mich war?
- Wie bringt mich X bei der Umsetzung meiner Pläne und der Verwirklichung meiner Ziele weiter?

Negative Folgen

- Wie werde ich mich nachher fühlen, wenn ich X nicht mache?

- Warum werde ich es wahrscheinlich bereuen, wenn ich X jetzt nicht tue?
- Wie war das neulich, als es mir so schlecht ging, weil ich mich nicht überwinden konnte, X zu erledigen?
- Wie wird es mir morgen gehen, wenn ich nochmals davor stehe, X zu tun?
- Blockiere ich die Umsetzung anderer Pläne, wenn ich X jetzt nicht tue?
- Welchen Schaden nimmt meine Gesundheit, wenn ich X nicht mache?
- Wie ging es mir, als die anderen beim letzten Mal sauer waren, als ich X nicht gemacht hatte?

Sind langfristig positive Folgen des Geplanten sowie langfristig negative Folgen des Nicht-Aufraffens geklärt, lassen sich Vor- und Nachteile des Sich-Aufraffens abwägen.

Den Feierabend genießen
Für viele Menschen ist es schwer, zwischen Arbeit und Freizeit zu trennen, weil allerlei anderes im Denken und Handeln vorherrscht.

Hilfen zum Abschalten am Feierabend

- Was Ihnen im Kopf rumgeht und schnell zu erledigen wäre, sollten Sie sofort tun, statt es auf die lange Bank zu schieben.
- Für das, was nicht sogleich geht, sollten Sie Termine – möglichst in einem schriftlichen Plan – festlegen, an denen es erledigt werden kann. Sie brauchen es dann nicht im Kopf zu haben, so daß der Kopf für den Feierabend freier wird.

- Sie können mit anderen, bevor Sie mit einer Feierabendunternehmung richtig loslegen, über das reden, was Ihnen im Kopf herumgeht. Obwohl dadurch Probleme, über die Sie sich Gedanken machen, vielleicht nicht sogleich gelöst und anstehende Verpflichtungen nicht wie von Geisterhand erledigt sind, hilft das Sprechen über derlei Angelegenheiten oft, Spannung abzubauen oder Ideen für umsetzbare Problemlösungen zu bekommen, was auch ein Umschalten auf den Feierabend erleichtert.
- Zwischen Arbeits- und Freizeit sollten Sie ein Zeichen setzen. Viele Tätigkeiten bieten sich an, um sich den Übergang von der Arbeit zur Freizeit deutlicher zu machen, z.B. unter die Dusche gehen, eine Runde joggen, ein Glas Milch trinken, die Lieblings-CD hören, ein Viertelstündchen auf der Gitarre klimpern. Wie Sie besagtes Zeichen auch immer gestalten, wichtig ist, daß Sie wissen: mit dem, was Sie tun, beginnt der Feierabend.

Vielleicht wird der Feierabendbeginn dadurch vermiest, daß Sie sogleich mit Problemen von anderen überhäuft werden. Dann sollten Sie nach dem Eintreffen zu Hause eine bestimmte Zeitspanne gewissermaßen als «Auszeit» nehmen, in der Sie, außer es liegt ein Notfall vor, für niemanden ansprechbar sind. Zwanzig oder dreißig Minuten reichen dafür in aller Regel schon aus. In dieser Zeit können Sie alles tun, was dabei hilft, von der Arbeit ab- und auf den Feierabend umzuschalten. Wenn die Auszeit täglich genommen wird, können sich andere leichter darauf einstellen. Sie lernen so, daß Sie für gewisse Zeit nicht zur Verfügung stehen, anschließend aber bereit sind, sich mit dem zu befassen, was sie an Sie herantragen. Auch erübrigt es sich dann, täglich neu eine Zeit für sich einzufordern, darüber zu diskutieren, ob nicht anderes zuerst zu erledigen ist, zu befürchten, der Partner oder die Kinder fühlten sich heute deswegen vernachlässigt.

Feierabendgenuß kann auch dadurch erschwert sein, daß die berufliche Tätigkeit zu Hause erfolgt. Dann gilt es, mehr Trennung zwischen Arbeits- und Freizeiträumen zu schaffen.

Arbeits- und Freizeiten voneinander abgrenzen

- Für das Erledigen von beruflichen Tätigkeiten zu Hause sollte möglichst ein Arbeitszimmer oder ein anderer abgegrenzter Bereich eingerichtet werden.
- Arbeitsunterlagen sollten ausschließlich in dem dafür vorgesehenen Bereich aufbewahrt werden. So ist es leichter, in Freizeiten nicht ständig auf etwas zu stoßen, das mit Arbeit zu tun hat.
- Für die zu Hause zu erledigenden Arbeiten sollten, ähnlich wie am außerhäuslichen Arbeitsplatz, feste Arbeitszeiten eingerichtet und eingehalten werden.
- Feierabendaktivitäten sollten nicht in dem für Arbeit eingerichteten Bereich der Wohnung stattfinden.

Wenn der Tag grau in grau erscheint

Jeder kennt sie wohl, Zeiten, in denen das Dasein grau in grau erscheint. Es sind Tage, an denen alle möglichen kleinen Ärgernisse scheinbar nicht abreißen wollen oder schwerwiegende Angelegenheiten die Stimmung drücken. Kommen solche Zeiten häufiger vor, kann es passieren, daß man in gedrückter Stimmung hängenbleibt und seine Aufmerksamkeit auf das Lästige und Unangenehme, das zum Alltag gehört, das in der Vergangenheit passiert ist oder in der Zukunft vielleicht geschehen wird, konzentriert.

Gerade an solchen Tagen braucht man Dinge, die wohltuend sind, indem bewußt mehr auf Positives geachtet wird, z.B.: Stolz auf sich selbst, wenn etwas geschafft ist, Freude an einem romantischen Sonnenuntergang, Spaß beim Spiel mit den Kindern, Wohlbehagen nach sportlichen Aktivitäten, Zufriedenheit nach dem Erledigen anfallender Arbeiten, Entspannung beim Tagträumen, Lustiges bei Zusammenkünften mit Freunden, Wohlbehagen bei Schäferstündchen mit dem Partner. Damit diese schönen Erlebnismöglichkeiten nicht gleich wieder im Grau des Alltags abhanden kommen, sollten Sie sie aufschreiben. Besonders am Abend hektischer und mit widrigen Umständen aller Art gefüllter Tage, an denen alles wie verhext zu sein scheint, sollten wenigstens 10 positive Erlebnisse notiert werden, die Sie tagsüber hatten. Eine festgelegte Zahl veranlaßt, mehr Ausschau nach Positivem zu halten und dabei auf die kleinen wohltuenden Dinge zu achten. So schaffen Sie sich eine gute Gegenmaßnahme gegen die vielen kleinen Ärgernisse, die mehr Unheil anrichten als gelegentlicher «großer» Streß. Positives, das entdeckt und notiert ist, fällt einem auch an den folgenden Tagen leichter wieder auf.

Die Notizen können auch genutzt werden, um Aktivitäten zu planen, bei denen Sie Angenehmes erleben können. Denn erscheint alles grau in grau, fällt einem spontan meist nicht so recht etwas ein und das Aufraffen fällt schwer.

Entspannung lernen

All das, was hilft, Streß abzubauen, bringt Entspannung. Aber nicht alles ist gesund (z.B. Alkohol, Nikotin). Nachfolgend wird eine Auswahl von sinnvollen Wegen zu Entspannung vorgestellt. Es gibt daneben weitere Entspannungs-verfahren wie: Autogenes Training, Tai Chi, Qui Gong, Yoga, Meditation. Volkshochschulen bieten meist Kurse zum Erlernen solcher Entspannungstechniken an. Wer bisher wenig Erfahrung mit Entspannungstechniken hat, sollte im Laufe der Zeit unterschiedliche Techniken kennenlernen und ausprobieren. Denn nicht jedes Entspannungsverfahren ist für jeden gleichermaßen geeignet.

Mehr Geduld und Gelassenheit aufbauen

Viele Menschen sind andauernd aktiv. Sie tun ständig irgend etwas oder zerbrechen sich andauernd über alles mögliche den Kopf. Besonders betrifft dies z.B. Menschen, bei denen ein stark ausgeprägtes Kontrollbedürfnis besteht, bei denen Perfektionismus vorherrscht, die dazu neigen, sich für andere aufzuopfern und wenig an sich selbst zu denken, die oft ängstlich sind.

Geduld oder Gelassenheit sind nicht zu verwechseln mit Gleichgültigkeit. Jemand, der gleichgültig ist, interessiert sich nicht für das, was geschieht, wie es dazu gekommen ist, was daraus werden wird und welchen Einfluß er selbst nehmen oder nicht nehmen kann, der macht sich keinerlei Gedanken darüber, ob sich die Sache selbst regeln oder von andern geregelt wird, der denkt nicht darüber nach, was die Sache für ihn bedeutet usw. Geduld und Gelassenheit meinen hingegen etwas anderes:

Was zu Geduld und Gelassenheit gehört

■ Sehen Sie ein, daß man auf eine Sache keinen Einfluß haben oder ab einem bestimmten Punkt keinen Einfluß mehr nehmen kann!

- Manche Dinge regeln sich von selbst, es ist also nicht notwendig, Einfluß zu nehmen oder sich Gedanken zu machen!
- Schalten Sie für eine bestimmte Zeit von Dingen ab, aber kümmern Sie sich zu anderen Zeiten wieder darum!
- Sehen Sie, daß es im Augenblick wichtigere Dinge gibt, als sich sinnlos über eine bestimmte Sache den Kopf zu zerbrechen!
- Ruhen Sie sich aus, ohne sich dafür schuldig zu fühlen!
- Bringen Sie anderen, die sich um eine Sache kümmern, in angemessenem Maß Vertrauen entgegen!
- Seien Sie gewiß, daß nicht immer nur Schlechtes passieren muß!
- Vertrauen Sie sich selbst und Ihren eigenen Fähigkeiten!
- Vermeiden Sie Eile und Hast!

Bei Gelassenheit und Geduld besteht durchaus Interesse an einer Sache, und man setzt sich in einem sinnvollen Maß damit auseinander.

Wer meint, ständig im Handeln und Denken aktiv mit etwas befaßt sein zu müssen, vergißt, daß es durchaus vielfältige Gelegenheiten gibt, bei denen Geduld und Gelassenheit die besseren Wege sind, mit etwas fertig zu werden. Vielfach wäre es unsinnig, etwas anderes zu tun, als geduldig und gelassen zu sein, z.B. beim Warten auf das Eintreffen der Tageszeitung, die vom Zeitungsboten gebracht wird, der Brötchen, die der Brötchenlieferdienst bringt oder der Brief- und Paketpost, bei den Fragen, ob der Bus oder die S-Bahn pünktlich kommen, welche Laune der Chef und die Kollegen haben, wer einen heute anruft, was im Laufe des Tages von Politikern beschlossen wird, ob man sich eine Infektion einfängt, ob im Haushalt etwas kaputtgeht.

Diese Aufzählung ließe sich um etliches ergänzen. Jeder, der ungeduldig und hektisch ist, sollte für einige Tage seinen Alltag beobachten, um Anlässe für mehr Geduld und Gelassenheit zu erkennen und zu notieren.

Situationen erkennen, die mit Geduld und Gelassenheit besser bewältigt werden können

- Wobei habe ich in meinem bisherigen Leben durch Geduld und Gelassenheit am meisten erreicht?
- Bei welchen Gelegenheiten in meinem bisherigen Leben habe ich im nachhinein bedauert, daß ich nicht geduldiger und gelassener war?
- In welchen Situationen kommen andere Menschen mit Geduld und Gelassenheit weiter als ich mit meinem hektischen Tatendrang und meinem ewigen Kopfzerbrechen? – Welche triftigen Gründe haben diese Menschen dafür, so zu reagieren? – Welche dieser Gründe könnte ich übernehmen?
- Bei welchen Gelegenheiten raten mir andere dazu, mehr Geduld aufzubringen und gelassener zu sein? – Aus welchen triftigen Gründen raten mir andere dazu?

Um Geduld und Gelassenheit zu erlernen, sollten Sie Situationen, in denen Sie hektisch sind, auflisten und zusätzlich Bewältigungsstrategien notieren, die es erleichtern, geduldiger und gelassener zu sein. Ihre persönliche Geduld- und Gelassenheits-Liste sollten Sie jeden Morgen durchlesen, bis Ihnen alles in Fleisch und Blut übergegangen ist.

B

Maßnahmen für mehr Geduld und Gelassenheit

Gelegenheiten, bei denen ich geduldiger und gelassener sein möchte	*Was mir dabei hilft, geduldiger und gelassener zu sein*
Wenn ich eine Bronchitis habe und warten muß, bis die Medikamente Besserung bringen	Krankheitstage so angenehm wie möglich gestalten (ein Puzzle machen, länger schlafen …)
Wenn ich an einer aufwendigen Arbeit sitze und unsicher bin, ob ich es rechtzeitig schaffe, sie fertigzustellen	Meinen Zeitplan für die Arbeit durchsehen, um mir vor Augen zu führen, wieviel ich bereits geschafft habe, mir anschließend eine Belohnung für das heute Geschaffte gönnen
Wenn ich einen Tag auf das Ergebnis einer ärztlichen Untersuchung warten muß	Katastrophengedanken und einseitig negative Gedanken verändern und mich auf die Dinge konzentrieren, die im Moment wichtig sind
Wenn ich mit dem Ausfüllen von Anträgen nicht zurechtkomme	Überlegen, wen ich um Rat fragen kann, diejenigen anrufen, um sie zu bitten, mir zu helfen, falls notwendig einen Termin mit ihnen vereinbaren, an dem wir uns zum Ausfüllen der Anträge treffen können, und nach erledigten Telefonaten etwas Angenehmes tun (eine Runde

Gelegenheiten, bei denen ich geduldiger und gelassener sein möchte	Was mir dabei hilft, geduldiger und gelassener zu sein
	mit dem Fahrrad fahren, mit meinem Mann schmusen …)
Wenn ich mich über mich selbst ärgere, weil ich aus Einsamkeit am Wochenende mehr Zigaretten geraucht habe als ich wollte	Überlegen, was ich besser machen kann, wenn ich mich wieder einsam fühle (Freunde für das Wochenende einladen, mich in der Tageszeitung über Veranstaltungen informieren, mit der Nachbarin Pizza backen …)
Wenn mir ein wichtiges Gespräch bevorsteht	Mich in Gedanken auf das Gespräch vorbereiten, verschiedene Gesprächsverläufe in der Phantasie durchspielen im Rollenspiel das Gespräch nachstellen
Wenn ich beim Arzt länger als 30 Minuten warte	Wartezeit von vornherein einplanen und mir Beschäftigung mitnehmen, es gibt keinen triftigen Grund für bevorzugte Behandlung
Wenn ich mich schuldig fühle, weil ich bei einer beruflichen Arbeit einen Fehler gemacht habe, den mir mein Chef vorhält	Den Betroffenen sagen, daß ich meinen Fehler bedaure; wenn es möglich ist, den Fehler korrigieren; mir selbst klarmachen, daß Fehler jedem unterlaufen, daß ich

Gelegenheiten, bei denen ich geduldiger und gelassener sein möchte	Was mir dabei hilft, geduldiger und gelassener zu sein
	den Fehler nicht mit Absicht gemacht habe; daran denken, daß ich kein Versager bin, sondern zu einem bestimmten Zeitpunkt, in einer bestimmten Situation, unter bestimmten Umständen etwas fehlerhaft erledigt habe; bevor ich meinem Chef antworte, fünfmal Luft holen.

Spaß haben

Vielen Erwachsenen scheint der Spaß im Leben abhanden gekommen zu sein. Sie befassen sich nur mit dem Ernst des Lebens. So wichtig das ist, der Spaß sollte Ihnen dennoch nicht vergehen. Spaß haben heißt fröhlich sein, sich freuen und von ganzem Herzen lachen können.

Manchen Menschen mangelt es an Spaß, weil sie meinen, daß Spaß zugleich informativ, intelligent oder auf andere Art weiterbringend sein sollte. Bei diesem ernsten Anspruch bleibt Spaß meist auf der Strecke. Natürlich gibt es Situationen, in denen Spaß stört, aber um Streß abzubauen, sollten Sie dem Spaß ebenso wie dem Ernst einen Platz im Alltag einräumen. Von Trauerzeiten abgesehen, sollten Sie jeden Tag Freude haben, lustig sein, einmal von ganzem Herzen lachen, sich über Kleinigkeiten freuen, mehr nach dem schauen, was Spaß bringt, und sich diesen Spaß gönnen. So gelangen Sie von einer einseitig ernsten zu einer ausgewogenen Sicht des Lebens.

Gönnen Sie sich Spaß

!

- Spaß zu haben, ist gesund!
- Spaß stört nicht die Bewältigung des Alltags, sondern macht vieles leichter!
- Es gibt kein Gesetz, das es Erwachsenen verbietet, Spaß zu haben!
- Nur jeder selbst kann sich verbieten, Spaß als Entspannung zu nutzen!

Prüfen Sie die Gültigkeit dieser Gedanken für sich selbst und überlegen Sie, ob Sie nicht wieder lebenslustiger werden sollten.

Mehr Spaß im Leben

?

- Gelingt es mir nach meinen bisherigen Erfahrungen wirklich besser, meinen Alltag zu bewältigen, wenn ich auf Spaß verzichte?
- Gab es schon einmal schwierige Situationen in meinem Leben, mit denen ich leichter fertig geworden bin, weil ich mir dennoch Spaß gegönnt habe?
- Habe ich schon erlebt, daß ich Streß dadurch verringern konnte, daß ich Spaß hatte?
- Welche triftigen Gründe habe ich dafür, mir Spaß zu versagen?
- Kenne ich Menschen, von denen ich meine, daß sie sich dem Ernst des Lebens stellen, die aber trotzdem fröhlich sein können, Spaß haben, von ganzem Herzen lachen?
- Welche triftigen Gründe sollte es geben, daß Spaß zwar anderen Menschen, aber nicht mir selbst hilft, Streß abzubauen?
- Warum hatte ich früher (z.B. in meiner Kindheit und Jugend) mehr Spaß?

- Welchen Gewinn hat es mir früher (z.B. in der Kindheit und Jugend) gebracht, wenn ich Spaß hatte?
- Könnte mir der Spaß, den ich früher hatte, auch heute weiterhelfen?
- Wann hat es mir in meinem bisherigen Leben geschadet, daß ich Spaß hatte?

Die Beantwortung solcher Fragen hilft, störende Denkmuster und Selbstgespräche zu erkennen und zu verändern.

Besonders Menschen, die seit längerer Zeit kaum Spaß hatten, fällt es oft schwer, herauszufinden, was ihnen Spaß machen könnte.

Mehr Spaß im Alltag

- Was hat mir früher (auch in meiner Kindheit und Jugend) Spaß gemacht? – Was von dem könnte mir auch heute noch Spaß bringen?
- Wobei verkneife ich mir in meinem Alltag das Lachen?
- Worauf verzichte ich in meinem Alltag, weil ich meine, daß es kindisch ist?
- Was tun andere Menschen, deren Situation mit der meinigen vergleichbar ist, um Spaß zu haben? – Was von dem, das anderen Spaß macht, könnte auch mir Spaß bringen?
- Woran haben Kinder, die ich beobachte, Spaß?
- Was von dem, worüber ich beim Fernsehen lache, könnte auch mir Spaß bringen?

Häufig kommt es vor, daß es im Alltag zwar manchen Spaß gibt, dieser jedoch zwischen all dem Ernst des Lebens kaum noch wahrgenommen wird. Um dem Spaß wieder mehr auf die Spur zu kommen, sollten sie täglich 10 Dinge notieren, die Ihnen

Spaß gebracht haben. Wichtig ist dabei, nicht nur auf die großen Anlässe für Spaß (z.B. einen lustigen Kinofilm angeschaut, eine Ausstellung mit lustigen Bildern besucht) zu achten, sondern ebenso aufmerksam zu sein für kleine Gelegenheiten, die Spaß machen oder Sie fröhlich sein lassen.

Damit es leichter gelingt, selbst mehr Spaß in den Alltag einzubauen, können Sie eine «Spaßliste» erstellen, in der Sie eintragen, was Sie bei der Beantwortung der oben gestellten Fragen und bei der Beobachtung Ihres Alltags als spaßbringend entdeckt haben. Die «Spaßliste» sollte jeden Morgen durchgelesen werden. Vielleicht regt bereits dies zum Lachen an. In jedem Fall fällt es so leichter, dem Spaß mehr Platz im Alltag einzuräumen.

Mehr Spaß in den Alltag holen

- Sich Witze anhören, Witze lesen und selbst Witze erzählen,
- sich lustige Filme, Sketche oder Theaterstücke anschauen,
- sich lustige Szenen aus Filmen, Theaterstücken oder dem eigenen Leben in der Phantasie vorstellen,
- sich selbst Sketche ausdenken und sie mit anderen spielen,
- vor dem Spiegel Grimassen schneiden,
- fröhliche Lieder anhören oder selbst welche singen oder mit einem Instrument spielen,
- sich Clowns im Zirkus anschauen,
- lustige Spiele machen (Gesellschaftsspiele, Spiele im Freien, Spiele im Wasser ...),
- mit Kindern herumtollen und bei ihren Spielen mitmachen,
- Kindern lustige Spiele, Basteleien, ... aus der eigenen Kindheit zeigen,
- sich lustige Bilder anschauen oder selbst welche malen,
- lustige Figuren basteln, sich lustige Geschenke für andere ausdenken,

- sich witzige Verkleidungen (z.B. für Feiern, im Karneval) ausdenken,
- mit dem Partner oder Freunden Spiele aus Kindertagen machen (Fangen, Verstecken, Blindekuh ...),
- Kissen-, Papier- oder Schneeballschlachten machen.
- über sich selbst lachen,
- andere necken und sich selbst necken lassen,
- sich vom Partner kitzeln lassen,
- mit dem Partner neue Sextechniken und ungewöhnliche Orte für Liebesspiele ausprobieren,
- in Tagträumen lustige Begebenheiten aus der Vergangenheit nochmals erleben oder anderen davon erzählen.

Genießen lernen

Viele Genüsse sind einfach da, ohne daß Sie sie mit Mühe oder großem Aufwand an Zeit oder Geld zunächst herbeizuschaffen hätten (angenehm warmes Dusch- oder Badewasser auf der Haut, blühende Blumen in bunten Farben und mit den verschiedensten Düften, bunte Blätter an Bäumen, verschiedene Melodien des Blätterrauschens und von Regentropfen, die auf das Pflaster oder auf Dächer plätschern und an Fenster klopfen, die verschiedensten Stoffe auf der Haut, ...). Im hektischen Treiben des Alltags gehen sie jedoch meist unter.

Entspannung durch Genießen ist in den verschiedensten Situationen ohne großen Aufwand möglich (auf dem Weg zur Arbeit aus dem Busfenster geschmackvoll gestaltete Fenster anschauen, beim Einkaufen und Kochen Düfte frischer Salate, frischen Obstes oder frischer Backwaren schnuppern, bei der Körperpflege Duschgels oder Cremes auf der Haut spüren, beim Essen die verschiedensten Lebensmittel genau schmecken ...).

Um Genießen wieder mehr zu lernen, ist es notwendig, für

Genußmöglichkeiten im gewohnten Alltag aufmerksamer zu werden. Auf den Tag zurückblickend können Sie überlegen, welche Genüsse Ihnen begegnet sind (in der Wohnung, im Garten, beim Spaziergang, auf dem Weg zur Arbeit, beim Blick aus dem Bürofenster, im Supermarkt, im Freibad, ...). Täglich sollten wenigstens 10 Genüsse notiert werden. So werden Sie auch später aufmerksamer dafür sein.

Haben Sie wieder mehr Genüsse entdeckt, können Sie sich im Genießen üben. Dazu ist es ausreichend, sich täglich 5 Minuten Zeit zu nehmen, um sich einer bestimmten Sache (z.B. einer Blume, einer Tomate, einer Creme) mit der gesamten Aufmerksamkeit und allen Sinnen zu widmen. Um Genießen zu üben, ist wichtig, sich zu der jeweiligen Genußmöglichkeit Fragen zu stellen, die nur zu beantworten sind, wenn die gesamte Aufmerksamkeit bei der Sache ist. Ähnlich läßt sich das Genießen von Situationen einüben.

Übungen zum Genießen

1. Übungen zum Genießen einzelner Dinge
(X = die Sache, der man sich widmet)

■ *Sehen*

Welche Farbe hat X überwiegend?

Welche Farbe hat X an verschiedenen Stellen?

Wie sieht X von innen und von außen aus?

Was kenne ich, das ähnlich wie X aussieht?

Welche Form hat X?

Was genau gefällt mir an der Farbe und Form von X?

Was kenne ich, das ähnlich wie X aussieht?

Was könnte ich mit X tun, um sein Aussehen zu verändern?

■ *Hören*

Welche Geräusche gibt X von sich aus von sich?

Welche Geräusche kann ich hervorrufen, indem ich etwas mit X tue?

Welche unterschiedlichen Geräusche gibt es bei X?

Welche Geräusche von X finde ich angenehm?

Was kenne ich noch, das sich ähnlich anhört wie X?

Gab es angenehme Situationen in meinem Leben, in denen diese oder ähnliche Geräusche eine Rolle gespielt haben?

Was genau gefällt mir an den Geräuschen, die X von sich gibt oder sich mit X erzeugen lassen?

In welchen Situationen würde ich X gerne öfter hören?

■ *Geruch*

Wie kann ich den Geruch von X beschreiben?

Wie riecht X an verschiedenen Stellen?

Wie riecht X innen und außen?

Wie gefällt mir der Geruch von X?

Kenne ich diesen oder einen ähnlichen Geruch noch von anderen Dingen?

Gab es in meinem Leben angenehme Situationen, in denen der Geruch von X vorgekommen ist?

Warum finde ich den Geruch von X angenehm?

Zu welchen angenehmen Situationen in meinem Alltag paßt der Geruch von X?

■ *Geschmack*

Wie kann ich den Geschmack von X beschreiben?

Wie schmeckt X, wenn ich mit der Zunge daran lecke?

Wie schmeckt X, wenn es in meinem Mund liegt?

Wie schmeckt X, wenn ich intensiv darauf kaue?

Wie schmeckt X, wenn ich es auf der Zunge zergehen lasse?

Kann ich Unterschiede im Geschmack feststellen, wenn ich einmal ein kleines und einmal ein großes Stück von X in den Mund nehme?

Schmeckt X an verschiedenen Stellen unterschiedlich?

Kann ich bei X Unterschiede im Geschmack feststellen, wenn ich X einmal nach wenigen Malen des Kauens herunterschlucke und einmal erst nach langem Kauen schlucke?

Was genau gefällt mir an dem Geschmack von X?

Was schmeckt ähnlich wie X?

Kann ich mich an angenehme Erlebnisse erinnern, bei denen ich X gegessen habe?

- *Tastsinn*

Wie fühlt sich X an, wenn ich es in der Hand halte?

Wie fühlt sich X an, wenn ich mit meinen Fingern darüber streiche?

Wie fühlt sich X an, wenn ich es über meinen Unterarm, meine Wange, meinen Oberschenkel gleiten lasse?

Fühlt sich X an allen Stellen gleich an?

Welche Unterschiede kann ich spüren, wenn ich X an verschiedenen Stellen betaste?

An welcher Stelle fühlt sich X am angenehmsten an?

Wie fühlt sich X an, wenn es auf meiner Zunge liegt?

Was spüre ich an meiner Zunge, wenn ich an X lecke?

Welche Dinge kenne ich, die sich ähnlich wie X anfühlen?

Was genau finde ich angenehm, wenn ich X spüre?

Gab es angenehme Situationen in meinem Leben, in denen ich X gespürt habe?

Bei welchen Gelegenheiten in meinem Alltag würde ich X gerne öfter spüren?

2. Übungen zum Genießen von Situationen

■ sich im Wald auf eine Bank setzen und

a) die Augen schließen und alle unterschiedlichen Geräusche des Waldes erlauschen (Gesang verschiedener Vogelarten, Geknister im Unterholz ...),

b) mit geschlossenen Augen spüren, was die Haut wahrnimmt,

c) die Augen öffnen, um alles genau zu sehen, was der Wald zu bieten hat (z. B. verschiedene Farben, Pflanzen, Lichtspiele von Sonne und Schatten zwischen den Bäumen).

■ Auf einem See in einem Ruderboot sitzen und

a) mit geschlossenen Augen all dem lauschen, was sich auf dem See, im See und um den See herum tut (z. B. Lachen und Stimmen am Ufer, Plätschern von Wellenbewegungen, Laute von Wassertieren),

b) mit geschlossenen Augen spüren, was sich auf der Haut tut (z. B. angenehme Wärme durch Sonnenstrahlen, angenehm kühler Wind),

c) die Augen öffnen und all das begucken, was sich auf dem See, im See und um den See herum tut (z. B. ziehende Wolken über dem See, Wellenbewegungen des Wassers, unterschiedlich in der Sonne schimmerndes Wasser, verschiedene Färbungen des Wassers, das Treiben der Enten und Schwäne).

■ Mit dem Partner Sex haben und

a) mit geschlossenen Augen auf seine Herz- und Atemgeräusche sowie sein lustvolles Stöhnen lauschen,

b) mit geschlossenen Augen spüren, was er mit mir und ich mit ihm tue (wie es sich anfühlt, wenn er mich an verschiedenen Körperpartien küßt, streichelt und leckt, was ich an meiner Zunge spüre, während ich ihn küsse oder lecke,

c) mit geschlossenen Augen ihn rundherum beschnuppern,

d) den Partner mit geschlossenen Augen an verschiedenen Körperpartien lecken und dabei unterschiedliche Geschmäcker entdecken,

e) die Augen öffnen und sich den Partner rundherum genau anschauen (z. B. seine Haut und Hautfärbungen sowie deren Veränderungen an verschiedenen Körperstellen, seine Bewegungen, seine Gesichtszüge und wie sich diese verändern).

Phantasien zur Entspannung nutzen

Entspannung über Phantasien kann sowohl in Ruhe als auch während alltäglicher Tätigkeiten (z. B. während des Wartens in einer Schlange im Postamt oder Supermarkt, während des Erledigens von Routinearbeiten, des Fahrens mit öffentlichen Verkehrsmitteln) genutzt werden.

Es gibt Entspannungsphantasien, die in Büchern beschrieben oder auf CDs oder Cassetten erhältlich sind. Wir leiten hier dazu an, sich Entspannungsphantasien selbst auszumalen. Eigene Phantasien haben oft den Vorteil, daß sie besser wiedergeben, was der einzelne für sich als angenehm und entspannend erlebt. Zudem kann es Spaß machen, sich angenehme Phantasien selbst auszudenken, womit ein weiterer Weg zu mehr Entspannung eingeschlagen wird. Für Entspannungsphantasien bieten sich verschiedene Inhalte an.

Angenehme Phantasien

- Erinnerungen an angenehme Erlebnisse in der Vergangenheit (wie es war, als Sie in der Kindheit von den Eltern eine Geschichte vorgelesen bekamen, als Sie beim letzten Besuch im Fußballstadion gejubelt haben ...).

- Angenehme Vorstellungen, was in der Zukunft sein wird (wie schön der nächste Urlaub verlaufen könnte, wie es sein wird, wenn das Kind geboren ist, wie es sein wird, wenn Sie trotz der Behinderung nach dem Unfall wieder einen Beruf ausüben können, wie Sie sich fühlen werden, nachdem es gelungen ist, trotz des Hautekzems im luftigen Kleid zu einer Gartenparty zu gehen).

- Gedanken an Szenen aus Filmen, Theaterstücken oder Büchern, die Ihnen gefallen haben.

- Wunschvorstellungen, die sich in der Realität nicht oder wahrscheinlich nicht verwirklichen lassen (wie es sein würde, wenn Sie Millionär wären, wie es sein würde, wenn Sie jetzt nochmals Kind sein könnten, wie es sein würde, wenn Sie ein Baum wären, der in Fenster hineinschauen kann).

- Gedanken an neue Fertigkeiten (wie Sie dem Chef begegnen werden, wenn Sie gelernt haben, ihm selbstsicher gegenüberzutreten, wie es sein wird, wenn es Ihnen gelingt, Gefühle dem Partner gegenüber offener zu zeigen ...).

- Gedanken an angenehme Körperempfindungen (z. B. nach einem Schwimmbad- oder Saunabesuch, während Sie sich streicheln oder vom Partner gestreichelt werden, wie die angenehm kühle Meeresbrise der entzündeten Haut guttut).

- Gedanken, wie Wunden sich schließen und Haut abheilt (z. B. wie Wunden immer kleiner werden, Rötungen der Haut immer blasser werden).

- Gedanken an abnehmende Schmerzen (z. B. Schmerzen, die wie Strahlen aus dem Körper herausströmen und sich verlieren, schmerzende Muskelpartien, die sich lockern).

- Gedanken an abnehmende Aktivität von Viren und Bakterien bei Infektionskrankheiten (z. B. wie das Immunsystem erfolgreich mit Bakterien und Viren kämpft, wie Medikamente Viren und Bakterien abtöten).

■ Gedanken an sich auflösende Geschwülste im Körper (z. B. wie Strahlen bei der Strahlentherapie in Form von Pfeilen entartete Zellen jagen und zerstören, wie Medikamente bei der Chemotherapie entartete Zellen angreifen und zerstören, wie eine zerstörte Geschwulst in Einzelteilen aus dem Körper herausgeschwemmt wird).

■ Vorstellungen darüber, was im gesunden Zustand im Körper so alles passiert (z. B. was das Kind im Mutterleib während einer Schwangerschaft tut, wie sich sexuelle Erregung ausbreitet, wie das Blut regelmäßig durch den Körper strömt).

Welche Phantasien sich für jeden einzelnen zum Entspannen am besten eignen, sollte jeder selbst erproben. Bei der Ausgestaltung von Phantasien ist folgendes zu beachten.

Was bei der Ausgestaltung von Entspannungsphantasien zu beachten ist

■ Phantasien sollten mit angenehmen Gefühlen (Freude, Zufriedenheit, Geborgenheit, Vertrauen ...) und angenehmen Körperempfindungen (wohliger Wärme, angenehmer Kühle, regelmäßiger Atmung, nachlassendem Schmerz, gelockerter Muskulatur ...) verbunden sein.

■ Phantasien sollten genau bzw. in allen Einzelheiten vorgestellt werden können (z. B. was in einer bestimmten Situation zu sehen, zu hören, zu riechen, zu schmecken und zu fühlen ist, auftretende Gefühle, Gedanken und Körperreaktionen, Abläufe im Körper). Je genauer Phantasien vorgestellt und nachempfunden werden können, um so leichter gelingt es, Entspannung zu erreichen.

■ Damit Phantasien in allen Einzelheiten vorstellbar sind, sollten Sie Inhalte wählen, die Sie aus persönlicher Erfahrung gut kennen, über die Sie sich ausführlich informiert haben (z. B. den Weg der Nahrung vom Mund bis zum Darm, den Weg des Blutkreislaufs), Szenen, die Ihnen aus Filmen oder Theaterstücken vertraut sind, Bilder, die Sie selbst gemalt haben (z. B. Pfeile, die entartete Zellen im Körper zerstören, Strahlen als aus dem Körper herausströmende Schmerzen).

Bevor eine Phantasie zur Entspannung eingeleitet wird, können Bilder angeschaut werden, auf denen die Phantasieinhalte zu sehen sind, um sich in die Phantasie besser hineinzufinden. Auch können vor und während der Entspannungsübung passende Geräusche (z. B. Waldesrauschen, Vogelstimmen) über CD oder Kassette abgespielt werden. Sie können auch eine Phantasie, die Sie sich gedanklich ausgemalt haben, mit genauer Beschreibung aller Einzelheiten auf Tonband sprechen und beim Entspannen begleitend hören.

 Was bei der Durchführung von Entspannungsübungen zu beachten ist

- Es sollte sitzend oder liegend eine bequeme Körperhaltung eingenommen werden.
- Die Augen sollten geschlossen werden. Wer bei geschlossenen Augen unangenehme Körperempfindungen (z. B. Schwindel) spürt, kann den Blick auf eine neutrale Fläche (z. B. eine einfarbige Wand oder Tür, den blauen Himmel) richten. So wird Störungen durch Außenreize und Ablenkung vorgebeugt.
- Die Phantasieübung sollte damit eingeleitet werden, daß Sie sich deutlich sagen, was Sie jetzt tun möchten – z. B.: Ich werde meinen Alltag in Gedanken jetzt für eine Weile verlassen und mich entspannen! Ich begebe mich jetzt langsam mit

meinen Gedanken und meinem Empfinden in meine Phantasie: ... (Phantasieinhalt)!

- Tauchen während des Phantasierens störende Gedanken auf (z. B. etwas, das Sie jemandem noch sagen wollen, ungelöste Probleme), sollten Sie sich deutlich sagen, daß diese Gedanken jetzt nicht dran sind – z. B.: Jetzt will ich mich entspannen, mit dem Problem werde ich mich nach dem Abendbrot befassen! Ich will mich jetzt nur mit meiner Phantasie befassen; danach werde ich mir notieren, was ich meinem Kollegen sagen will!

- Entspannungsphantasien sollten langsam beendet werden. Dies sollten Sie sich gegen Ende einer Entspannungsphantasie deutlich sagen – z. B.: Ich kehre jetzt langsam in meinen Alltag zurück! Begleitend können Sie sich mehrmals rekeln oder strecken und mehrmals gähnen. Die Augen sollten bei mehrmaligem Blinzeln langsam geöffnet werden.

Durch Liebesspiele Entspannung finden

Sex bzw. Liebesspiele sind ein weiterer Weg zur Entspannung. Dazu gehört z. B.: Selbstbefriedigung, Flirten, Verführen und Kokettieren, den Partner an verschiedenen Körperpartien massieren, Küssen verschiedener Körperpartien, zusammen baden oder duschen, sich an den anderen anlehnen, auf dem Schoß des anderen sitzen, sich gegenseitig kitzeln, Zärtlichkeiten austauschen (Händchenhalten, Nasen-, Rücken- oder Poreiben, Füßeln, auf eine schmerzende Körperstelle pusten, sich gegenseitig mit den Schultern anstupsen, den Kopf an die Schulter oder in den Schoß des anderen legen, die Hüften beim Gehen aneinanderreiben, den Partner waschen, abtrocknen, eincremen und füttern ...), sich selbst oder den anderen an verschiedenen Körperstellen streicheln, Schmusen und Kuscheln.

Wie durch Liebesspiele Entspannung zu erreichen ist

- Beim Beischlaf und bei der Selbstbefriedigung kommt es zunächst zu einem Erregungsanstieg, der gegen Ende der sexuellen Betätigung (besonders mit dem Höhepunkt bzw. Orgasmus) rasch abnimmt und sich in wohlige Erschöpfung bis hin zum Schlaf umkehrt.
- Beim Streicheln, Schmusen und Küssen entsteht angenehme Wärme.
- Streicheln, Schmusen und Kuscheln haben eine beruhigende Wirkung.
- Durch Beischlaf und Selbstbefriedigung können überschüssige Energien abgebaut werden.
- Liebesspiele (z. B. Schmusen, Kuscheln und Zärtlichkeiten) vermitteln oft Gefühle der Geborgenheit und Sicherheit.
- Wenn Sie die Aufmerksamkeit bei Liebesspielen auf das richten, was mit Ihrem Körper geschieht, was Sie fühlen, was Sie selbst mit sich oder dem Partner tun, was der Partner mit Ihnen macht, hilft dies, von Problemen, Sorgen, Verpflichtungen ... des Alltags abzuschalten.
- Liebesspiele bringen Spaß, besonders dann, wenn von Zeit zu Zeit Abwechslung ins Spiel gebracht wird (z. B. neue Techniken oder ungewohnte Orte ausprobiert werden). Es macht bereits Spaß, sich alleine oder mit dem Partner auszudenken, wie es wäre, mal dies oder jenes zu tun, es mal hier oder dort zu treiben usw.

Welche Liebesspiele sich für jeden einzelnen am besten eignen, um Entspannung zu erreichen, das mag jeder selbst probieren. Manche Menschen können sich besser entspannen, wenn sie sich ohne Partner selbst befriedigen, andere entspannen sich am meisten beim gemeinsamen Kuscheln, Schmusen oder Baden.

Anregungen für Liebesspiele

- Beim Geschlechtsverkehr nur ganz langsame oder abwechselnd schnelle und ganz langsame Bewegungen machen und so den Höhepunkt hinausschieben;
- bei der Selbstbefriedigung einen Vibrator verwenden, sich neue Phantasien ausdenken, den Partner zuschauen lassen;
- mit dem Partner einfach nur schmusen, statt zu meinen, dann auch gleich miteinander schlafen zu müssen;
- den schlafenden Partner heimlich streicheln;
- an ungewohnten Orten oder bei anderen Gelegenheiten miteinander kuscheln (auf einer Parkbank, im häuslichen Garten oder auf dem Balkon, im Fahrstuhl ...);
- neue Orte für Petting oder Beischlaf wählen (vor dem Spiegel in der Diele, auf dem Küchentisch, im Auto, am einsamen Strand, im Wasser ...);
- sich gemeinsam an neuen Zärtlichkeiten versuchen (sich gegenseitig waschen, sich gegenseitig eincremen, sich gegenseitig mit einer Leckerei von Mund zu Mund füttern, sich gegenseitig mit einem trockenen Grashalm kitzeln ...);
- beim Beischlaf oder bei der Selbstbefriedigung mehr Lautäußerungen (Juchzen, Stöhnen ...) von sich geben, statt sie mühsam zurückzuhalten;
- zu einer ungewohnten Tageszeit miteinander schlafen.

Atemübungen zur Entspannung

Atmung geschieht, ohne daß Sie darauf achten oder etwas dazu tun. Diese wichtige Körperfunktion reguliert sich, wie alle lebenswichtigen Funktionen des Organismus, über das vegetative Nervensystem und ein bestimmtes Zentrum im Gehirn. Durchschnittlich 16mal pro Minute atmet man Sauerstoff ein und Kohlendioxid aus. Der Atemrhythmus umfaßt drei Phasen:

Einatmen (das Zwerchfell senkt sich, was zu einer leichten Vorwölbung des Bauches führt, dadurch erweitert sich die Lunge und Luft wird eingesogen) – Ausatmen (das Zwerchfell entspannt sich, der Bauch senkt sich und Luft strömt nach außen) – Pause (bis zum nächsten Einatmen).

Weil die Atmung automatisch erfolgt, ist Steuerung nur bis zu einem gewissen Grad sinnvoll. Das läßt sich leicht ausprobieren. Atmen Sie ein, entsteht automatisch ein Impuls zum Ausatmen; nach dem Ausatmen kommt es nach einer kurzen Pause zu dem Impuls, erneut einzuatmen. Bei Anstrengung (bei Arbeiten im Beruf oder Haushalt, beim Grübeln ...) und auch in Verbindung mit starken Gefühlen (z. B. Angst, Ärger) atmet man schneller und tiefer und der Brustkorb hebt sich. Mit der Atmung sind Anspannung und Entspannung vieler Muskeln verbunden (besonders des Zwerchfells, des Halses, der Schultern, des Schlüsselbeins, des Bauches und des Beckens). Beim Einatmen werden Muskeln angespannt und beim Ausatmen entspannt. Auch reagiert die Atmung am schnellsten von allen inneren Organen auf Belastungen (z. B. auf unterschiedliche Gefühle oder körperliche Beanspruchungen). Gleichzeitig ist die Atmung eng verbunden mit all den anderen Körperfunktionen (z. B. mit dem Herz- und Kreislaufsystem), die ebenfalls über das vegetative Nervensystem gesteuert werden.

Es kann passieren, daß man sich falsches Atmen angewöhnt, z. B. weil man ständig unter Druck steht, Gefühlsäußerungen (Seufzen, Lachen, Weinen ...) zurückhält, angespannt ist oder sich dauernd sozusagen in Alarmbereitschaft hält, ohne tatsächlich aktiv zu werden. So kommen Störungen des Atemrhythmus und andere Körpersymptome zustande. Um solchen Störungen zu begegnen, ist entspannte Atmung wichtig und bewußt wieder einzuüben.

Atemübungen können im Alltag problemlos genutzt werden (bevor Sie das Sprechzimmer des Arztes betreten, nachdem Sie sich abgehetzt haben, um den Bus zu erreichen ...). Ein wichtiges Ziel ist, die drei Phasen des Atemrhythmus zu spüren, bewußt in den Bauch zu atmen statt in den Brustkorb und auch die Körperhaltung zu entspannen.

Atemübungen
Bei allen nachfolgend beschriebenen Übungen sollten die Augen geschlossen werden. Falls bei geschlossenen Augen unangenehme Körperempfindungen auftreten, können die geöffneten Augen auf eine neutrale einfarbige Fläche gerichtet werden. Dies erleichtert es, die Aufmerksamkeit nur auf die Atmung zu lenken und so in den Körper hineinzufühlen.

- Sich mit dem Rücken auf eine feste Unterlage legen oder sich auf einen Stuhl setzen und den Rücken an einer geraden Lehne anlehnen. Eine Handfläche locker auf den Bauch und eine auf den Brustkorb legen. So kann mit den Händen gespürt werden, wie sich Muskelspannung bei wiederholtem Ein- und Ausatmen aufbaut und sich wieder lockert und wie sich Körperpartien währenddessen heben und senken. Der Bauch soll sich dabei mehr heben als der Brustkorb. Es sollte 5 Minuten dem Atemrhythmus – Einatmen, Ausatmen, Pause – in dieser Haltung gefolgt werden.

- Sich mit leicht gespreizten Beinen fest auf beide Füße stellen. Beide Arme links und rechts locker neben dem Körper herunterhängen lassen. Beim Einatmen beide Arme seitlich vom Körper etwas anheben, beim Ausatmen beide Arme locker in die Ausgangshaltung fallenlassen und während der Pause Entspannung in den locker herunterhängenden Armen spüren. Mit diesen Armbewegungen sollte der Atemrythmus – Einatmen, Ausatmen, Pause – 5 Minuten begleitet werden.

■ Es sollte stehend, sitzend oder auf dem Rücken liegend eine bequeme Haltung eingenommen werden. In Gedanken kann man sich einen Blasebalg vorstellen, der sich rhythmisch aufbläht und wieder zusammenfällt. Beim Einatmen bläht sich der Blasebalg auf, beim Ausatmen fällt er zusammen, und während der Pause bleibt er locker in sich zusammengefallen. Das Bild des sich aufblähenden und zusammenfallenden Blasebalgs sollte 5 Minuten den Atemrhythmus – Einatmen, Ausatmen, Pause – begleiten.

■ Stehend, sitzend oder auf dem Rücken liegend ist eine bequeme Haltung einzunehmen. In der Phantasie kann ein Gewässer (z. B. ein Meer oder ein See) mit rhythmischen Wellenbewegungen vorgestellt werden. Beim Einatmen rollen die Wellen langsam auf einen zu, beim Ausatmen bewegen sich die Wellen von einem weg und verweilen während der Pause einen kurzen Moment in der Ferne. Mit der Vorstellung der rhythmischen Wellenbewegungen sollte der Atemrhythmus – Einatmen, Ausatmen, Pause – 5 Minuten begleitet werden.

Progressive Muskelentspannung

Progressive Muskelentspannung (= PMR) zielt darauf ab, den Wechsel zwischen Anspannung und Entspannung der Muskulatur – also auch zwischen Aktivität und Passivität – zu spüren und bewußt die Entspannung einzelner Muskelgruppen oder der gesamten Muskulatur herbeizuführen. Sie kann liegend, sitzend oder stehend durchgeführt werden. Um PMR so zu erlernen, daß sie im Alltag (z. B. vor dem Wortbeitrag bei der Kirchengemeinderatssitzung, bei einer ärztlichen Untersuchung) gezielt eingesetzt werden kann, ist regelmäßige Übung (wenigstens einmal täglich 10 – 20 Minuten) wichtig.

Der erste Schritt beim Erlernen der PMR besteht darin, wie bei einer Reise durch den Körper einzelne Muskelgruppen gezielt aufzusuchen und zu spüren. Dazu sollten Sie sich zunächst bequem hinsetzen oder hinlegen und nacheinander einzelne Muskelgruppen aufspüren. Dies verhilft zugleich zu einem verbesserten Körpergefühl und dazu, im Alltag Anspannung verschiedener Körperpartien (z. B. des Nackens bei Schreibtischarbeiten, des Rückens bei einseitiger Belastung) frühzeitiger zu erkennen und Gegenmaßnahmen einzuleiten.

Entdeckungsreise zu einzelnen Muskelgruppen

Stirnmuskeln, Gesichtsmuskeln, Halsmuskeln, Schultermuskeln, Muskeln der rechten Hand bis zu den Fingern, Muskeln des rechten Arms (Ober- und Unterarm), Muskeln der linken Hand bis zu den Fingern, Muskeln des linken Arms (Ober- und Unterarm), Muskulatur des Brustkorbs, Bauchmuskeln, Rückenmuskulatur, Gesäßmuskeln, Muskeln des linken Beines (Oberschenkel und Wade), Muskeln des linken Fußes bis zu den Zehen, Muskeln des rechten Beines (Oberschenkel und Waden), Muskeln des rechten Fußes bis zu den Zehen.

Im nächsten Schritt werden einzelne Muskelgruppen gezielt angespannt und wieder losgelassen. Anspannung sollte spürbar, aber nicht schmerzhaft sein. Kommt es zu Schmerzen, war die Spannung zu stark bzw. der Krafteinsatz zu hoch; beim nächsten Durchgang sollte weniger Kraft aufgewendet werden. Jede Muskelgruppe sollte zwei- bis dreimal angespannt und entspannt werden, wobei folgende Stadien zu durchlaufen sind: Muskeln spürbar anspannen – Spannung etwa 5 Sekunden halten – Anspannung loslassen – etwa 10 Sekunden spüren, wie sich dieser Muskel entspannt anfühlt.

Sie können eine Anleitung auf Tonband zu Hilfe nehmen, um auf dem Weg durch den Körper keine Muskelpartien zu vergessen oder um sich während der Übungen keine Gedanken darüber zu machen, wie der Weg durch die Muskulatur jetzt weitergeht. Anleitungen auf CDs oder Kassetten sind im Handel erhältlich, können aber auch leicht selbst besprochen werden.

Einzelne Muskelgruppen anspannen

- Die Stirn runzeln,
- mit den Gesichtsmuskeln (Augen, Kiefer ...) Grimassen schneiden,
- die Hände in den Nacken legen und den Hals gegen sie drücken,
- den Kopf leicht in Richtung Rücken oder Brust strecken,
- die Schultern hochziehen oder sie in Richtung Boden drücken,
- die Schultern in Richtung Rücken oder in Richtung Brust drücken,
- die Arme im rechten Winkel seitlich vom Körper abspreizen oder vor der Brust nach vorne strecken,
- die Arme vor der Brust zusammenführen oder fest auf Armlehnen eines Stuhls auflegen,
- den Rücken kerzengerade halten,
- die Brust nach vorne herausstrecken,
- den Bauch ein- und hochziehen oder weit herausstrecken,
- die Pobacken fest zusammendrücken,
- die Beine stehend nach hinten drücken oder sitzend gerade nach vorne strecken,

■ die Fußspitzen in Richtung Waden ziehen oder die Füße wie eine Faust zusammenrollen.

Gelingt es, einzelne Muskelgruppen gezielt anzuspannen, Spannung kurzzeitig zu halten, sie loszulassen und Entspannung zu spüren, können mehrere Muskelgruppen gleichzeitig angespannt und dann wieder entspannt werden, z. B.: beide Hände, Arme und Schultern, beide Füße, Beine und Gesäß, Stirn, Gesichtsmuskeln, Hals und Schultern. Schließlich können Sie das Anspannen ganz weglassen und sich nur auf das Entspannen der einzelnen Muskeln konzentrieren.

Schädliche Gewohnheiten verändern

Die Rede ist von Verhalten, das vielleicht kurzfristig Streß reduziert oder wenigstens Streß in Vergessenheit geraten läßt, langfristig jedoch Streß noch verstärkt, z. B.: übermäßige oder reduzierte Nahrungsaufnahme, übermäßiger Alkohol-, Nikotin-, Kaffee- und Beruhigungsmittelkonsum, Kratzen an der Haut, Kauen an Fingernägeln, Kauf-, Arbeits- oder Fernsehsucht. Hier können nur erste Hinweise auf Veränderungsmöglichkeiten gegeben werden. Menschen, deren schädliche Gewohnheiten stark ausgeprägt sind, sollten unbedingt fachkundige Hilfe in Anspruch nehmen.

Übermäßiger Alkohol-, Nikotin- und Beruhigungsmittelkonsum sowie anderes schädliches Verhalten dienen oft dazu, z. B.: Ärger zu vergessen, Anspannung abzubauen, Enttäuschung oder Angst zu reduzieren, Grübeleien abzuschalten, nicht an Probleme zu denken, sich Konflikten nicht stellen zu müssen oder Langeweile zu überdecken. Langfristig nimmt

Streß jedoch zu. Dies beispielsweise, wenn: man sich über sein Verhalten ärgert, andere einem Vorwürfe machen, man sich schuldig fühlt, der Arzt einen darauf hinweist, daß es so nicht weitergehen kann, körperliche Schäden zunehmen, andere wichtige Dinge vernachlässigt werden. Oft passiert es, daß schädliches Verhalten dann sogleich fortgesetzt wird, weil es scheinbar einen neuen Grund für Alkohol, Nikotin, übermäßiges Essen ... gibt. So kommt es zu einem Teufelskreis.

Auch wenn es mit dem schädlichen Verhalten gelungen sein sollte, Streß kurzfristig zuzudecken, hat sich längerfristig nichts zum Positiven verändert, denn: Probleme sind nicht aus der Welt geschafft, Ärger, Angst oder Enttäuschung bestehen weiterhin, Unzufriedenheit mit der Partnerschaft bleibt bestehen, Wochenenden sind noch immer langweilig, Überforderung im Büro ist weiterhin vorhanden, dauerhaftes Selbstvertrauen existiert nicht, Hilflosigkeit besteht fort, Grübeleien bleiben, Entscheidungen zu treffen fällt noch immer schwer. Schädliche Gewohnheiten verstärken sich und weiten sich aus. So nimmt Streß langfristig immer mehr zu. Jeder, der in seinem eigenen Verhalten schädliche Gewohnheiten entdeckt hat, wird einen solchen Teufelskreis bereits kennen.

Schädliche Gewohnheiten erkennen

Um schädliche Gewohnheiten zu verändern, ist zunächst genauer zu beobachten und festzustellen, bei welchen äußeren Bedingungen, Gefühlen, Gedanken, Tätigkeiten und Körperreaktionen sie auftreten. Dazu sollte ein Selbstbeobachtungsprotokoll geführt werden, z. B. das Streßtagebuch.

Finden Sie so z. B. heraus, daß Sie zu Alkohol greifen, wenn Sie nicht mehr über Probleme nachdenken wollen, sich hilflos fühlen, traurig sind, Ärger mit dem Partner haben, sich einsam fühlen, keinen rechten Sinn im Leben sehen, sich nicht entspannen können, ist es dringend notwendig, den Alkoholkonsum zu verändern.

Es ist dann z. B. erforderlich, Wege zu mehr Entspannung zu erlernen, Problemlösetechniken aufzubauen, Wege zur Überwindung von Einsamkeit zu erproben, Hilflosigkeit zu reduzieren, Lebensziele zu erarbeiten, Strategien im Umgang mit Konflikten aufzubauen und mit Gefühlen besser umgehen zu lernen.

Haben Sie das schädliche Verhalten und die Bedingungen, unter denen Sie es zeigen, erkannt, können Sie bessere Bewältigungsstrategien überlegen.

Bessere Bewältigungsstrategien suchen

- Welche Fähigkeiten habe ich, besser mit diesem Streß fertig zu werden?
- Was habe ich bei ähnlichem Streß getan, das mir geholfen hat, ihn langfristig zu bewältigen?
- Was könnte ich neu lernen, um diesen Streß auch auf lange Sicht abzubauen?
- Was tun andere Menschen bei solchem Streß, von denen ich meine, daß sie gut damit umgehen können? – Was von dem kann ich auch lernen?

Diese Überlegungen sollten unbedingt schriftlich angestellt werden, indem jedem Streßverhalten hilfreiche Bewältigungsstrategien zugeordnet werden. Das erleichtert nicht nur schädliche Gewohnheiten zu durchschauen, sondern auch das Umlernen, weil nicht andauernd neu überlegt werden muß, welche hilfreichen Bewältigungsstrategien es wohl geben könnte.

Vielleicht stellen Sie fest, daß es mit viel Mühe verbunden

sein könnte, hilfreiche Bewältigungsstrategien aufzubauen oder anzuwenden. Der Griff zur Flasche, zur Zigarette, zum Beruhigungsmittel, die Flucht an den Schreibtisch usw. sind auf den ersten Blick einfacher in die Tat umzusetzen. Weil das so ist, ist es wichtig, sich bewußt für eine Veränderung zu entscheiden.

Entscheidungsfindung und Zielplanung

Schädliche Gewohnheiten halbherzig und mal eben so nebenbei ändern zu wollen, gelingt in der Regel nicht. Auch scheitern vielfach Veränderungen schädlichen Verhaltens, wenn Sie sie nicht für sich selbst, sondern nur anderen zum Gefallen anstreben. Denn es besteht die Gefahr, daß Ihr Vorhaben scheitert, sobald Sie sich über die Menschen, für die Sie es tun, ärgern oder von ihnen enttäuscht sind. Es kann passieren, daß schädliches Verhalten sich dann sogar noch verstärkt. Manchmal ist dabei auch eine Art Trotz im Spiel mit Gedanken wie: Wenn meine Frau nicht mit mir zum Tanzkurs geht, obwohl ich schon etwas abgenommen habe, brauche ich mich auch nicht anzustrengen, weniger Süßigkeiten zu essen! Wenn der Kollege, obwohl ich weniger rauche und seine Atemluft weniger verpeste, trotzdem nicht bereit ist, den Wochenenddienst mit mir zu tauschen, kann ich auch wieder mehr rauchen!

Um dem vorzubeugen, ist es wichtig, im Vorfeld jeder Veränderung genau zu prüfen, ob Sie diese tatsächlich für sich bzw. für Ihr eigenes Wohlbefinden anstreben. Zweckmäßig ist es, eine Analyse der Vor- und Nachteile durchzuführen, bei der Sie kurz- und langfristige Folgen der jeweiligen schädlichen Gewohnheit gegeneinander abwägen. Bei den Nachteilen sind für die unterschiedlichen Gewohnheiten auch die bereits eingetretenen oder zu erwartenden gesundheitlichen Risiken mit zu berücksichtigen; es bietet sich an, sich darüber gezielt zu informieren.

Auch wenn die Nachteile den Nutzen schädlicher Gewohnheiten überwiegen, fällt es oft schwer, schädliches Verhalten zu verändern. Deshalb ist es sinnvoll, zunächst genau zu klären, welche Veränderungen Sie anstreben wollen. Dabei ist beispielsweise zu überlegen, ob schädliches Verhalten ganz abgestellt oder reduziert werden soll. Vielleicht möchte jemand nicht ganz auf Kaffee verzichten, aber nur noch zwei Tassen pro Tag oder zu bestimmten Gelegenheiten Kaffee zu sich nehmen. Bei der Klärung solcher Ziele ist es, vor allem wenn gesundheitliche Risiken und Schädigungen vorliegen, wichtig, mit dem behandelnden Arzt zu sprechen. So läßt sich herausfinden, was aus medizinischer Sicht in die Entscheidung und Zielplanung einzubeziehen ist. Der Arzt kann beispielsweise dringend dazu raten, den Alkohol wegzulassen, weil Leber und Magen bereits stark geschädigt sind; ob der Betroffene dem Rat folgt oder nicht, bleibt seine persönliche Entscheidung. Oft ist zu hören, daß der Arzt zwar gesagt habe, das Rauchen, der Alkohol ... würden schaden, aber er habe es nicht verboten. Vergessen wird dabei, daß der Arzt raten und empfehlen, aber nichts wirklich verbieten kann. Es bleibt also in der Regel einem selbst überlassen, ob man Ratschläge oder Empfehlungen des Arztes annimmt.

Haben Sie ein Ziel, sollte überlegt werden, ob Sie es alleine oder mit zusätzlicher Hilfe (z.B. von Selbsthilfegruppen, Psychotherapeuten, Suchtberatern, Raucherentwöhnungskursen) anstreben wollen.

Das Vorgehen bei der Veränderung schädlicher Gewohnheiten planen

- Was kann ich in meinem Umgang mit Streß alleine verändern?

- Welche Veränderungen meines Bewältigungsverhaltens möchte ich zunächst allein probieren, bevor ich Hilfe suche?
- Welche Menschen in meinem direkten Umfeld (Partner, Kollegen ...) könnten mir bei welcher Veränderung helfen?
- Möchte ich die Hilfe von vertrauten Personen in Anspruch nehmen?
- Was genau könnten diese Menschen tun, um mir beim Erlernen besseren Bewältigungsverhaltens zu helfen?
- Welche Veränderungen meines Umgangs mit Streß werde ich mit großer Wahrscheinlichkeit nicht alleine schaffen?
- Wo könnte ich Hilfe für Veränderungen finden, die mir alleine nicht gelingen?

Die Beantwortung dieser Fragen macht deutlich, welche Mühen mit angestrebten Veränderungen schädlicher Gewohnheiten voraussichtlich verbunden sind. Sich den Aufwand vor Augen zu führen ist wichtig, um sich Klarheit darüber zu verschaffen, ob er sich tatsächlich lohnt und Sie tatsächlich bereit sind, diesen Aufwand in Kauf zu nehmen. Vielfach ist es bei schädlichen Gewohnheiten sinnvoll, wenn mit kleinen Zielen begonnen wird.

Als sinnvolle Schritte können alle hilfreichen Bewältigungsstrategien benannt werden (z. B. Strategien zum Abstellen von Grübeleien, Grenzen setzen lernen, «Muß-Gedanken» verändern), die Sie zukünftig statt des schädlichen Verhaltens anwenden wollen. Ist es erforderlich, umfangreiche Bewältigungsstrategien neu zu erlernen, sollte nochmals in Teilschritte untergliedert werden.

Hilfreiches Bewältigungsverhalten in die Tat umsetzen

Um schädliches Verhalten durch hilfreiche Bewältigungsstrategien zu ersetzen, sollten Sie sich täglich vor Augen führen, warum Sie sich bewußt entschieden haben, schädliche Gewohnheiten wie Frustessen oder Alkoholkonsum abzubauen. Führen Sie sich jeden Morgen vor Augen, was zu Ihrer Entscheidung geführt hat (die Nachteile des schädlichen Verhaltens und die Vorteile des angestrebten Ziels). Als zusätzliche Hilfe sollten zu Hause Stoppschilder als Gedächtnisstütze dienen. Auf jedem Stoppschild sollten die langfristigen Vorteile notiert werden. Die Stoppschilder sollten besonders an den Orten plaziert werden, an denen schädliche Gewohnheiten oft vorkommen, z. B. an der Hausbar, der Kühlschranktür, die bei Frustessen geöffnet wird, an dem Platz, an dem Sie sich oft zum Rauchen niederlassen.

Auch sollten Sie sich jeden Morgen die Übersicht durchlesen, in der Sie hilfreiche Bewältigungsstrategien für Ihren Streß notiert haben. Lernen von hilfreichem Bewältigungsverhalten braucht Zeit und Übung. Weil schädliche Gewohnheiten gewissermaßen wie von selbst – meist ohne bewußte Überlegung – eingesetzt werden, ist es unumgänglich, während der Zeit des Umlernens den alten Automatismus frühzeitig zu erkennen, abzuschalten und bewußt das hilfreiche Bewältigungsverhalten einzusetzen. Dieses bewußte Tun muß wenigstens so lange sein, bis das bessere Verhalten mit zunehmender Übung eingesetzt wird – bis also der alte Automatismus durch einen neuen ersetzt ist.

Hilfreich ist es auch, sich für die Fortschritte beim Abbau schädlicher Gewohnheiten zu loben. So verdeutlichen Sie sich, daß Sie etwas geschafft haben, worauf Sie stolz sein können, z. B., wenn es gelungen ist, eine Atemübung zur Entspannung zu machen, statt wie früher eine Zigarette zu rauchen, der Partnerin zu sagen, daß Sie traurig sind, weil sie nicht, wie verabredet, den gestrigen Abend mit Ihnen verbracht hat, statt wie früher zu versuchen, das Traurigsein mit Alkohol runterzuspülen, den Ärger aus dem Büro im Fitneßstudio abzureagieren, statt wie früher viel Geld bei einem Frusteinkauf auszugeben. Schädliche Gewohnheiten sollten Sie in erster Linie für Ihr Wohlbefinden abbauen und nicht anderen zum Gefallen. Wenn andere gut finden, was Sie verändern, ist das schön, es sollte aber nur zusätzliche Bestätigung sein.

Oft werden Veränderungen schädlicher Gewohnheiten durch störende Denkmuster oder Selbstgespräche erschwert.

 Störende Denkmuster und hilfreiche Sichtweisen

störend	*hilfreich*
Ich rauche schon seit 15 Jahren.	Das ist noch kein Grund, weitere 15 Jahre zu rauchen.
Andere Leute trinken noch mehr Alkohol als ich.	Jeder muß für sich selbst entscheiden, ob er damit verbundene Risiken in Kauf nehmen will oder nicht.
Ich habe schon x-mal versucht, weniger zu trinken, es ist nie gelungen.	Jetzt mache ich einen neuen Anfang; ich habe mich jetzt besser darauf vorbereitet.
Vor dem nächsten wichtigen Gespräch werde ich bestimmt wieder etliche Zigaretten rauchen, weil ich mich unsicher fühle.	Wenn ich merke, daß ich unsicher werde, spiele ich die Situation, die mir bevorsteht, in Gedanken durch und überlege, wie ich mich im

störend	*hilfreich*
	Gespräch verhalten kann. Ob ich zu mehr Zigaretten greife, kann ich jetzt noch nicht wissen.
Man gönnt sich ja sonst nichts.	Alkohol zu trinken, hat nichts damit zu tun, sich etwas zu gönnen; Alkohol schadet (Nachteile für die Beibehaltung des Alkoholkonsums durchlesen). Ich kenne bessere Wege, mir Gutes zu tun (Surfen, mit Freunden einen Spieleabend machen …).
Ja, ich will etwas ändern, aber nicht gerade heute.	Es gibt keinen triftigen Grund, warum ich nicht schon heute weniger rauchen sollte.
Mit Sicherheit werde ich schon bald doch wieder rückfällig. Es lohnt sich also nicht, daß ich mich abmühe.	Wenn ich es nicht versuche, wird sich mit Sicherheit nichts ändern. Bei jedem Versuch habe ich die Chance, erfolgreich zu sein.

Sich nicht entmutigen lassen

Die Veränderung von Streßverhalten kann nur schrittweise, nicht von jetzt auf gleich gelingen. Auch wenn Sie sorgsam Veränderungsmöglichkeiten überlegt und mehr oder weniger eingeübt haben, kann es Mißerfolge bzw. Rückfälle geben.

Ein Rückfall an sich ist nicht schlimm. Problematisch wird er dann, wenn Sie Ihr Vorhaben, Streßverhalten zu verändern, entmutigt aufgeben. Dies geschieht meist dann, wenn ein Rückfall als Beweis dafür bewertet wird, daß: man unfähig ist, wirklich etwas zu ändern, sich Mühe doch nicht lohnt, man zu schwach ist, es einem an Willen fehlt. Solche Bewertungen eines Rückfalls können nur entmutigen und neuen Streß hervorbringen (z. B. Versagens- und Schuldgefühle).

Aus Rückfällen lernen

Um vorzubeugen, daß Rückfälle in altes Streßverhalten münden, ist es wichtig, sich folgende Grundgedanken regelmäßig klarzumachen.

Mit Rückfällen umgehen
- Ein Rückfall ist keine Katastrophe!
- Ein Rückfall ist ein Ausrutscher, nicht der Neuanfang alter Gewohnheiten!
- Ein Rückfall braucht mich nicht zu entmutigen!
- Ein Rückfall hindert mich nicht daran, weiter an meinem Ziel zu arbeiten!
- Ein Rückfall macht mein Ziel nur dann zunichte, wenn ich das zulasse!
- Rückfällig zu werden, hat nichts damit zu tun, unfähig, willenlos oder schwach zu sein!

- Ein Rückfall kann jedem passieren!
- Andere Menschen, die es geschafft haben, alte Gewohnheiten zu verändern, hatten bis dahin auch Rückfälle!

Hilfreich ist es, einen Rückfall als eine Erfahrung zu sehen, aus der Sie lernen können.

Aus Rückfällen in ungünstiges Streßverhalten lernen

- Mit welchen äußeren Bedingungen und welchem Verhalten anderer konnte ich nicht umgehen?
- Welche meiner Gedanken haben den Rückfall begünstigt?
- Welche Gefühle hatte ich, die den Rückfall begünstigt haben?
- Welches Verhalten bei mir selbst hat zu dem Rückfall beigetragen?
- Was habe ich bei der Planung hilfreicher Bewältigungsstrategien für Streß übersehen?
- Auf welche äußeren Bedingungen und Reaktionen anderer oder Bedingungen bei mir selbst war ich in dieser Situation nicht genug vorbereitet?
- Welche Fähigkeiten hätten mir in der Situation geholfen, keinen Rückfall zu haben?
- Worauf sollte ich bei zukünftig ähnlichen Situationen mehr achten?
- Wie könnte ich mit meinen Gefühlen bei zukünftig ähnlichen Gelegenheiten besser umgehen, um einem Rückfall vorzubeugen?
- Welche hilfreichen Gedanken können dazu beitragen, daß ich bei zukünftig ähnlichen Gelegenheiten keinen Rückfall habe?
- Welche Unterstützung könnte ich mir von anderen holen, um bei ähnlichen Gelegenheiten zukünftig einen Rückfall zu vermeiden?

■ Was sollte ich zusätzlich zu meiner ursprünglichen Planung noch lernen, um mit solchen Situationen besser zurechtzukommen?

Wichtig ist es, für zukünftige Situationen besser gewappnet zu sein. Dies läßt sich z. B. erreichen, indem Sie sich die Situation, die schwierig war, in der Phantasie vorstellen, verschiedene Möglichkeiten des Verlaufs der Situation (der Party, bei der Sie keinen Alkohol trinken möchten, einen Konflikt mit der Partnerin, der zur Folge haben könnte, daß eisiges Schweigen entsteht ...) in Gedanken durchspielen und hilfreiche Bewältigungsstrategien dabei erproben und einüben. Geht es um schwierige Gespräche mit anderen Menschen, kann hilfreiches Bewältigungsverhalten vorher in einem Rollenspiel erprobt werden. Die bevorstehende schwierige Situation sollte in der Phantasie oder dem Rollenspiel so wirklichkeitsgetreu wie möglich und mit verschiedenen denkbaren Abläufen durchgespielt werden. Dies gibt Gelegenheit, mehrere günstige Bewältigungsmöglichkeiten auszuprobieren und einzuüben.

Auch ist es wichtig, während des Umlernens regelmäßig zu prüfen, inwieweit Ihnen das neue Verhalten gelingt. Dafür bietet es sich an, jeden Abend zu überlegen, wo es an dem betreffenden Tag gelungen ist oder wo Sie nicht geschafft haben, es zu verwirklichen, welche Bedingungen dazu geführt haben und was Sie zukünftig bei ähnlichen Gelegenheiten besser machen können. Sind an einem Tag Mißerfolge bei der Umsetzung besseren Streßverhaltens vorgekommen, lassen sich so die Bedingungen ermitteln, die zum Scheitern beigetragen haben, und Möglichkeiten finden, damit das neue Verhalten zukünftig immer öfter auch in schwierigen Situationen gelingt.

Es kann mehr als einmal zu einem Rückfall kommen. Um

das, was Sie aus einem Rückfall gelernt haben, für die nächste ähnliche Gelegenheit nutzen zu können, sollten Sie für Rückfälle notieren: die Situation, in der es zum Rückfall gekommen ist, welche äußeren oder inneren Bedingungen zu dem Rückfall beigetragen haben und wie Sie damit zukünftig besser umgehen können.

In Teil 1 zu diesem Buch haben wir Sie mit dem «Streßtagebuch» vertraut gemacht. Sie haben gelernt, Streßverhalten zu erkennen und die Situationen, in denen es auftritt, zu analysieren. Wenn Sie unsere Anregung, die Fragen im Buch schriftlich zu beantworten, aufgegriffen haben, besitzen Sie nun neben dem «Streßtagebuch» auch ein «Anti-Streßtagebuch» mit vielen wertvollen Hinweisen, die ganz auf Ihre persönliche Situation abgestimmt sind und die Ihnen helfen, zukünftigen Problemen mit Mut zu begegnen.

Literaturhinweise

Beck, A. T. et. al.: Kognitive Therapie der Depression, PVU, Weinheim 1994

Beck, A. T. et al.: Kognitive Therapie der Persönlichkeitsstörungen, PVU, Weinheim 1993

Bischof, N.: Das Rätsel Ödipus, Piper, München 1989

Eibl-Eibesfeldt, I.: Die Biologie des menschlichen Verhaltens, Piper, München 1986

Hautzinger, M. (Hrsg.): Kognitive Verhaltenstherapie bei psychischen Erkrankungen, Quintessenz, Berlin 1994

Lazarus, R. S. & Folkman, S.: Stress, Appraisal and Coping, Springer, New York 1984

Meichenbaum, D.: Interventionen bei Streß – Anwendung und Wirkung des Streßimpfungstrainings, Huber, Bern 1991

Rost, W.: Emotionen – Elixiere des Lebens, Springer, Berlin, Heidelberg 1990

Rost, W. & Schulz, A.: Rivalität – Über Konkurrenz, Neid und Eifersucht, Springer, Berlin, Heidelberg 1994

Scherer, K. (Hrsg.): Psychologie der Emotionen, Hogrefe, Göttingen 1990

Schwarzer, R. (Hrsg.): Gesundheitspsychologie, Hogrefe, Göttingen 1992

Selye, H.: Geschichte und Grundzüge des Streßkonzeptes, in: Nitsch, J. R.: Streß: Theorien, Untersuchungen, Maßnahmen, Huber, Bern 1981

VDR (Hrsg.): Psychoimmunologie und Überforderungssyndrom/ Streß, Reihe: Klinische Psychologie in der Rehabilitationsklinik, Band 3, Frankfurt 1994

Zielke, M. & Strum, J. (Hrsg.): Handbuch Stationäre Verhaltenstherapie, PVU, Weinheim 1994

Zimmer, D.E.: Die Vernunft der Gefühle, Piper, München 1984

Die Autoren

Dr. Dietmar Juli, geboren 1944, ist Diplompsychologe und arbeitet in einer Klinik für Psychosomatik und Psychotherapie in Bad Hersfeld. Daneben ist er als Verhaltenstherapeut in der ambulanten psychotherapeutischen Versorgung und als Lehrtherapeut tätig.

Zahlreiche Publikationen in psychotherapeutischen Fachzeitschriften/Fachbüchern zu psychischen und psychosomatischen Störungen, zu Therapie, Rehabilitation und Weiterbildung.

Angelika Schulz, geboren 1963, ist Diplompsychologin. Seit 1990 ist sie in einer verhaltenstherapeutischen Praxis in Marburg tätig; seit Herbst 1996 auch als Lehrbeauftragte für das Fach Psychologie der Fachoberschule für Sozialwesen der Carl-Strehl-Schule in Marburg.

Zahlreiche journalistische Publikationen sowie Buchveröffentlichungen zu Themen wie Angst, Rivalität, Zärtlichkeit und Sexualität (alle zusammen mit Wolfgang Rost).